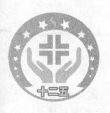

全国高职高专医药院校工学结合"十二五"规划教材

供临床医学、护理、助产、药学、口腔、影像、检验等专业使用

丛书顾问　文历阳　沈彬

生理学（第2版）

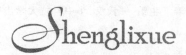

U0369141

主　编　王光亮　王爱梅　周裔春

副主编　陈湘秋　倪月秋　焦金菊　张　量

编　委　（以姓氏笔画为序）

王光亮　邢台医学高等专科学校

王爱梅　辽宁医学院

庄晓燕　辽宁医学院

刘明慧　邢台医学高等专科学校

李伟红　辽宁医学院

杨智航　沈阳医学院

张　量　沈阳医学院

张士博　邢台医学高等专科学校

陈湘秋　邵阳医学高等专科学校

周裔春　九江学院

郑　恒　肇庆医学高等专科学校

孟建红　邢台市第三医院

倪月秋　沈阳医学院

焦金菊　辽宁医学院

潘　丽　广州医学院

华中科技大学出版社
http://www.hustp.com
中国·武汉

内 容 简 介

本书是全国高职高专医药院校工学结合"十二五"规划教材。

本书共分十二章,主要包括绪论、细胞的基本功能、血液、血液循环、呼吸、消化和吸收、能量代谢和体温、肾脏的排泄功能、感觉器官、神经系统的功能、内分泌、生殖等内容。本书力求体现"工学结合""任务驱动""项目导向"的要求和"适用、实用、够用"的特点,加强人文素质、临床实践能力的培养。

本书供临床医学、护理、助产、药学、口腔、影像、检验等专业使用。

图书在版编目(CIP)数据

生理学(第2版)/王光亮　王爱梅　周裔春　主编.—武汉:华中科技大学出版社,2013.8
ISBN 978-7-5609-8809-2

Ⅰ.生… Ⅱ.①王… ②王… ③周… Ⅲ.人体生理学-高等职业教育-教材 Ⅳ.R33

中国版本图书馆 CIP 数据核字(2013)第 069744 号

生理学(第2版)　　　　　　　　　　　　王光亮　王爱梅　周裔春　主编

策划编辑:车　巍
责任编辑:周　琳
封面设计:陈　静
责任校对:张　琳
责任监印:周治超
出版发行:华中科技大学出版社(中国·武汉)
　　　　　武昌喻家山　　邮编:430074　　电话:(027)81321915
录　　排:华中科技大学惠友文印中心
印　　刷:武汉鑫昶文化有限公司
开　　本:787mm×1092mm　1/16
印　　张:19
字　　数:445千字
版　　次:2010年6月第1版　2016年1月第2版第5次印刷
定　　价:46.00元

总序
Zongxu

　　世界职业教育发展的经验和我国职业教育发展的历程都表明,职业教育是提高国家核心竞争力的要素之一。近年来,我国高等职业教育发展迅猛,成为我国高等教育的重要组成部分。与此同时,作为高等职业教育重要组成部分的高等卫生职业教育的发展也取得了巨大成就,为国家输送了大批高素质技能型、应用型医疗卫生人才。截至2008年,我国高等职业院校已达1 184所,年招生规模超过310万人,在校生达900多万人,其中,设有医学及相关专业的院校近300所,年招生量突破30万人,在校生突破150万人。

　　教育部《关于全面提高高等职业教育教学质量的若干意见》明确指出,高等职业教育必须"以服务为宗旨,以就业为导向,走产学结合的发展道路","把工学结合作为高等职业教育人才培养模式改革的重要切入点,带动专业调整与建设,引导课程设置、教学内容和教学方法改革"。这是新时期我国职业教育发展具有战略意义的指导意见。高等卫生职业教育既具有职业教育的普遍特性,又具有医学教育的特殊性,许多卫生职业院校在大力推进示范性职业院校建设、精品课程建设,发展和完善"校企合作"的办学模式、"工学结合"的人才培养模式,以及"基于工作过程"的课程模式等方面有所创新和突破。高等卫生职业教育发展的形势使得目前使用的教材与新形势下的教学要求不相适应的矛盾日益突出,加强高职高专医学教材建设成为各院校的迫切要求,新一轮教材建设迫在眉睫。

　　为了顺应高等卫生职业教育教学改革的新形势和新要求,在认真、细致调研的基础上,在教育部高职高专医学类及相关医学类专业教学指导委员会专家和部分高职高专示范院校领导的指导下,我们组织了全国50所高职高专医药院校的近500位老师编写了这套以工作过程为导向的全国高职高专医药院校工学结合"十二五"规划教材。本套教材由4个国家级精品课程教学团队及20个省级精品课程教学团队引领,有副教授(副主任医师)及以上职称的老师占65%,教龄在20年以上的老师占60%。教材编写过程中,全体主编和参编人员进行了认真的研讨和细致的分工,在教材编写体例和内容上均有所创新,各主编单位高度重视并有力配合教材编写工作,编辑和主审专家严谨和忘我地工作,确保了本套教材的编写质量。

本套教材充分体现新教学计划的特色,强调以就业为导向、以能力为本位、贴近学生的原则,体现教材的"三基"(基本知识、基本理论、基本实践技能)及"五性"(思想性、科学性、先进性、启发性和适用性)要求,着重突出以下编写特点:

(1) 紧扣新教学计划和教学大纲,科学、规范,具有鲜明的高职高专特色;

(2) 突出体现"工学结合"的人才培养模式和"基于工作过程"的课程模式;

(3) 适合高职高专医药院校教学实际,突出针对性、适用性和实用性;

(4) 以"必需、够用"为原则,简化基础理论,侧重临床实践与应用;

(5) 紧扣精品课程建设目标,体现教学改革方向;

(6) 紧密围绕后续课程、执业资格标准和工作岗位需求;

(7) 整体优化教材内容体系,使基础课程体系和实训课程体系都成系统;

(8) 探索案例式教学方法,倡导主动学习。

这套规划教材得到了各院校的大力支持与高度关注,它将为高等卫生职业教育的课程体系改革作出应有的贡献。我们衷心希望这套教材能在相关课程的教学中发挥积极作用,并得到读者的青睐。我们也相信这套教材在使用过程中,通过教学实践的检验和实际问题的解决,能不断得到改进、完善和提高。

全国高职高专医药院校工学结合"十二五"规划教材
编写委员会

前言

Qianyan

　　全国高职高专医药院校工学结合"十二五"规划教材《生理学》自 2010 年出版以来,受到了使用学校和师生的一致好评。应广大师生的要求,在华中科技大学出版社的统一组织下于 2012 年开始第 2 版编写工作。根据教育部、卫生部在 2011 年 12 月 6 号联合召开的全国医学教育改革工作会议精神,以《国家中长期教育改革和发展规划纲要》和《中共中央国务院关于深化医药卫生管理体制改革的意见》的颁发为契机,以"卓越医生教育培养计划"的实施为切入点,以转变教育思想和创新人才培养模式为重点,华中科技大学出版社于 2012 年 8 月在武汉召开了全国高职高专医药院校工学结合"十二五"规划教材(第 2 版)编写研讨会,来自全国 40 多所高等医药院校的一线骨干教师参加了会议,与会编者对第 2 版教材提出了很好的建议,并经过充分讨论取得了共识,开始了《生理学》(第 2 版)编写工作。

　　本教材编写的原则是以高职高专医学教育培养目标为导向,以职业技能培养和就业为根本,满足科学需要和社会需要,充分体现在知识、修养和能力三个层面上的培养,突出教材的"三基"(基本理论、基本知识和基本技能)及"五性"(思想性、科学性、先进性、启发性和适用性)的原则,以适应为农村、基层和社区培养实用型医学人才的需要。

　　《生理学》(第 2 版)在编写过程中,在尽量保持本学科系统性、完整性、科学性的基础上,将人文素质教育的基本要求列入培养目标,以基本理论和基本知识为重点,体现"工学结合""任务驱动""项目导向"的要求和"适用、实用、够用"的特点,加强人文素质、临床实践能力的培养,既要突出高等职业教育专业教材的特色和教学特点,又要突出通俗性、趣味性和实用性,各章内容以国家执业医师、护士资格考试大纲规定的医学专业学生必须具备的知识点为主,兼顾其他相关医学专业,将其深度和广度严格控制在三年制高职高专医学专业教学要求的范畴。为提高学生的学习兴趣,开阔学生的知识视野,我们将一些必要的基础或扩展知识、小常识及背景知识等以知识链接的形式插入到教材的各章节中。此外,我们对每章内容均进行小结,并设有能力检测,使学生在有限的时间内尽可能多地掌握生理学的基础理论和基础知识,为后续的课程打下良好的基础。

本教材在编写过程中,参考引用大量的文献资料,在此向原作者深表谢意和敬意。同时,华中科技大学出版社和编委所在学校给予了大力支持和帮助,在此一并致以衷心的感谢。

本教材主要供三年制高职高专临床医学、护理、药学、口腔、影像、检验等专业师生使用,也可供其他专业及在职卫生技术人员和有关人员学习参考。

由于编者水平所限,加之编写时间仓促,书中不足之处在所难免,恳望兄弟院校和广大读者在使用本书的过程中,不吝批评指正,提出宝贵建议和意见,以求日臻完善。

编 者
2013 年 8 月

目录

Mulu

第一章
绪　论

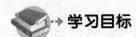
第一节　概　述

一、生理学研究对象和任务

生理学（physiology）是生物科学的一个分支，是研究生物机体及其细胞、组织、器官等组成部分的功能活动与原理的一门科学。生理学根据其研究的对象不同分为人体生理学、动物生理学、植物生理学等。

医学生学习的是人体生理学（human physiology），通常简称为生理学，它是以人体为研究对象，主要研究正常人体及其细胞、组织、器官等组成部分所表现出来的各种生命现象的基本活动规律，以及机体内、外环境变化对这些功能活动的影响和人体所做的相应调节，并揭示各种生理功能在整体生命活动中的意义。

生理学的任务是研究生命活动产生的原理、条件和过程以及人体内、外环境变化对机体的影响，从而认识和掌握正常人体生命活动发展、变化的规律，为人类防病治病、增进健康、延长寿命提供科学的理论依据。

二、学习生理学的意义

生理学是一门重要的医学基础课程，一方面，人体的正常生理功能是建立在人体形态结构基础之上的，所以生理学与化学、解剖学和组织胚胎学等有着密切的联系；另一方面，生理学又是后续课程的基础,只有掌握了正常生命活动的规律,才能知道机体某个部位发生的变化是属于生理变异还是病理状态,才能发现病理状态下组织、器官发生的形态和功能变化,以及他们之间的联系,从而认识某一器官、系统的疾病如何影响到其他的器官、系统甚至整个机体,为以后学习病理学、药理学、护理学等学科的专业知识和医疗工作实践奠定良好的理论基础。因此,只有掌握了生理学的基本知识,才能更好地理解疾病的发生和发展过程,才能为临床医师正确诊治疾病提供重要的理论依据,为疾病预防和保健工作提供必要的理论基础。所以,生理学是一门重要的医学基础课程,正如法国著名的生理学家克鲁特·伯尔纳(Claude Bernard)所说的:医学是关于疾病的科学,而生理学是关于生命的科学。所以,后者比前者更有普遍性。这就是为什么说生理学必然是医学科学的基础。

知识链接

近代生理学的奠基人——哈维

威廉·哈维(William Harvey,1578—1657)是17世纪初的一位敢于向权威提出怀疑的伟大学者,他发现了血液循环和心脏的功能。他的不朽著作《心与血的运动》发表于1628年,是历史上第一部基于实验证据的生理学著作,标志着现代生理学的开始。这本划时代的伟大著作为人们探索人体正常功能的奥秘指明了正确方向,即通过实验来进行人体功能研究。

William Harvey 于1578年出生在英国福克斯通镇的一个富裕农民家庭。他19岁毕业于英国的剑桥大学,之后到意大利留学,5年后成为医学博士。William Harvey在不同动物解剖中发现了同样的结果:血液由心脏"泵"出,经由动脉血管流向身体各处,再从静脉血管流回心脏,从而完成血液循环。他把这一发现写成了《心与血的运动》一书,正式提出了关于血液循环的理论。William Harvey 的贡献是划时代的,他的工作标志着新的生命科学的开始,属于17世纪科学革命的重要组成部分。William Harvey,因为他对心血管系统的出色的研究,使得他成为与哥白尼、伽利略、牛顿等人齐名的科学革命巨匠。他的《心与血的运动》一书也像《天体运行论》《关于托勒密和哥白尼两大体系的对话》《自然哲学之数学原理》等著作一样,成为科学革命时期以及整个科学史上极为重要的文献。

三、生理学的研究方法

生理学是一门实验性科学,生理学理论知识主要来源于实验研究,即在人工创造的接近自然的条件下,对机体某种生命活动进行细致周密的观察、分析与综合,进而找出规律性的结论。根据实验对象的不同,生理学实验分为动物实验和人体实验。

(一)动物实验

生理学的实验对象主要是各种实验动物。实验方法包括急性实验法和慢性实验法两大类。

1. 急性实验法 实验过程一般不能持续太久,获得结果后即处死动物,称为急性实验法。根据研究的目的不同,急性实验法又分为离体实验法与在体实验法。

（1）离体实验法 离体实验法是从活着的或刚刚处死的动物身上取下所要研究的器官、组织、细胞或细胞中的某些成分（如小肠、心脏、肌肉、神经等）,置于一定的人工环境中,使它们在一定时间内仍保持生理功能,根据特定的目的给予各种刺激或改变其周围环境条件,观察对它们功能的影响及它们的活动规律。例如,将蛙的心脏取出,用理化特性近似于其血浆的溶液进行灌流,以维持蛙心在一定时间内的正常跳动,从而对其进行各种相关研究。离体实验法的优点是可以排除无关因素的干扰,器官生存的人工环境条件易于控制,所得实验结果便于分析。

（2）在体实验法 在体实验法（活体解剖法）则需要在动物麻醉条件下,进行活体解剖,暴露出所要研究的部位并进行实验。例如,在体直接观察哺乳动物胃肠运动的形式,以及神经和药物对胃肠运动的影响。

2. 慢性实验法 慢性实验法是将实验动物在无菌条件下,暴露某器官或将电极埋藏于体内,并在动物处于清醒的状态,观察其整体情况下的某器官对体内、体外环境条件变化的反应规律。这样所获得的结果更接近于被研究器官在正常条件下的功能活动规律。与急性动物实验相比,慢性动物实验的干扰因素多,实验条件较难控制。例如,应用外科无菌手术制备各种器官的瘘管（如胃瘘、食管瘘等）以及破坏或摘除某一器官后,对动物进行长期观察,以便研究这些器官应有的生理功能及其活动规律。

（二）人体实验

人体实验是在健康人或患者身上进行的以取得实验者所需资料的实验。由于受到伦理学的限制,目前人体实验主要是进行人群资料调查,如人体血压、心率、肺活量、体温、肾小球滤过率等的正常值就是通过对大量人群进行采样和分析而获得的。

四、生理学研究的三个水平

人体是由各细胞、组织、器官和系统相互联结而组成的有机整体,因此,要全面了解正常人体的生理功能,根据研究的层次不同,需要从以下三个不同水平进行研究。

（一）细胞和分子水平

细胞是构成人体的基本结构和功能单位,每一器官的功能都以组成该器官的细胞的生理特性为基础,而细胞又是由多种生物大分子所组成。因此,该水平主要研究是以细胞及构成细胞的分子为研究对象,观察其超微结构的功能和细胞内生物分子的物理化学变化过程。如骨骼肌收缩时的肌丝滑行、细胞兴奋时离子的跨膜移动等。

（二）器官和系统水平

器官和系统水平是以器官、系统为研究对象,主要研究各器官和系统的活动规律、调节机制及其影响因素等,如心脏的泵血、肺的呼吸、小肠的消化和吸收等。

（三）整体水平

整体水平的研究是以完整的机体为研究对象,观察和分析在各种条件下不同的器官、系统之间以及机体与环境之间相互联系和相互影响的规律。如:人体在进行剧烈的体力劳动时,在骨骼肌进行协调收缩和舒张的同时,呼吸加深加快,促进气体交换;心跳加快加强,血液循环加速,骨骼肌血管舒张,血流量增多;消化系统、泌尿系统等的器官的活动减弱,血量供给减少,以保证心脏、脑等重要器官的血液供应。

必须指出,以上三个水平的研究并不是孤立的,而是相互联系和补充的。只有将三个方面的研究成果有机地结合起来,必须用发展的、联系的和对立统一的观点,进行综合分析和判断,才能科学地认识正常人体功能活动规律。

第二节　生命活动的基本特征

生物学家通过广泛而深入的研究,发现各种有生命的机体都表现出严密的组织性和高度的秩序性,其基本特征主要包括新陈代谢、兴奋性、适应性,其中以新陈代谢为最基本的特征。

一、新陈代谢

新陈代谢(metabolism)是指机体与环境之间不断进行物质和能量交换、实现自我更新的过程。新陈代谢包括合成代谢(同化作用,anabolism)和分解代谢(异化作用,catabolism)两个相辅相成的过程。同化作用是指机体不断地将从外界环境中获取的营养物质转变成自身物质,产生并储存能量的过程;异化作用是指机体不断分解自身旧的物质,释放能量,满足各种生命活动的需要,并把分解产物排出体外的过程。

同化作用和异化作用是同时进行和互相依存的两个生理过程,同化作用是异化作用的前提,没有同化作用就没有异化作用;而异化作用是同化作用的条件,它为同化作用提供了必需的能量。机体正是通过同化作用和异化作用两者既对立又统一的过程,使体内的物质不断地进行自我更新。

从机体内所进行的各种反应来看,生命过程中表现出生长、发育、生殖、运动、分泌等一切功能活动都是建立在新陈代谢基础上的,所以,新陈代谢是生命活动的最基本特征,新陈代谢一旦停止,生命也就随之终止。

二、兴奋性

兴奋性(excitability)是指机体或组织对刺激发生反应的能力或特性。兴奋性是一切有生命的机体普遍具有的功能。为了正确理解兴奋性,我们首先来了解刺激与反应。

(一)刺激与反应

1. 刺激　引起机体或细胞发生反应的各种内、外环境的变化称为刺激(stimulus)。刺激的种类很多,按刺激的性质可分为物理性刺激(如声、光、电、温度、机械、射线等)、化学性刺激(如酸、碱、盐、药物等)、生物性刺激(如细菌、病毒、抗体等)和社会心理刺激(如社会变更、情绪波动等)等。由于电刺激容易控制,且不易损伤组织,因此在生理学实验中最常使用。

2. 反应　反应(reaction)是指机体或细胞接受刺激后所出现的理化过程和生理功能的变化。反应有两种表现形式:一种是机体受刺激后由相对静止状态转变为活动状态或活动由弱变强,称为兴奋(excitation);另一种是机体受刺激后由活动状态转变为相对静止状态或活动由强变弱,称为抑制(inhibition)。兴奋与抑制互为前提,对立统一,并可在一定条件下相互转化。

并非所有刺激都能引起机体组织发生反应。实验表明,作为能引起机体或组织产生反应的刺激一般具备三个基本条件(刺激三要素),即刺激的强度、刺激的持续时间和刺激强度对时间的变化率。刺激只有达到一定的强度、时间和变化率才能引起机体发生反应。例如,寒冷刺激可使交感神经紧张活动增强,肌肉颤抖,产热量增加,皮肤血管收缩,皮肤血流量减少,散热减少等,这就是机体对寒冷刺激的反应。

知识链接

护士在做肌内注射时,为何要"两快一慢"?

刺激要引起机体发生反应必须具备三个基本条件,即刺激的强度、刺激的持续时间和刺激强度对时间的变化率。一般来说,这三个变量的值越大,刺激越强;反之,刺激越弱。临床上,护士在给患者做肌内注射时,常遵循"两快一慢"的原则,即进针快、拔针快、推药慢。这是因为进针快和拔针快可以缩短刺激的持续时间;推药慢则可以减小刺激强度对时间的变化率,两者均可减弱刺激作用,从而减轻患者的疼痛反应。

(二)衡量兴奋性的指标——阈值

各种组织兴奋性的高低不同,即使同一组织处于不同的功能状态时,其兴奋性也不相同。如将刺激的时间和刺激强度对时间的变化率保持不变,我们将刚能引起组织发生反应的最小刺激强度称为阈强度(threshold,刺激阈或阈值)。强度等于阈值的刺激称为阈刺激(threshold stimulus);强度高于阈值的刺激称为阈上刺激;强度低于阈值的刺激称为阈下刺激。阈刺激和阈上刺激都能引起组织发生反应,所以它们是有效刺激,而单个阈下刺激则不能引起组织的反应。

阈值可作为衡量组织兴奋性的指标,两者呈反变关系(兴奋性∝1/阈值),即阈值越小,表明组织的兴奋性越高;反之,阈值越大,则表明组织的兴奋性越低。在机体组织中,由于神经、肌肉和腺体的兴奋性较高,受到刺激后反应迅速而明显,故将这些组织称为可兴奋组织,将神经细胞、肌细胞和腺细胞称为可兴奋细胞。

可兴奋细胞在接受刺激产生兴奋时,对刺激的反应形式各异,如:神经组织兴奋的表现为神经冲动;肌肉组织的兴奋表现为肌纤维收缩;腺体的兴奋表现为腺细胞分泌。但它们受刺激后首先发生的共同反应就是产生动作电位(见第二章细胞的基本功能)。因此,在现代生理学中,兴奋已被看做是动作电位的同义词或动作电位的产生过程,而将可兴奋细胞受刺激后产生动作电位的能力称为兴奋性。

三、生殖

生物体生长发育到一定阶段后,能够产生与自己相似的子代个体,这种功能称为生殖

(reproduction)。人类在进化过程中已经分化为男性与女性两种个体,通过发育成熟的两性生殖细胞的结合以生成子代个体,从而实现了人类的种族延续。近年来,随着克隆技术的不断成熟与发展,将可能实现人类的无性繁殖。

第三节 人体与环境

一、人体与外环境

人体所生活的外界环境称为外环境,包括自然环境和社会环境。

自然环境是人类和其他一切生命赖以生存和发展的基础。一方面是自然环境中气温、气压、湿度等各种因素不断作用于人体,引起人体产生相应的适应性反应,从而维持正常的生理活动。另一方面是人类生产、生活对自然环境的影响,包括人工优化环境(如绿化美化环境)和污染环境,前者利于人类的健康,后者使自然环境变化过于剧烈,超过人体的适应能力时,将会对人体产生不良影响,严重危害人类健康和生存。

社会环境是影响人体生理功能活动的另一重要因素,如各种社会关系、风俗习惯、教育程度、医疗卫生保健服务、工作及生活条件等都可引起人体生理功能的改变。当前,常见的社会环境刺激是人们工作和生活环境的紧张。随着社会的发展,社会环境的成分也越来越复杂,由此它对人体身心健康的影响也越来越大。社会环境因素不但可直接影响人的健康状况,而且还可以影响自然环境和人的心理环境。社会心理因素也已成为目前严重威胁人类健康的心脑血管疾病、恶性肿瘤、消化性溃疡、内分泌紊乱等疾病的主要原因。在现代社会中经济高速发展,物质越来越丰富,但生活的压力也与日俱增,一些身心疾病如高血压、高脂血症、冠心病、消化性溃疡、糖尿病、癌症、精神障碍、各种心理障碍等应运而生,发病年龄提前已经成为一个不可阻挡的趋势。据卫生部 2002 年中国居民营养与健康状况调查,我国患有高血压的人数为 1.6 亿,血脂异常的人数约 1.6 亿,成人患病率为 18.6%;体重超重的有 2 亿人,6000 多万人患肥胖症,成人超重率达 22.8%,肥胖率为 7.1%,与 1992 年相比,成人超重率上升 39%,肥胖率上升 97%;有糖尿病的人数为 4000 万,健康形势十分严峻。

二、内环境与稳态

(一)体液与内环境

1. 体液 体液(body fluid)是人体内液体的总称。正常成年人的体液量约占体重的 60%,其中约 2/3(约占体重的 40%)分布在细胞内,称为细胞内液;其余约 1/3(约占体重的 20%)分布在细胞外,称为细胞外液,包括血浆、组织液、淋巴液、脑脊液、房水、体腔液(如胸膜腔液、滑膜液、心包液)等。细胞外液中,血浆约占 1/4(约占体重的 5%),组织液约占 3/4(约占体重的 15%)(图 1-1)。体液的各部分彼此隔开而又互相沟通。在细胞内液与细胞外液之间通过细胞膜进行物质交换;而在组织液与血浆之间则通过毛细血管壁进行物质交换。血浆的组成与性质不仅可反映机体与外环境之间物质交换情况,而且成为各部分体液

与外界环境进行物质交换的媒介,并能反映组织代谢与内环境各部分之间的物质交换
情况。

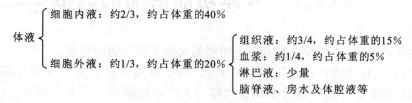

图 1-1　体液的分布与相互关系示意图

2. 内环境　体内的绝大多数细胞并不与外环境直接进行物质交换,而是直接生存在
细胞外液之中。人体的细胞从细胞外液中摄取氧和其他营养物质,同时将 CO_2 和其他代谢
产物直接排到细胞外液中。因此,细胞外液是细胞生存和活动的直接环境,称为机体的内
环境(internal environment),以区别于机体赖以生存的外环境。

内环境的概念是由法国生理学家克鲁特·伯尔纳(Claude Bernard)在十九世纪提出
的。他首先指出,只有保持内环境相对稳定,复杂的多细胞动物才有可能生存,强调了内环
境稳定的生理学意义。美国生理学家坎农(Walter Bradford Cannon)在长期研究自主神经
系统生理的基础上,于 1929 年提出了著名的稳态概念,用来表示内环境的稳定。坎农进一
步发展了克鲁特·伯尔纳的内环境恒定的理论,认为内环境理化因素之所以可以在狭小范
围内波动而始终保持相对稳定的状态,主要依赖于自主神经系统和某些有关的内分泌激素
的经常性调节。内环境的理化特性,如细胞外液的化学成分、pH 值、渗透压和温度等,都是
影响细胞正常生命活动的重要因素。细胞的正常生命活动需要内环境的各种理化因素和
各种物质的浓度在一定范围内保持动态的相对恒定。

(二)稳态

稳态(homeostasis)也称自稳态,是指内环境的理化性质保持相对稳定的状态。这种稳
定的状态绝不是静止不变的,而是可在一定范围内变动但又保持相对稳定。例如,人的正
常体温总在(37±1)℃之间波动,血浆 pH 值总在 7.35～7.45 之间波动,血浆中各种离子
浓度也总是在很小的范围内波动等。

稳态是一种复杂的生理过程,一方面外环境变化的影响和细胞的新陈代谢不断破坏内
环境的稳态,另一方面机体通过各种调节机制使其不断地恢复平衡状态,是一种动态、相对
平衡的状态。如:通过呼吸系统的活动可摄入 O_2 和排出 CO_2,使内环境中的 O_2 分压和 CO_2
分压保持相对稳定;通过消化系统对食物的消化、吸收功能与肾脏的排泄功能的平衡,使内
环境中水及各种营养物质、代谢产物保持相对稳定;通过加强产热或散热以维持体温的相
对稳定等。因此,稳态的维持是机体自我调节的结果。稳态是维持细胞正常生理功能和机
体正常生命活动的必要条件。如果内环境稳态遭到严重破坏,超过人体的调节能力,就会
导致疾病,甚至危及生命。

目前,生理学关于稳态的概念已不只限于内环境,而是已被扩展到泛指体内从细胞到
整体的各种生理功能活动保持相对稳定的状态,这有赖于神经和体液的精密调控,特别是
体内的负反馈控制系统。

第四节　人体功能活动的调节

机体内各种细胞、组织在进行着各不相同而又紧密联系的功能活动,当机体的内、外环境发生变化时,人体功能也将发生相应的变化,以维持其自身的稳态和对外环境的适应。人体各器官功能的这种适应性的变化过程称为人体功能活动的调节。调节使机体内部各器官和系统功能协调一致,机体与环境之间保持协调一致。

一、人体功能活动的调节方式

人体功能活动的调节,是由人体内的神经调节(neuroregulation)、体液调节(humoral regulation)与自身调节(autoregulation)三种调节机制来完成的。其中以神经调节最为普遍。

(一)神经调节

神经系统是调节全身各种功能活动的调节系统,通过神经系统的活动对机体生理功能的调节称为神经调节。神经调节在整个调节中起主导作用,是人体最主要的调节方式。神经调节的基本方式是反射(reflex)。反射是指在中枢神经系统参与下,机体对内、外环境变化产生的适应性、规律性的应答反应。反射的结构基础是反射弧(reflex arc),它由感受器(receptor)、传入神经(afferent nerve)、中枢(center)、传出神经(efferent nerve)和效应器(effecter)五个部分组成(表1-1、图1-2)。

表 1-1　反射弧组成成分、概念和作用

组成成分	概　　念	作　　用
感受器	分布在体表或组织内部的一些专门感受机体内、外环境变化的结构和装置	感受刺激并转换成相应的传入神经冲动(换能)
传入神经	将来自内脏、躯体和本体感觉信息传导到神经中枢	感受器与神经中枢的联系通路
中枢	中枢神经系统中与某一功能有关的神经元所在的部位称为该功能的神经中枢,即调节某一特定生理功能的神经元群	分析整合传入的信息,并发动冲动;能决定反应的性质和强度
传出神经	将中枢的冲动传导到效应器	中枢与效应器的联系通路
效应器	产生反应的器官	执行结构

例如,手无意碰到火时会立即缩回,这就是通过反射进行的。火的热刺激作用于手部皮肤,皮肤上的痛觉感受器和温觉感受器把痛和热刺激转换成电信号,以神经冲动的方式沿传入神经传向中枢,中枢经过分析综合作出判断,发出指令再以神经冲动的方式沿传出神经传向相应的肌肉,使肌肉收缩或舒张,协调配合,完成缩手动作。反射弧结构和功能的完整性是反射得以顺利进行的基础。反射弧任何一部分的损害,都将使经该反射弧的反射活动不能正常进行。

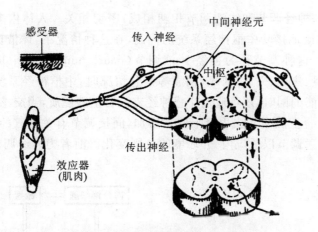

图 1-2 反射弧及其组成示意图

按反射形成的过程可将反射分为非条件反射(unconditioned reflex)和条件反射(conditioned reflex)两大类。

非条件反射是先天遗传的,结构比较简单,其反射弧和反射活动较为固定,数量有限,是一种较低级的神经活动,多与维持生命的本能活动有关,其生理意义是使机体具有基本的适应能力,以维持个体生存和种族延续,是形成条件反射的基础。如:食物进入口腔引起唾液分泌的分泌反射;光照眼睛引起瞳孔缩小的瞳孔对光反射;物体触及婴儿唇部引起吸吮动作的吮吸反射;异物触及角膜而引起眨眼动作的角膜反射等均属非条件反射。

条件反射是个体在生活过程中后天获得的,是在非条件反射的基础上根据个体生活实践而建立起来的一种高级的神经活动,如望梅止渴、谈虎色变等。条件反射具有极大的易变性,反射活动灵活可变,数量无限,并具有预见性。能随环境变化不断建立新的反射,能更高度精确地适应内、外环境的变化,可以增强机体适应环境变化的能力。条件反射能控制非条件反射活动。

神经调节的特点是作用迅速、准确、短暂,作用范围较小,表现为高度的自动化,是人体功能调节中最主要的调节方式。

(二)体液调节

体液调节是指机体的某些组织、细胞能生成并分泌某些特殊的化学物质,这些化学物质经体液运输到达全身的组织细胞或体内某些特殊的组织细胞,调节其功能活动。参与体液调节的化学物质主要是各种内分泌细胞所分泌的激素(如甲状腺激素、胰岛素等)、细胞产生的代谢产物(如 CO_2、H^+ 等)和一些生物活性物质(如胃肠激素、缓激肽等)。

体液调节的方式有多种。通过血液循环运送的激素到达全身的组织器官,影响全身组织器官的活动而发挥调节作用,称为全身性体液调节;某些组织细胞分泌的一些化学物质(如激肽、组胺、前列腺素、5-羟色胺等)和组织代谢产物(如 CO_2、腺苷、乳酸等),可借助细胞外液扩散至邻近组织细胞,调节邻近组织细胞的活动,如局部血管扩张、通透性增加等,均属于局部性体液调节,局部体液因素的调节作用,主要是使局部与全身的功能活动相互配合、协调一致。

体液调节的特点是作用缓慢、广泛、持久。

在完整机体内,神经调节和体液调节相辅相成,密切相关。人体内多数内分泌腺或内分泌细胞直接或间接地接受中枢神经系统的控制,在这种情况下,体液调节成为神经调节反射弧的传出部分,这种调节称为神经-体液调节(neuro-humoral regulation,图1-3)。例如,人体在遇到恐惧、焦虑、失血、缺氧、剧痛等紧急情况时,中枢神经系统通过交感神经直接调节有关器官功能的同时,还可通过交感神经支配肾上腺髓质,当交感神经兴奋时,可引起肾上腺髓质释放肾上腺素和去甲肾上腺素增加,间接调节有关器官的功能,从而使机体通过神经与体液因素调节以适应内、外环境的急剧变化。前者为神经调节,后者为神经-体液调节。

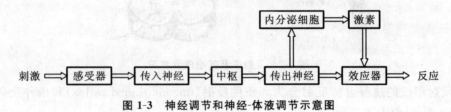

图1-3　神经调节和神经-体液调节示意图

（三）自身调节

当内、外环境变化时,某些组织器官甚至细胞在不依赖于神经或体液因素的情况下,自身对内、外环境变化发生的适应性反应,称为自身调节。例如,随着全身动脉血压在一定范围内(80~180 mmHg)升高或降低时,肾入球小动脉可通过相应的舒缩活动来改变血流阻力,使肾血流量基本保持稳定,以保证肾功能的正常进行。肾动脉灌注压在一定范围内变动时,在一定范围内心肌收缩力随心肌初长度的增加而增强,这些都是自身调节的表现。

自身调节的特点是作用准确、稳定,但调节幅度小、灵敏度较低。

上述三种调节方式相互配合,从而使人体生理功能活动更趋完善。

二、人体功能调节的反馈控制

20世纪40年代,通过运用数学和物理学的原理和方法,分析研究各种工程技术的控制和人体的各种功能调节,得出了一些有关调节和控制过程的共同规律,产生了一个新的学科——控制论。按照控制论的原理,人体生理功能的各种调节实际上是一种自动控制系统。任何控制系统至少都由控制部分和受控部分组成,控制部分即调节者(如反射中枢、内分泌腺)与受控部分即被调节者(如效应器、靶器官、靶细胞)之间存在着双向的信息联系,通过闭合环路而完成。从控制论的角度分析,人体内存在数以千计的控制系统,通过它们来精确地调控各种功能活动,这些控制系统可分为非自动控制系统、反馈控制系统和前馈控制系统三类。由于非自动控制系统在人体生理功能调节中极少见,故这里仅讨论反馈控制系统和前馈控制系统。

（一）反馈控制系统

在控制系统中,由受控部分发出并能够影响控制部分的信息,称为反馈信息,由受控部分发出的信息反过来影响控制部分的活动过程称为反馈(feedback)。

反馈作用包括正反馈(positive feedback)和负反馈(negative feedback)两种形式(图1-4)。

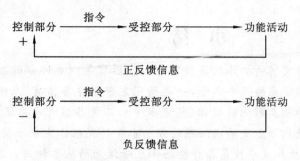

图 1-4 正反馈和负反馈的示意图

1. 正反馈 从受控部分发出的信息促进与加强控制部分的活动,称为正反馈。例如,在排尿过程中,当排尿中枢(控制部分)发出指令引起排尿后,由于尿液刺激了后尿道的感受器,感受器不断发出传入冲动(反馈信息),进一步加强排尿中枢的活动,使膀胱逼尿肌收缩更强,直至尿液排完为止(见第八章肾脏的排泄功能)。由此可见,正反馈能使整个系统处于再生状态,使这一过程最后到达极端或结束,是一个不可逆的过程。其意义在于促使某些生理功能一旦发动起来就迅速加强直至完成。除了上面的排尿反射,在排便反射、血液凝固和分娩过程中也都有正反馈的作用。

2. 负反馈 负反馈是指受控部分发出的信息反过来抑制或减弱控制部分活动的调节方式。它是正常生理功能调节中重要而又常见的方式,是可逆的过程。其意义在于使机体某项生理功能保持于相对稳定状态。例如,正常体温的调定点(set point)约为 37 ℃,当体温高于 37 ℃时,下丘脑内的温度感受器就会感受到体温的变化并发出传入冲动,从而改变体温调节中枢的活动,使产热减少、散热增多,体温回降到 37 ℃;而当体温低于 37 ℃时,则发生相反的变化,使体温回升到 37 ℃,从而维持了体温的相对恒定(见第七章能量代谢和体温)。内环境稳态的维持就是因为有许多负反馈控制系统的存在和发挥作用。例如,体内多种激素正常水平的维持、动脉血压的相对稳定以及血液中葡萄糖、Ca^{2+} 等浓度的稳定都是负反馈调控作用的结果。因此,负反馈是维持机体稳态的最重要的调节方式。

(二)前馈控制系统

前馈控制(feed forward control)是指控制部分向受控部分发出信息的同时,通过另一途径向受控部分发出前馈信号,及时调控受控部分的活动,使其更加准确、适时和适度。人体内前馈控制的例子很多,条件反射就是一种前馈控制。如:进食前胃液的分泌,胃液分泌的时间比食物进入胃中直接刺激胃黏膜腺体分泌的时间要早得多;当人们进入冬泳场所但尚未开始游泳之前,游泳场的环境对人体产生的感官刺激,可反射性地发动人体的体温调控机制,从而对体温进行预见性的调节。前馈控制比反馈控制更为迅速,可避免负反馈的"波动"和"滞后"两项缺陷。因此,前馈更富有预见性,适应性更强,功能活动更准确。但前馈控制有时也可能失误,例如,人见到食物后并没有吃到食物,则唾液、胃液等的分泌就是一种失误。

小 结

生理学是研究生物机体及其细胞、组织、器官等组成部分的功能活动与原理的一门科学。生理学研究的三个水平，一是研究完整机体各器官、系统之间及机体与环境之间相互联系和相互影响的规律(整体水平)，二是各器官及系统功能的研究(器官和系统水平)，三是从细胞及构成细胞的分子水平研究机体生命活动(细胞和分子水平)。新陈代谢、兴奋性和适应性是各种生物体生命活动的基本特征。新陈代谢是指机体与环境之间不断进行物质和能量交换、实现自我更新的过程。新陈代谢包括同化作用(合成代谢)和异化作用(分解代谢)。刺激是指能引起机体或细胞发生反应的各种内、外环境的变化。刺激要引起机体或组织产生兴奋反应必须具备三个条件：强度、时间和强度对时间的变化率。如将刺激的时间和刺激强度对时间的变化率保持不变，能引起组织发生反应的最小刺激强度称为阈强度或阈值。反应是指机体或组织接受刺激后所出现的理化过程和生理功能的变化。反应有两种基本形式即兴奋和抑制。机体或组织对刺激发生反应的能力或特性称为兴奋性。细胞外液是细胞直接生活的体内环境，称为机体的内环境。将内环境的理化特性保持相对稳定的状态称为稳态。内环境的稳态是细胞进行正常生命活动的必要条件。人体生理功能的调节方式主要有神经调节、体液调节和自身调节，其中神经调节是人体功能调节中最主要的调节方式。神经调节的基本方式是反射。反射的结构基础是反射弧，它由感受器、传入神经、中枢、传出神经和效应器五个部分组成。反射可分为非条件反射和条件反射两大类。神经调节的特点是作用迅速、短暂、精确。体液调节的特点是作用缓慢、广泛、持久。自身调节的特点是准确、稳定，但调节幅度小、灵敏度较低。反馈作用有负反馈和正反馈两种方式。负反馈是指受控部分发出的信息反过来抑制或减弱控制部分活动的调节方式。其意义在于维持机体生理功能的相对稳定。正反馈是指受控部分发出的信息促进与加强控制部分活动的调节方式。在人体内正反馈远不如负反馈多见，其意义在于促使某些生理功能一旦发动就迅速加强直至完成，是不可逆的过程。

能力检测

一、名词解释

新陈代谢、兴奋性、阈值、内环境、稳态、反射、正反馈、负反馈。

二、简答题

1. 刺激引起反应需要具备哪些条件？其相互关系如何？

2. 何谓内环境稳态？有何重要意义？

3. 人体生理功能的调节方式主要有哪些？各有何特点？

4. 举例说明正、负反馈的生理意义。

(王光亮　张士博)

第二章
细胞的基本功能

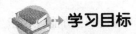**学习目标**

掌握：细胞的跨膜物质转运功能，静息电位和动作电位及其产生机制，阈电位，细胞兴奋后兴奋性的变化，动作电位的传导，神经-肌接头处的兴奋传递，骨骼肌的兴奋-收缩耦联。

熟悉：动作电位和局部电位的特性，骨骼肌收缩的肌丝滑行理论，骨骼肌的收缩形式及影响因素。

了解：细胞的信号转导功能，骨骼肌细胞的微细结构。

细胞是构成人体最基本的结构和功能单位，人体内各种生理功能和生化反应都是在细胞的基础上进行的。人体的细胞有二百多种，不同细胞的结构和功能有很大差异，但其基本的功能活动是共同的。本章主要讨论细胞膜的物质转运功能、细胞的信号转导功能、细胞的生物电现象和肌细胞的收缩功能。

第一节　细胞膜的物质转运功能

机体内一切细胞都被细胞膜所包裹，从而使细胞能够相对独立地存在。细胞膜主要由脂质、蛋白质和极少量的糖类物质组成。关于细胞膜的基本结构，最为公认的是 Singer 和 Nicholson 于 1972 年提出的液态镶嵌模型（fluid mosaic model）学说，其基本内容如下：细胞膜以液态的脂质双分子层为基架，其中镶嵌着许多具有不同结构和功能的蛋白质（图 2-1）。

细胞膜的功能主要是通过细胞膜上的蛋白质即膜蛋白来实现的。根据其存在形式的不同，膜蛋白可分为表面蛋白和整合蛋白两类。表面蛋白数量较少，主要附着在细胞膜的内表面；整合蛋白数量较多，其肽链一次或反复多次贯穿脂质双分子层。与物质的跨膜转运有关的膜蛋白，如通道（channel）、载体（carrier）和离子泵（ion pump）等，都属于整合蛋白。

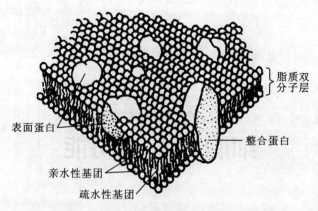

图 2-1 细胞膜的液态镶嵌模型示意图

图中标注：脂质双分子层、表面蛋白、整合蛋白、亲水性基团、疏水性基团

细胞膜不仅是作为一个屏障来发挥对细胞的保护作用，它还具有物质转运功能，实现细胞膜两侧物质的选择性交流。现将细胞膜的主要物质转运方式分述如下。

一、单纯扩散

脂溶性小分子物质由细胞膜的高浓度一侧向低浓度一侧转运的过程，称为单纯扩散（simple diffusion）。人体内以单纯扩散方式进出细胞的物质较少，主要有 CO_2、O_2、N_2 等气体分子以及乙醇、尿素、甘油等。

单纯扩散是一种简单的物理扩散，其特点为顺浓度差转运、不消耗能量、不需要膜蛋白的帮助。影响单纯扩散的主要因素如下。①物质在细胞膜两侧的浓度差：物质在细胞膜两侧的浓度差越大，单位时间内扩散的量就越多；反之，扩散的量就越少。②细胞膜对物质的通透性：物质通过细胞膜的难易程度称为细胞膜对该物质的通透性。通透性越大，单位时间内扩散的量就越多；反之，扩散的量就越少。

二、易化扩散

非脂溶性或脂溶性小的小分子物质或离子，在膜蛋白的介导下顺电化学梯度进行的跨膜转运称为易化扩散（facilitated diffusion）。与单纯扩散相比，易化扩散虽然也不消耗能量，但是必须借助膜蛋白才能进行。根据膜蛋白所起的作用不同，易化扩散可分为通道介导的易化扩散和载体介导的易化扩散两种形式。

（一）通道介导的易化扩散

各种离子经通道介导顺电化学梯度进行的跨膜转运，称为通道介导的易化扩散。通道也称离子通道（ion channel），是一类贯穿脂质双分子层、中央带有亲水性孔道的整合蛋白。通道介导的易化扩散具有下列特性。

1. 转运速率快 通道的跨膜转运速率每秒可达 $10^6 \sim 10^8$ 个离子，远大于载体的每秒 $10^3 \sim 10^5$ 个离子或分子的转运速率。

2. 离子选择性 离子选择性是指每种通道仅对一种或几种离子具有较高的通透性，而对其他离子的通透性小或根本不通透。因此，根据通道对离子的选择性，可将通道分为钠通道、钾通道、钙通道、氯通道等。

3. 门控特性　通道内有一些起"闸门"作用的结构或化学基团,它们受到刺激时可发生移动,从而导致通道的开放或关闭,这一过程称为门控。当闸门开放时才能允许离子通过,而当闸门关闭时,即使细胞膜两侧存在电化学梯度,离子也不能通过(图 2-2)。

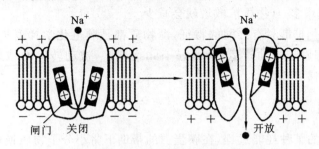

图 2-2　通道介导的易化扩散示意图

根据门控机制的不同,通道可分为以下三类。①电压门控通道:通道的开放或关闭受膜电位的控制,当膜电位变化到某一数值时可使通道开放。如可兴奋细胞膜上的钠通道(图 2-2)、钾通道、钙通道等。②化学门控通道:通道的开放或关闭受某些化学物质(如激素或神经递质)的控制,当该物质与通道结合后可使通道开放。如骨骼肌细胞终板膜上的 N_2 型乙酰胆碱受体阳离子通道就是一个典型的化学门控通道。③机械门控通道:通道的开放或关闭受机械刺激的控制,当细胞受到机械性牵拉时可使通道开放。如内耳毛细胞的细胞膜上就有这类通道。

一些通道还能被某些毒物或药物选择性地阻断,这类物质统称为通道阻断剂。如钠通道阻断剂河豚毒、钾通道阻断剂四乙胺、钙通道阻断剂维拉帕米等。

(二)载体介导的易化扩散

非脂溶性小分子物质经载体介导顺电化学梯度进行的跨膜转运,称为载体介导的易化扩散。载体也是贯穿脂质双分子层的整合蛋白,其上有能与被转运物质相结合的位点。载体先与被转运物质在细胞膜的高浓度一侧结合,引起载体的构象发生改变,使该物质移向细胞膜的低浓度一侧,并随之与载体分离(图 2-3)。然后载体恢复原有构象,准备进行下一次的转运。葡萄糖、氨基酸等营养物质进入细胞的过程就属于载体介导的易化扩散。

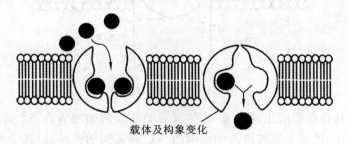

图 2-3　载体介导的易化扩散示意图

载体介导的易化扩散具有以下共同特性。

1. 结构特异性　一种载体通常只能特异性地转运具有某种特定结构的物质。如:葡萄糖载体只能转运葡萄糖,而不能转运木糖;氨基酸载体只能转运氨基酸。

2. 饱和现象　当被转运物质在细胞膜两侧的浓度差达到一定数值时,转运量不再随浓度差的继续增大而增加,即出现了饱和。这是由于细胞膜上载体和载体结合位点的数量都是有限的,从而决定了对该物质的最大转运量。

3. 竞争性抑制 当一种载体可同时转运 A 和 B 这两种化学结构相似的物质时,那么随着 A 物质扩散量增多,B 物质扩散量就会减少。

单纯扩散和易化扩散具有共同的特征,即物质都是顺电化学梯度进行跨膜转运,不需要消耗能量,因而都属于被动转运(passive transport)。被动转运的结果倾向于物质在细胞膜两侧的电化学梯度消失。

三、主动转运

细胞通过本身的某种耗能过程,在膜蛋白的帮助下将小分子物质逆电化学梯度进行跨膜转运的过程,称为主动转运(active transport)。与被动转运不同,主动转运是消耗能量的、逆电化学梯度的跨膜转运,可分为原发性主动转运和继发性主动转运两种形式。

(一)原发性主动转运

离子泵利用分解 ATP 产生的能量将离子逆电化学梯度进行跨膜转运的过程,称为原发性主动转运。离子泵是细胞膜上起着如同水泵泵水作用一样的整合蛋白,它们可将细胞内的 ATP 水解为 ADP,并利用高能磷酸键储存的能量完成离子的跨膜转运。

在人体各种细胞上普遍存在的离子泵是钠-钾泵,简称钠泵(sodium pump)。钠泵具有 ATP 酶的活性,因此又称 Na^+-K^+ 依赖式 ATP 酶。当细胞内的 Na^+ 浓度升高或细胞外的 K^+ 浓度升高时,都可使钠泵激活,其每分解 1 个 ATP 分子,可以将 3 个 Na^+ 移出细胞外,同时将 2 个 K^+ 移入细胞内(图 2-4),从而维持细胞内、外的 Na^+、K^+ 浓度差,即细胞外的 Na^+ 浓度约为细胞内的 10 倍,而细胞内的 K^+ 浓度约为细胞外的 30 倍。

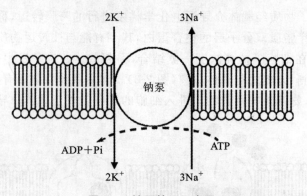

图 2-4 钠泵转运示意图

钠泵的活动具有重要的生理意义:①钠泵活动造成的细胞内高 K^+ 是胞质内许多代谢反应的必需条件;②钠泵不断将进入细胞内的 Na^+ 转运到细胞外,以减少水进入细胞内,从而维持了细胞正常的容积和渗透压;③钠泵活动造成的细胞内、外 Na^+ 和 K^+ 的浓度差,是细胞产生电活动的前提条件(见本章第三节);④钠泵活动是生电性的,可使细胞膜内电位的负值增大;⑤钠泵活动形成的 Na^+ 浓度差为继发性主动运转的物质提供势能储备。

除钠泵外,体内还有转运 Ca^{2+} 的钙泵、转运 I^- 的碘泵以及转运 H^+ 的质子泵等,这些离子泵都是以直接分解 ATP 为能量来源,对相关离子进行主动转运。

（二）继发性主动转运

物质逆电化学梯度跨膜转运所需的能量并不是直接来自 ATP 的分解,而是来自原发性主动转运所形成的离子浓度差,这种间接利用 ATP 能量的主动转运过程称为继发性主动转运(secondary active transport)。介导继发性主动转运的膜蛋白称为转运体(transporter),其通常可同时转运两种或更多物质。继发性主动转运又分为同向转运和反向转运两种形式。

1. 同向转运 被转运物质都向同一方向转运,称为同向转运,其转运体称为同向转运体。例如,葡萄糖在小肠黏膜上皮细胞的主动吸收就是一个典型的同向转运(图 2-5)。由于上皮细胞基侧膜上钠泵活动的结果,造成细胞内低 Na^+,并在上皮细胞顶端膜内、外形成 Na^+ 浓度差。顶端膜上的 Na^+-葡萄糖同向转运体则利用 Na^+ 的浓度差,将肠腔中的 Na^+ 和葡萄糖一起转运入细胞。这一过程中葡萄糖的转运是逆浓度差、间接利用钠泵分解 ATP 释放的能量完成的主动转运,故属于继发性主动转运。此外,氨基酸在小肠黏膜上皮的吸收也属于这种转运。

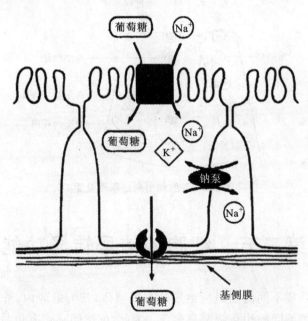

图 2-5 葡萄糖在小肠黏膜上皮细胞的继发性主动转运

2. 反向转运 被转运物质向相反方向转运,称为反向转运或交换,其转运体称为反向转运体或交换体。例如细胞普遍存在的 Na^+-Ca^{2+} 交换就属于反向转运,其交换体称为 Na^+-Ca^{2+} 交换体,它将 3 个 Na^+ 转运入细胞的同时,将 1 个 Ca^{2+} 排出细胞,而进入细胞的 Na^+ 则由钠泵排出细胞。

四、入胞和出胞

大分子物质或物质团块不能穿越细胞膜,它们通过细胞膜的"运动",以入胞和出胞的方式进行转运(图 2-6)。

（一）入胞

细胞外大分子物质或物质团块（如细菌、异物）进入细胞的过程称为入胞（endocytosis）。固体物质进入细胞的过程称为吞噬，而液体物质进入细胞的过程则称为吞饮。入胞进行时，首先是物质与细胞膜接触，引起该处的细胞膜内陷或伸出伪足，然后将物质包裹，再出现细胞膜的融合、破裂，使物质连同包裹它的细胞膜一起形成吞噬泡或吞饮泡并进入细胞质，随后吞噬泡或吞饮泡与溶酶体融合，溶酶体内的水解酶对吞入的物质进行消化分解（图2-6）。在体内，白细胞吞噬细菌、血浆中的脂蛋白进入细胞等都属于入胞。

（二）出胞

细胞内大分子物质被排出细胞的过程称为出胞（exocytosis）。例如，内分泌腺细胞分泌激素，外分泌腺细胞分泌黏液和酶原颗粒，以及神经末梢释放递质等都属于出胞。上述分泌物首先在粗面内质网上合成，然后转移到高尔基复合体形成分泌囊泡，这些囊泡逐渐向细胞膜内侧移动，并与细胞膜发生融合、破裂，最后将分泌物排出细胞（图2-6）。

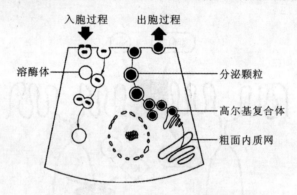

图2-6　入胞和出胞过程示意图

第二节　细胞的信号转导功能

人体是由各种功能不同的细胞所组成的有机整体，其为适应内、外环境变化所做的各种生命活动都需要细胞间的相互协调与配合。为此，细胞间必须有信号的传导或交流。信号主要以细胞产生和分泌的化学物质如激素、神经递质和细胞因子等作为传导的载体；此外，还包括光、声、电等多种物理信号，这些信号通称为配体，其中除少数以单纯扩散方式透过细胞膜，并与细胞内受体结合外，大多数信号为水溶性分子，只能与细胞膜受体结合，再经跨膜的和细胞内的信号转导而产生各种生物学效应，如分泌、运动、生长、分化等。根据细胞膜受体的结构和功能特性，跨膜信号转导的途径大致可分为三类，即离子通道型受体介导的信号转导、G蛋白耦联受体介导的信号转导和酶联型受体介导的信号转导。

一、离子通道型受体介导的信号转导

离子通道型受体是一种同时具有离子通道和受体功能的蛋白质，属于化学门控通道。

这类受体与信号分子(主要为神经递质)结合后,可引起离子通道的快速开放和离子的跨膜流动,导致细胞膜电位的改变,从而实现信号的跨膜转导,故将这种信号转导途径称为离子通道型受体介导的信号转导,这类受体又称为促离子型受体。例如,神经细胞膜上的 A 型 γ-氨基丁酸受体是氯通道,当其与 γ-氨基丁酸结合后,可使通道开放,引起 Cl^- 内流,使细胞膜内负电位增大,对神经细胞产生抑制作用,从而实现 γ-氨基丁酸的跨膜转导。离子通道型受体介导的信号转导具有路径简单、速度快等特点。

电压门控通道和机械门控通道通常不称为受体,但事实上它们是接受电信号和机械信号的"受体",并通过通道的开、闭和由此引起的离子跨膜流动将信号转导到细胞内部。

二、G 蛋白耦联受体介导的信号转导

G 蛋白耦联受体也是存在于细胞膜上的一种蛋白质,因其要通过与 G 蛋白耦联才能发挥作用,故称为 G 蛋白耦联受体。这类受体与信号分子(第一信使)结合后,可激活细胞膜上的 G 蛋白进而激活不同的效应器酶,在细胞内催化产生环磷酸腺苷(cyclic adenosine monophosphate,cAMP)、三磷酸肌醇(inositol triphosphate,IP_3)、二酰甘油(diacylglycerol,DG)、环磷酸鸟苷(cyclic guanosine monophosphate,cGMP)和 Ca^{2+} 等第二信使。第二信使可通过进一步激活蛋白激酶或离子通道以改变细胞的功能活动,从而实现信号的跨膜转导,故将这种信号转导途径称为 G 蛋白耦联受体介导的信号转导,这类受体也称为促代谢型受体。体内大多数激素、神经递质和光子、嗅质等信号分子都可通过 G 蛋白耦联受体实现跨膜信号转导。

与离子通道型受体介导的信号转导相比,G 蛋白耦联受体介导的信号转导要慢得多,但能明显增强信号的放大作用。

三、酶联型受体介导的信号转导

酶联型受体也是一种跨膜蛋白,其既可以与信号分子结合,本身又具有酶活性,或者能激活与之相连的酶,从而完成信号转导,故将这种信号转导途径称为酶联型受体介导的信号转导。酶联型受体又可分为以下三类。

1. 酪氨酸激酶受体 这类受体的配体结合位点位于细胞外侧,而胞质侧部分则具有酪氨酸激酶的活性。体内大部分生长因子可与该类受体结合,进而引起受体本身酪氨酸激酶的活化;酪氨酸激酶再进一步磷酸化效应器蛋白的酪氨酸残基,从而改变细胞的功能活动。

2. 酪氨酸激酶结合型受体 这类受体本身没有蛋白激酶活性,但一旦与配体结合即可在胞质侧结合并激活胞质内的酪氨酸激酶,从而使效应器蛋白磷酸化,引起细胞内效应。各种细胞因子和一些肽类激素是这类受体的配体。

3. 鸟苷酸环化酶受体 这类受体的配体结合位点位于细胞外侧,而胞质侧部分则具有鸟苷酸环化酶的活性。一旦配体与受体结合,将激活鸟苷酸环化酶;后者催化三磷酸鸟苷(GTP)生成环磷酸鸟苷(cGMP),进而结合并激活依赖 cGMP 的蛋白激酶 G,使底物蛋白磷酸化而实现信号转导。心房钠尿肽是该类受体的一个重要配体。

第三节　细胞的生物电现象

体内一切活细胞不论在安静还是活动时都伴随有电的变化,这种现象称为生物电(bioelectricity)。生物电是极其普遍而又十分重要的生命现象,是细胞实现各种功能活动的基础。由于细胞的生物电发生在细胞膜的两侧,故将这种电位称为跨膜电位,简称膜电位(membrane potential)。膜电位主要有两种表现形式,即在安静时具有的静息电位和受到刺激后产生的动作电位。

一、静息电位

(一)静息电位的概念

静息时存在于细胞膜内、外两侧的电位差,称为静息电位(resting potential,RP)。图 2-7 是记录神经纤维静息电位的示意图,图中一个电极为记录电极,可插入到细胞内;另一个电极为参考电极,置于细胞外并接地,因此记录到的电位是以细胞外为零电位的膜内电位。当这两个电极都置于细胞膜外并在细胞膜表面任意移动时,示波器荧光屏上的光点始终在基线水平扫描,表明它们之间没有电位差(图 2-7(a));当将记录电极插入细胞内时,荧光屏上的光点立即向下移动并停留在一个较稳定的水平,表明细胞膜内、外两侧存在电位差(图 2-7(b)),这就是静息电位,表现为膜外电位高,带正电荷,而膜内电位低,带负电荷。

静息电位习惯上以膜外电位为零时的膜内电位数值来表示,故静息电位为负值。不同细胞的静息电位数值亦不相同。例如,骨骼肌细胞的静息电位约为 -90 mV,神经细胞约为 -70 mV,平滑肌细胞约为 -55 mV,红细胞约为 -10 mV。以神经细胞为例,如果静息电位从 -70 mV 变化到 -90 mV(即负值增大),称为静息电位增大;反之,则称为静息电位减小。

静息电位在大多数细胞(除中枢内的某些神经细胞和具有自律性的心肌和胃肠平滑肌细胞外)是一种稳定的直流电位,即安静状态下细胞的静息电位可保持在相对恒定水平。生理学通常把静息电位存在时细胞膜电位外正内负的状态称为极化(polarization);静息电位的增大称为超极化(hyperpolarization);静息电位的减小称为去极化(depolarization);去极化至零电位后如膜内电位进一步变为正值称为反极化,其中高于 0 mV 的部分称为超射(overshoot);细胞膜去极化后再向静息电位方向恢复的过程称为复极化(repolarization)。

(二)静息电位的产生机制

静息电位产生的根本原因是离子的跨膜扩散,其扩散的条件有两个:一是细胞内、外 Na^+ 和 K^+ 的不均衡分布,以哺乳动物神经细胞为例,其细胞外 Na^+ 浓度约为细胞内的 10 倍,而细胞内 K^+ 浓度约是细胞外的 40 倍(表 2-1),这是由钠泵活动造成的;二是细胞膜对离子的选择性通透。静息时细胞膜对 K^+ 的通透性较高,而对 Na^+ 的通透性极低(约为 K^+ 通透性的 $1/10\sim1/100$),对有机负离子则几乎不通透。假定静息时细胞膜只对 K^+ 有通透性,则 K^+ 顺浓度差由细胞膜内向细胞膜外扩散,即 K^+ 外流,而细胞内有机负离子却不能随之透出,而只能在细胞膜内侧与 K^+ 隔膜相吸,导致细胞膜外变正、细胞膜内变负,细胞膜

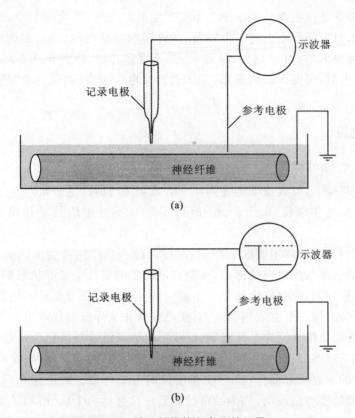

图 2-7 神经纤维静息电位的记录

(a) 两个电极都置于细胞外时没有电位差；

(b) 当记录电极插入细胞内时可记录到细胞内、外稳定的电位差，即静息电位

两侧产生了电位差。随着 K^+ 的进一步外流，促使 K^+ 外流的力量即 K^+ 浓度差逐渐减小，而阻止 K^+ 外流的力量即电位差则逐渐增大。当这两种力量达到平衡时，细胞膜内、外不再有 K^+ 的净移动，此时细胞膜两侧的电位差也稳定在某一数值，称之为 K^+ 平衡电位。

K^+ 平衡电位取决于细胞膜两侧的 K^+ 浓度差，利用 Nernst 公式即可计算出 K^+ 平衡电位，哺乳动物神经细胞的 K^+ 平衡电位为 -102 mV，与实际测得的静息电位非常接近（表 2-1）。这说明，大多数细胞的静息电位主要是由于 K^+ 外流产生的。此外，由于细胞膜在静息时对 Na^+ 也有极小的通透性，少量 Na^+ 内流可部分抵消 K^+ 外流所形成的细胞膜内负电位，因此实际测得的静息电位略小于理论上的 K^+ 平衡电位。

表 2-1 哺乳动物神经细胞内、外主要离子的浓度和平衡电位

离子	细胞内浓度/(mmol/L)	细胞外浓度/(mmol/L)	平衡电位/mV
Na^+	18	145	$+56$
K^+	140	3	-102
Cl^-	7	120	-76

生电性钠泵的活动也参与了静息电位的产生。由于钠泵每次能同时泵出 3 个 Na^+ 和 2 个 K^+，因此有净的正电荷外流，可使静息电位增大。

综上所述,静息电位主要是由于 K^+ 外流产生的。此外,还有少量 Na^+ 内流和钠泵活动的参与。因此,只要能影响上述三个方面,就可影响静息电位。如:细胞外 K^+ 浓度降低时,可使细胞膜两侧 K^+ 浓度差增大,导致 K^+ 外流增多,因此静息电位增大;细胞膜对 Na^+ 的通透性相对增大时,可使 Na^+ 内流增多,因此静息电位减小;钠泵活动增强时可使静息电位增大。

二、动作电位

(一)动作电位的概念

在静息电位基础上,可兴奋细胞受到一个有效刺激时能产生一次迅速、可逆、可传导的膜电位波动,称为动作电位(action potential,AP)。不同细胞的动作电位,其波形亦不相同。

动作电位和静息电位的主要区别在于:动作电位一旦产生将会向四周传播,而静息电位则不能;动作电位是细胞兴奋的标志,而静息电位是细胞处于安静状态的标志;动作电位的电位差变化是连续的,而静息电位是一个稳定的电位差。图 2-8 显示的是神经纤维的动作电位。当给神经纤维一个有效刺激时,其膜电位首先从静息电位水平 -70 mV 迅速去极化至 $+30$ mV,形成动作电位的上升支(去极相),随后又迅速复极化至接近静息电位水平,形成动作电位的下降支(复极相),两者共同形成尖峰状的电位变化,因此称为锋电位。锋电位是动作电位的主要组成部分,具有动作电位的主要特征。锋电位持续 $1\sim2$ ms,随后出现的低幅、缓慢的膜电位波动,称为后电位。后电位包括两个成分:前一个成分的膜电位仍小于静息电位,称为负后电位或去极化后电位;后一个成分的膜电位大于静息电位,称为正后电位或超极化后电位。后电位结束后,膜电位才恢复到静息电位水平。

动作电位具有以下特性。①"全或无"(all or none)特性:动作电位可因刺激过弱不产生(无),一旦产生其幅度就达最大值(全),不会随刺激强度的继续增加而增大,这称为"全或无"特性。②不衰减的可传导性:动作电位在受刺激部位产生后,可立即向整个细胞膜传导,而且在传导过程中其幅度和波形始终保持不变,这称为不衰减的可传导性。③脉冲式:同一细胞的动作电位只能一个一个地产生,而不发生波形的融合,即不能叠加,称为脉冲式。这是因为动作电位之后具有不应期(见下文)。

(二)动作电位的产生机制

动作电位的产生也是离子跨膜扩散的结果。现以神经细胞为例分析动作电位产生的具体机制。

1. 动作电位的上升支 如前所述,细胞外 Na^+ 浓度明显高于细胞内,而且静息时细胞膜内存在着负电位,因此,Na^+ 有顺浓度差和电位差向细胞膜内扩散的趋势。当神经细胞受到一个有效刺激时,首先是受刺激部位细胞膜上有少量的钠通道开放,引起少量的 Na^+ 内流,使细胞膜发生去极化。当细胞膜去极化到某一临界值(阈电位,见下文)时,膜上的钠通道大量开放,大量的 Na^+ 迅速流入细胞膜内,使细胞膜内负电位减小到零并进而转为正电位,形成动作电位的上升支。当膜内正电位增大到足以对抗由浓度差所致的 Na^+ 内流时,Na^+ 的净移动为零,这时膜电位就达到峰值,接近于 Na^+ 平衡电位(表 2-1)。

2. 动作电位的下降支 由于钠通道开放的时间很短,只有 $1\sim2$ ms,随后钠通道关闭,

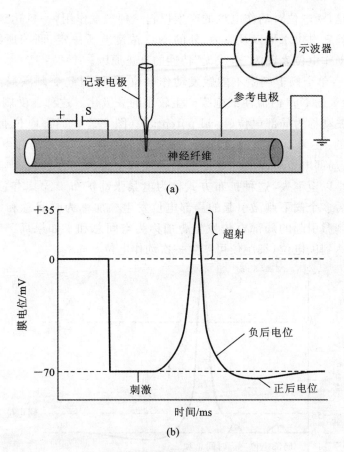

图 2-8 神经纤维动作电位的记录

(a) 记录神经纤维动作电位的实验布置,S表示刺激器;(b) 当神经纤维受到有效刺激时可产生动作电位

Na^+内流停止。而此时细胞膜上的钾通道开放,细胞膜对K^+的通透性增高,于是细胞膜内K^+在浓度差和电位差的推动下快速外流,使细胞膜迅速复极化;形成动作电位的下降支。

在复极的晚期,虽然细胞的膜电位已基本恢复到静息电位水平,但是细胞膜两侧的离子分布并未恢复。这时通过钠泵的活动,将动作电位期间进入细胞的Na^+泵出,同时将外流的K^+泵入细胞,使细胞膜内、外的离子浓度恢复到安静时的水平。

综上所述,动作电位的上升支主要由Na^+内流产生,而下降支主要由K^+外流产生。复极晚期由于钠泵的活动,使细胞膜两侧的离子浓度恢复正常。

(三) 动作电位的产生条件

1. 阈电位 如前所述,当细胞受刺激发生去极化到某一临界值时,细胞膜上的钠通道大量开放,Na^+大量内流,因而产生动作电位。这个能使钠通道大量开放并引发动作电位的临界膜电位值称为阈电位(threshold potential,TP)。细胞去极化达到阈电位是产生动作电位的必要条件。阈电位一般比静息电位小 10～20 mV,例如,神经细胞的静息电位约为-70 mV,其阈电位约为-55 mV(图 2-9)。任何形式的刺激,只要能使细胞膜去极化达到阈电位,就能引发动作电位,这包括阈刺激和阈上刺激。因此,从电位变化的角度,我们可以把阈刺激理解为刚好能使细胞膜去极化达到阈电位的最小刺激。

需要注意的是,阈电位对动作电位的产生仅起一种触发作用,一旦达到阈电位后,动作电位的幅度就由静息电位水平以及膜内、外的 Na^+ 浓度差所决定,而与所给的刺激强度大小无关。这正是动作电位表现为"全或无"特性的真正原因。

2. 局部电位 单个阈下刺激不能触发动作电位,但可引起受刺激局部细胞膜上的钠通道少量开放,少量的 Na^+ 内流使细胞膜产生较小的去极化。这种在受刺激局部产生的一个较小的膜电位波动称为局部电位(local potential)(图 2-9)。局部电位有以下几个特性。①不是"全或无"的:在阈下刺激的范围内,刺激强度越强,引起的局部电位的幅度越大。②电紧张性扩布:局部电位可以使邻近的细胞膜也产生类似的去极化,但其幅度随传导距离延长而迅速减小以至消失,这种扩布方式称为电紧张性扩布。③具有总和效应:局部电位可以叠加。先后多个阈下刺激引起的局部电位发生叠加称为时间总和(图 2-9),细胞膜相邻多处的阈下刺激引起的局部电位发生叠加称为空间总和。如果局部电位经过总和后使细胞膜去极化达到阈电位,细胞便可产生一次动作电位。

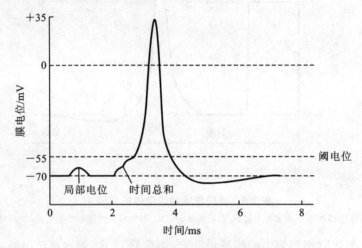

图 2-9　阈电位、局部电位及其时间总和

3. 细胞兴奋后兴奋性的周期性变化 细胞受到刺激产生兴奋(即动作电位)后,其兴奋性会发生一系列的变化,依次经历以下四个时期(图 2-10)。①绝对不应期(absolute refractory period):细胞兴奋后最初的一段时间。此期内任何强大的刺激都不能使细胞再次兴奋,即细胞的兴奋性为零。②相对不应期(relative refractory period):在绝对不应期之后。此期内阈上刺激可使细胞再次兴奋,表明细胞的兴奋性有所恢复,但仍低于正常。③超常期(supranormal period):在相对不应期之后。此期内阈下刺激可使细胞再次兴奋,表明细胞的兴奋性稍高于正常。④低常期(subnormal period):在超常期之后。此期内阈上刺激才能使细胞再次兴奋,说明细胞的兴奋性又低于正常。由此可见,细胞在一次兴奋后,其兴奋性要经历一个周期性的变化,然后细胞的兴奋性才恢复正常。

兴奋后出现不应期的原因与钠通道的功能状态有关。研究表明,钠通道存在三种基本功能状态,即备用、激活和失活状态,其中,在备用和失活状态下的钠通道都是不开放的,而只有在激活状态下通道才开放。处于失活状态的通道无论受到何种刺激也不能直接进入激活状态,它必须随着膜电位的复极化进入备用状态后,才能被再次激活。从失活进入备用状态的过程称为复活。绝对不应期的出现就是由于钠通道处于失活状态引起的。

绝对不应期大约相当于锋电位持续的时间,所以锋电位不会发生叠加,并且绝对不应期的长短决定了细胞在单位时间内能够产生动作电位的最多次数,如绝对不应期为 2 ms,则每秒最多能产生 500 次动作电位。相对不应期和超常期大约相当于负后电位持续的时间,低常期则相当于正后电位持续的时间。

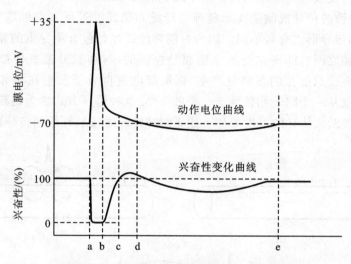

图 2-10 动作电位与兴奋性变化的时间关系

ab. 绝对不应期;bc. 相对不应期;cd. 超常期;de. 低常期

知识链接

干预细胞电活动的药物及其在临床上的应用

离子通道是细胞生物电活动的分子基础,许多药物可通过改变离子通道的活动来发挥治疗作用。例如,钠通道阻断剂可通过抑制神经纤维动作电位的产生和传导,产生局部麻醉作用(如局部麻醉药利多卡因);也可通过抑制中枢神经元的异常放电活动来治疗癫痫;还可通过抑制异常兴奋环路中动作电位的传导来终止快速心律失常(如 I 类抗心律失常药奎尼丁)。钙通道阻断剂可通过阻断血管平滑肌的电压门控钙通道,减少 Ca^{2+} 的流入,从而发挥舒张血管作用,因而被广泛用于高血压和各种缺血性疾病的治疗。钾通道阻断剂可通过阻断心肌细胞钾通道使动作电位延长,不应期也随之延长,从而发挥抗心律失常作用(如盐酸胺碘酮)。

(四)动作电位的传导

细胞膜某处受刺激产生动作电位后,可以沿着细胞膜不衰减地传导至整个细胞,这是动作电位的一个重要特征。所谓动作电位的传导,实际上是细胞膜依次连续产生动作电位的过程(图 2-11)。例如,无髓神经纤维的某一部位受刺激而产生动作电位时,该兴奋部位的膜电位呈现内正外负的反极化状态,而与之相邻的未兴奋部位仍处于外正内负的极化状态,这样在兴奋部位和相邻的未兴奋部位之间产生了电位差。由于细胞内液和细胞外液都是导电的,因此,电位差的驱动使细胞膜外的正电荷由未兴奋部位向兴奋部位移动,细胞膜内的正电荷由兴奋部位向未兴奋部位移动,由此形成局部电流(local current)。未兴奋部位在局部电流的刺激下也发生去极化,当去极化达到阈电位时,该未兴奋部位就会爆发动作电位。于是动作电位由兴奋部位传导到未兴奋部位(图 2-11(b))。这样的过程在细胞膜上连续进行下去,就表现为动作电位在整个细胞的传导。

上述动作电位的传导机制是在无髓神经纤维和肌纤维等可兴奋细胞上发生的,但是,有髓神经纤维的传导形式有所不同。因为有髓神经纤维外包有不导电的髓鞘,离子不能通过,只有两段髓鞘之间的郎飞结处的细胞膜是裸露的,与细胞外液直接接触,允许离子移动。因此,动作电位只能在朗飞结处产生,而局部电流也只能发生在相邻的朗飞结之间。这样,动作电位就从一个郎飞结传到下一个郎飞结,这种传导方式称为跳跃式传导(图 2-11(c))。很明显,跳跃式传导的速度要比上述无髓神经纤维或肌纤维的传导速度快得多。

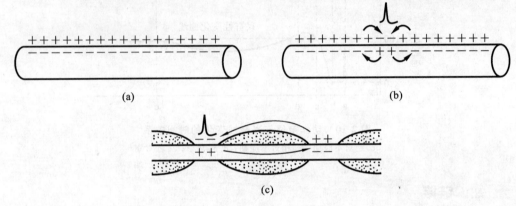

图 2-11　动作电位的传导模式图

"弯箭头"表示细胞膜内、外局部电流的流动方向。(a) 无髓神经纤维静息时,细胞膜内、外的极化状态;
(b) 动作电位在无髓神经纤维的传导;(c) 动作电位在有髓神经纤维的传导

第四节　肌细胞的收缩功能

肌细胞具有收缩功能,人体各种形式的运动主要是依靠肌细胞的收缩活动来完成的。根据形态、结构及功能特性的不同,可将体内的肌细胞分为三大类,即骨骼肌细胞、心肌细胞和平滑肌细胞。虽然这三类肌细胞在结构和功能上各有特点,但在收缩机制方面却有许多相似之处。本节仅以骨骼肌细胞为例讨论肌细胞的收缩功能,而心肌细胞和平滑肌细胞的收缩功能将分别在第四章和第六章讲述。

一、骨骼肌神经-肌接头处的兴奋传递

人体骨骼肌受躯体运动神经的支配。当运动神经纤维兴奋时,动作电位经神经-肌接头传递给肌肉,继而引起骨骼肌的兴奋和收缩。

(一)骨骼肌神经-肌接头处的结构

神经-肌接头是指运动神经末梢与骨骼肌细胞相接触的部位,由接头前膜、接头后膜和

接头间隙三部分组成。运动神经末梢在接近骨骼肌细胞处失去髓鞘,其裸露的轴突末梢嵌入到肌细胞膜上,称为终板的膜凹陷,这部分轴突末梢膜称为接头前膜,与其相对应的肌膜称为接头后膜或终板膜,二者间隔约 50 nm,称为接头间隙,其中充满细胞外液。在接头前的神经轴突末梢中含有许多囊泡,囊泡内含有大量的神经递质乙酰胆碱(acetylcholine,ACh)。在接头后的终板膜上有 ACh 受体(即前述的 N_2 型 ACh 受体阳离子通道)以及能水解 ACh 的胆碱酯酶(图 2-12)。

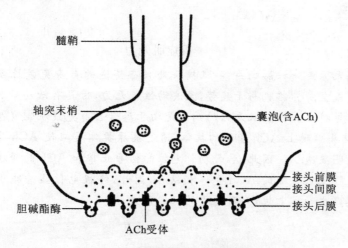

图 2-12 骨骼肌神经-肌接头模式图

(二)骨骼肌神经-肌接头处的兴奋传递过程

当运动神经纤维传来的动作电位到达轴突末梢时,引起接头前膜去极化并使细胞膜上的电压门控钙通道开放,Ca^{2+} 进入轴突末梢,促使囊泡向接头前膜移动。随后,囊泡膜与接头前膜接触、融合、破裂,使囊泡中的 ACh 全部进入接头间隙。当 ACh 通过接头间隙扩散至终板膜表面时,立即同 N_2 型 ACh 受体阳离子通道结合并使之开放,引起 Na^+ 内流(为主)和 K^+ 外流,结果导致终板膜去极化,产生终板电位(end-plate potential,EPP)。终板电位属于局部电位,而且终板膜上没有电压门控钠通道,因而不能产生动作电位。但终板电位可通过电紧张性扩布刺激周围具有电压门控钠通道的一般肌细胞膜,使之产生动作电位,并传导至整个肌细胞膜,从而完成了神经纤维和肌细胞之间的信息传递。

(三)骨骼肌神经-肌接头处的兴奋传递特点

1. 化学性传递 兴奋的传递介质是 ACh 这种化学性神经递质。

2. 单向传递 兴奋只能由接头前膜传向接头后膜,而不能反向传递。这是因为 ACh 只存在于接头前的轴突末梢囊泡中,ACh 受体只存在于接头后膜的缘故。

3. 一对一传递 运动神经纤维每有一次动作电位传到末梢,都能使骨骼肌细胞兴奋和收缩一次,并且仅此一次。这有如下两个原因。①一次兴奋释放的 ACh 所引起的终板电位的大小为引起肌细胞膜动作电位所需阈值的 3~4 倍。②一次兴奋释放的 ACh 在引起终板电位的同时能被胆碱酯酶迅速水解,从而使终板电位的持续时间极短。

4. 时间延搁 兴奋在此处传递需要的时间相对较长,为 0.5~1 ms。这是因为整个传递过程比较复杂,涉及多种离子的流动和 ACh 的释放、扩散以及与受体结合等多个环节。

5. 易受药物和环境因素影响　许多药物可以作用于神经-肌接头传递过程中的不同阶段,影响兴奋的正常传递和肌肉的收缩功能。如:筒箭毒和 α-银环蛇毒可以同 ACh 竞争终板膜上的 ACh 受体,从而阻断骨骼肌-神经接头处的兴奋传递,使肌肉失去收缩能力,有类似作用的药物称为肌肉松弛剂;有机磷农药可使胆碱酯酶磷酰化而丧失活性,造成 ACh 在接头间隙内大量积聚,引起中毒症状。

知识链接

重症肌无力

重症肌无力是一种影响神经-肌接头处兴奋传递的自身免疫性疾病,本病的临床表现为部分或全身骨骼肌易于疲劳,呈波动性肌无力,常具有活动后加重、休息后减轻和晨轻暮重等特点。重症肌无力的病因是由于患者自身免疫机制发生紊乱,体内产生了神经-肌接头后膜上 ACh 受体的抗体,通过抗原抗体反应使 ACh 受体被大量破坏,造成其数量明显减少。因此,尽管动作电位的传导正常和 ACh 的释放量正常,但 ACh 不能与终板膜上被破坏的 ACh 受体相结合,因此,终板电位显著减小,进而不能使邻近肌细胞膜产生动作电位,导致严重的肌肉无力。

二、骨骼肌的收缩原理

(一) 骨骼肌细胞的微细结构

骨骼肌由大量成束的肌纤维组成,每一条肌纤维就是一个肌细胞。骨骼肌细胞在结构上的主要特点是胞质内含有大量的肌原纤维和高度发达的肌管系统(图 2-13)。

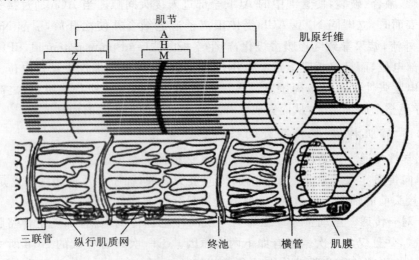

图 2-13　骨骼肌细胞的肌原纤维和肌管系统示意图
A.暗带;H.H 带;I.明带;M.M 线;Z.Z 线

1. 肌原纤维和肌节　每个肌细胞内含有上千条肌原纤维,它们沿细胞长轴走行并呈现规则的明、暗交替,分别称为明带和暗带。暗带的中央有一段相对透明的区域,称为 H 带,H 带的中央有一条横向的暗线,称为 M 线。明带的中央也有一条横向的暗线,称为 Z 线。相邻两条 Z 线之间的区域称为一个肌节(sarcomere),包括一个中间的暗带和两侧各 1/2 的明带。肌节是肌肉收缩和舒张的基本单位。在不同情况下,骨骼肌的肌节长度变动于 1.5～3.5 μm 之间,安静时一般为 2.0～2.2 μm,肌肉收缩或舒张时,肌节缩短或伸长。进一步的观察发现,肌节中含有更细的、平行排列的丝状结构,称为肌丝。其中,直径约 10 nm 的粗肌丝位于暗带,其长度与暗带相同,中间有细胞骨架蛋白将其固定,形成 M 线;直径约 5 nm 的细肌丝位于明带,细肌丝由 Z 线向两侧伸出,其游离端伸入暗带,与粗肌丝交错重叠。因此,暗带中含有粗、细两种肌丝,其中央的 H 带只含有粗肌丝,而明带中只含有细肌丝。

粗肌丝主要由肌球蛋白(也称肌凝蛋白,myosin)分子构成(图 2-14(a))。每个肌球蛋白分子包括头部和杆部两部分,其杆部都朝向 M 线聚合成束,构成粗肌丝的主干(图 2-14(b));其头部呈球形,规则地分布在粗肌丝主干表面,形成横桥(cross-bridge)。横桥具有以下两方面作用:①横桥在一定条件下能与细肌丝上的位点可逆性结合,同时出现横桥向 M 线方向的摆动,使细肌丝向粗肌丝内滑行;②横桥具有 ATP 酶的活性,能分解 ATP 释放能量,用于横桥的摆动。

细肌丝由肌动蛋白(也称肌纤蛋白,actin)、原肌球蛋白(也称原肌凝蛋白,tropomyosin)和肌钙蛋白(troponin)三种蛋白分子组成(图 2-14(c))。肌动蛋白分子呈球形,在细肌丝中聚合成双螺旋状,构成细肌丝的主干。肌动蛋白上有与横桥相结合的位点。原肌球蛋白分子呈长杆状,由两条肽链组成双螺旋结构,在细肌丝中与肌动蛋白双螺旋并行。骨骼肌细胞安静时,原肌球蛋白的位置正好在肌动蛋白和横桥之间,阻碍了二者的相互结合。肌钙蛋白分子呈球形,含有 T、I 和 C 三个亚单位。亚单位 T 和 I 分别与原肌球蛋白和肌动蛋白紧密结合,从而使原肌球蛋白所处的位置恰能遮盖肌动蛋白上的结合位点;亚单位 C 具有 Ca^{2+} 结合位点,当它与 Ca^{2+} 结合时,可使肌钙蛋白构象变化,进而解除原肌球蛋白对肌动蛋白和横桥相互结合的阻碍作用。由此可见,肌球蛋白和肌动蛋白直接参与肌细胞的收缩活动,故称为收缩蛋白;而原肌球蛋白和肌钙蛋白则调节收缩蛋白之间的相互作用,故称为调节蛋白。

2. 肌管系统 肌管系统是指包绕在每一条肌原纤维周围的膜性囊管状结构,由横管和纵管两套独立的系统所组成(图 2-13)。横管的走行与肌原纤维垂直,是由肌细胞膜在明、暗带交界处向内凹陷并延伸至细胞深部而形成的,其细胞膜上有钙通道。横管的作用是将肌细胞膜上的动作电位传到肌细胞深部。纵管的走行与肌原纤维平行,并相互吻合成网,包绕在肌原纤维周围,称为肌质网。肌质网膜上有大量的钙泵,能将胞质中的 Ca^{2+} 泵入肌质网储存。肌质网在紧靠横管处形成膨大,称为终池,其内储存有大量 Ca^{2+}。终池膜上有钙释放通道。肌质网和终池的作用是储存、释放和回收 Ca^{2+}。一个横管与其两侧的终池相接触而构成三联管结构,这是发生兴奋-收缩耦联的关键部位。

(二)骨骼肌的兴奋-收缩耦联

将骨骼肌细胞的电兴奋和机械收缩联系起来的中介过程,称为兴奋-收缩耦联(excitation-contraction coupling),其结构基础为三联管,耦联因子为 Ca^{2+}。骨骼肌的兴奋-收缩

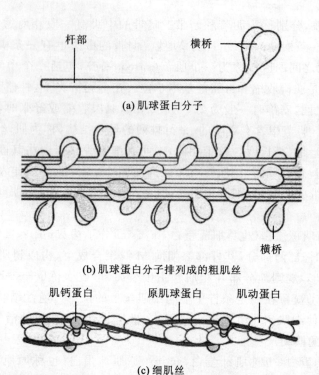

(a) 肌球蛋白分子

(b) 肌球蛋白分子排列成的粗肌丝

(c) 细肌丝

图 2-14 粗、细肌丝的分子结构

耦联的基本过程如下：①肌细胞膜上的动作电位沿横管传向肌细胞深部，并激活横管膜上的钙通道。②激活的钙通道通过"拔塞"样的变构作用，激活终池膜上的钙释放通道(图2-15)，使终池内的 Ca^{2+} 释放入胞质并与肌钙蛋白结合，继而引发肌肉收缩。③肌质网膜上的钙泵将胞质中的 Ca^{2+} 回收至肌质网，使胞质中 Ca^{2+} 浓度降低，引起肌肉舒张。

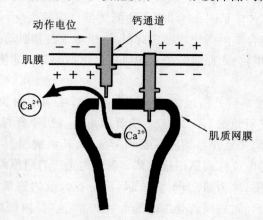

图 2-15 骨骼肌肌质网释放 Ca^{2+} 的机制示意图

(三)骨骼肌收缩的分子机制

Huxley 等在 20 世纪 50 年代初期从分子水平提出了骨骼肌收缩的机制，即肌丝滑行理论。这一理论的主要内容是肌肉的缩短和伸长并不是由于肌节本身的长度发生改变，而是粗、细肌丝在肌节内相互滑行的结果。肌丝滑行的基本过程如图 2-16 所示,具体如下。①肌肉在静息时,由于细肌丝上的原肌球蛋白遮盖了肌动蛋白上的结合位点,使粗肌丝上的横桥不能与肌动蛋白结合。②当肌肉兴奋时,通过兴奋-收缩耦联(见上文)使胞质内 Ca^{2+} 浓度升高至 $1\sim10\ \mu mol/L$。于是 Ca^{2+} 与肌钙蛋白结合,使肌钙蛋白构象发生改变,导致原肌球蛋白移位,从而暴露出肌动蛋白上的活化位点,横桥便与肌动蛋白结合。然后,横桥扭动,牵引细肌丝向肌节中央滑行。如果这时胞质内 Ca^{2+} 浓度仍然较高,横桥又可以与肌动蛋白上的另一位点结合,重复上述过程。如此周而复始,使细肌丝不断向粗肌丝内滑行,引起肌节缩短,肌肉收缩。③当肌肉兴奋结束时,肌质网膜上的钙泵将胞质内的 Ca^{2+} 重新回收入肌质网,使胞质内的 Ca^{2+} 浓度迅速下降到 $0.1\ \mu mol/L$。于是 Ca^{2+} 与肌钙蛋白解离,肌钙蛋白构象恢复,原肌球蛋白复位,横桥不能再与肌动蛋白上的位点结合,横桥停止扭动,细肌丝被动回位,肌节回到原来长度,肌肉舒张。由此可见,肌肉的收缩和舒张都是耗能的主动过程。

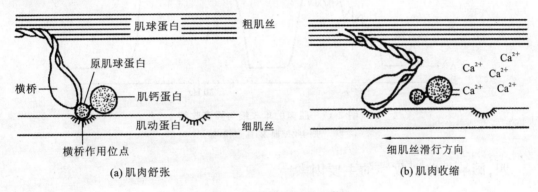

(a) 肌肉舒张　　　　　　　　　　　(b) 肌肉收缩

图 2-16　肌丝滑行机制示意图

三、骨骼肌的收缩形式

骨骼肌的收缩可表现为肌肉长度或张力的机械变化,其收缩形式可因所遇负荷的大小、所受刺激的条件不同而有所不同。

(一)等长收缩与等张收缩

1. 等长收缩　肌肉收缩时只有张力的增加而长度保持不变,这种收缩形式称为等长收缩(isometric contraction)。此时肌肉收缩产生的张力不足以克服负荷,因而不能移动负荷,肌肉长度不变。例如,维持身体姿势的有关肌肉的收缩,以及用手去提一个重物但未提起来时的肌肉收缩都属于等长收缩。

2. 等张收缩　肌肉收缩时只发生肌肉缩短而张力保持不变,这种收缩形式称为等张收缩(isotonic contraction)。此时肌肉产生的收缩力不仅用于克服负荷,而且还能使负荷发生位移。例如,从地上提起一桶水,在水桶被提起的过程中,肌肉即产生等张收缩。

正常情况下,人体骨骼肌的收缩形式大多是混合式的。

(二)单收缩与强直收缩

1. 单收缩　骨骼肌受到一次短促刺激时,可产生一次动作电位,引起一次收缩,称为单收缩(twitch)(图 2-17)。一个单收缩要经历潜伏期、收缩期和舒张期三个时间过程,其中收缩期持续的时间较舒张期短。

2. 强直收缩 骨骼肌受到连续刺激时,可产生单收缩的总合,即引起肌肉的持续性收缩,称为强直收缩(tetanus)(图2-17)。强直收缩又可分为以下两种。①不完全强直收缩:骨骼肌受到频率较低的连续刺激时,收缩的总和发生在前一次收缩过程的舒张期,收缩波形呈锯齿状。②完全强直收缩:骨骼肌受到频率较高的连续刺激时,收缩的总和发生在前一次收缩过程的收缩期,收缩波形呈光滑曲线。通常所说的强直收缩是指完全强直收缩。

由于正常人体内由运动神经传到骨骼肌的兴奋都是快速连续的,因此骨骼肌的收缩都是强直收缩。强直收缩可以产生更大的收缩效果,在等长收缩的条件下,强直收缩产生的最大肌张力可达单收缩的3~4倍。

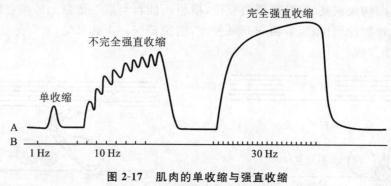

图2-17 肌肉的单收缩与强直收缩
A. 肌肉收缩曲线;B. 刺激标记

四、影响骨骼肌收缩的主要因素

影响骨骼肌收缩的主要因素有前负荷(preload)、后负荷(afterload)和肌肉收缩能力(contractility),其中,前负荷和后负荷是作用于肌肉的外部因素,而肌肉收缩能力则是肌肉自身内部的功能状态。

(一)前负荷

肌肉在收缩前所承受的负荷,称为前负荷。前负荷决定了肌肉在收缩之前的长度,即初长度。因此,在生理学实验中,前负荷可用初长度来表示。在等长收缩的条件下,测定不同初长度时肌肉主动收缩产生的张力,可得到长度-张力关系曲线(图2-18(a))。它反映了不同前负荷(初长度)对肌张力的影响:在一定范围内,当增大前负荷(初长度)时,肌张力也相应增大;当前负荷(初长度)达到某一程度时,肌张力达到最大,这个能使肌肉产生最大张力的前负荷称为最适前负荷,此时的初长度称为最适初长度;当超过最适前负荷时,肌张力反而减小。

肌肉长度-张力关系曲线的这一特点与肌节长度的变化有关(图2-18(b))。当肌肉处于最适初长度时,肌节的长度是 $2.0\sim2.2~\mu m$,此时粗肌丝上的每个横桥都能与细肌丝结合,即二者处于最佳的重叠状态,因此肌肉收缩时产生最大张力。当初长度过大或过小时,肌节长度大于或小于 $2.0\sim2.2~\mu m$,则都可使横桥和细肌丝的结合数量减少,因而肌张力减小。骨骼肌在体内所处的自然长度相当于它们的最适初长度,因此肌肉在等长收缩时可产生最大张力。

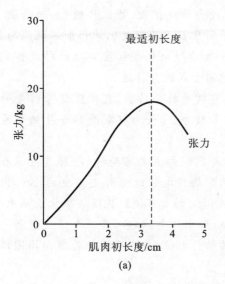

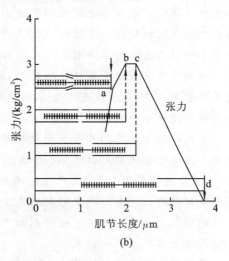

图 2-18 肌肉等长收缩时的长度-张力关系

(a) 肌肉的长度-张力关系曲线；(b) 肌节长度对肌肉收缩产生张力的影响

（二）后负荷

肌肉在收缩过程中所承受的负荷，称为后负荷（afterload）。后负荷是肌肉收缩的阻力或做功对象。在等张收缩的条件下，测定不同后负荷时肌肉收缩产生的张力和缩短的速度，可得到张力-速度曲线（图 2-19）。该曲线表明，在有后负荷的条件下，肌肉收缩产生的张力和肌肉缩短的速度大致呈反比的关系，即随着后负荷的增加，使肌肉收缩产生的张力增大，但肌肉的缩短速度减小。当后负荷在理论上为零时，可以得到该肌肉的最大缩短速度（V_{max}）；而当后负荷增加到使肌肉不能缩短时，肌肉可产生最大张力（P_0）。

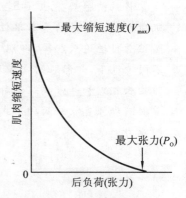

图 2-19 肌肉等张收缩时的张力-速度关系

（三）肌肉收缩能力

肌肉收缩能力（contractility）是指与前、后负荷无关的肌肉本身的内在特性。肌肉收缩能力增强时，肌肉收缩时产生的张力增加，肌肉缩短的程度提高以及速度加快，表现为长度-张力曲线上移和张力-速度曲线右上移。肌肉收缩能力减弱时则发生相反的变化。肌肉收缩能力主要取决于兴奋-收缩耦联过程中胞质内 Ca^{2+} 浓度和横桥的 ATP 酶活性。许多神经、体液因素和药物等都可通过上述途径来调节和影响肌肉收缩能力。如：肾上腺素和去甲肾上腺素通过增加胞质中 Ca^{2+} 浓度等机制，使肌肉收缩能力增强；而缺氧、酸中毒等则通过使胞质中 Ca^{2+} 浓度降低，导致肌肉收缩能力减弱。

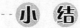 小 结

细胞是构成人体最基本的结构和功能单位。细胞膜不仅作为屏障以保护细胞，而

且还具有物质转运功能,其主要物质转运方式为单纯扩散、易化扩散、主动转运、入胞和出胞。单纯扩散和易化扩散都是指小分子物质或离子顺电化学梯度不耗能的扩散,因此都属于被动转运。主动转运则是小分子物质逆电化学梯度耗能的转运方式。对于大分子物质或物质团块则是以入胞和出胞的方式进行转运。

细胞除具有跨膜物质转运功能外,还具有信号转导功能,其跨膜信号转导的路径大致可分为三类:离子通道型受体介导的信号转导、G 蛋白耦联受体介导的信号转导和酶联型受体介导的信号转导。

体内一切活细胞都具有生物电现象,其表现形式主要有两种,即静息电位和动作电位。静息电位主要是由于 K^+ 外流产生的。动作电位的上升支主要由 Na^+ 内流产生,而下降支主要由 K^+ 外流产生。阈刺激或阈上刺激可使细胞膜去极化至阈电位,进而触发动作电位。当细胞受到刺激产生兴奋(即动作电位)后,其兴奋性会经历一个周期性的变化。细胞膜任何一处受刺激产生的动作电位,都可沿着细胞膜向周围以局部电流的方式传导至整个细胞。

骨骼肌细胞具有收缩功能,其收缩活动受躯体运动神经的支配。当运动神经纤维兴奋时,动作电位经骨骼肌神经-肌接头处的传递,引起骨骼肌细胞膜产生动作电位。当骨骼肌细胞兴奋时,通过兴奋-收缩耦联这一中介过程,引发骨骼肌的收缩与舒张。肌肉收缩和舒张的基本单位是肌节,其含有粗、细两种肌丝。骨骼肌收缩的机制可用肌丝滑行理论来解释,即肌肉的缩短和伸长是粗、细肌丝在肌节内相互滑行的结果。不同情况下,骨骼肌的收缩形式亦不同。根据肌肉长度和张力的变化,肌肉收缩可分为等长收缩和等张收缩两种形式;根据肌肉所受刺激频率的不同,肌肉收缩可表现为单收缩和强直收缩两种形式。影响骨骼肌收缩的主要因素有前负荷、后负荷和肌肉收缩能力。

能力检测

一、名词解释

单纯扩散、易化扩散、主动转运、静息电位、极化、去极化、超极化、动作电位、阈电位、兴奋-收缩耦联。

二、简答题

1. 细胞膜的物质转运方式有哪几种?各有何特点?
2. 试述静息电位和动作电位的产生机制。
3. 动作电位和局部电位有何不同?
4. 简述神经-肌接头处的兴奋传递过程。
5. 简述骨骼肌的兴奋-收缩耦联的基本过程。其结构基础及耦联因子是什么?
6. 前负荷如何影响骨骼肌的收缩?

(王爱梅)

第三章
血　液

学习目标

　　掌握：人体血量，血液成分和功能，血浆与血清的概念及区别，血浆渗透压的组成和作用，红细胞、白细胞和血小板的数量及基本功能，红细胞的生成及调节，血小板生理特性及生理性止血，血液凝固基本过程以及影响因素，ABO血型系统分型原则。

　　熟悉：血液的理化特性，红细胞和白细胞的生理特性，凝血机制，ABO血型的鉴定原理与方法，交叉配血试验。

　　了解：造血干细胞的特点，纤维蛋白溶解与抗纤溶，Rh血型的特点及其临床意义，输血原则。

　　血液（blood）是存在于心血管系统内的红色流体组织。在心脏泵血活动的推动下，血液在心血管系统内不停地循环流动，起运输物质和沟通各部分组织液的作用。如果血液总量或流经体内组织器官的血流不足时，均可造成组织损伤或严重的代谢紊乱，甚至危及生命；许多疾病也可导致血液成分或性质发生特征性的变化。因此，血液通过运输、缓冲、传递信息和防御、保护等功能，在维持机体内环境稳态中起着非常重要的作用；对血液的特征性检查，在医学诊断中也具有重要价值。

第一节　概　　述

一、血液的组成与功能

（一）血液的组成与血量

1. 血液组成　血液是由血浆（plasma）和悬浮于其中的血细胞（blood cell）组成（图3-1）。

（1）血浆　血浆是血液的液体成分。水占血浆量的91%～92%，溶解于其中的有多种

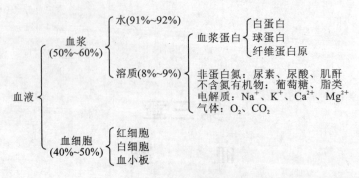

图 3-1 血液的组成

电解质、小分子有机化合物和一些气体,构成血浆的基本组成成分。由于这些溶质和水都很容易透过毛细血管壁与组织液中的物质进行交换,所以血浆中电解质的含量与组织液的基本相同(表 3-1)。临床检测循环血浆中各种电解质的浓度可大致反映组织液中这些物质的浓度。

表 3-1　人体各部分体液中电解质的含量/(mmol/(L·H_2O))

阳离子	血浆	组织液	细胞内液	阴离子	血浆	组织液	细胞内液
Na^+	153	145	10	Cl^-	111	117	3
K^+	4.3	4	159	HCO_3^-	27	28	7
Ca^{2+}	5.4	3	1	蛋白质	18	—	45
Mg^{2+}	2.2	2	40	其他	9	9	155
总计	165	154	210	总计	165	154	210

(引自 Rhoades RA,Tanner GA. Medical physiology,2003)

血浆蛋白(plasma protein)是血浆中多种蛋白的总称。用盐析法可将血浆蛋白分为白蛋白、球蛋白和纤维蛋白原;用电泳法可将球蛋白进一步分为 α_1、α_2、β 和 γ 球蛋白等。从表 3-1 中可以看出,血浆与组织液的主要差别是组织液中蛋白含量很少。正常成年人血浆蛋白含量为 65~85 g/L,其中白蛋白为 40~48 g/L,球蛋白为 15~30 g/L。白蛋白带负电,球蛋白和纤维蛋白原带正电。除球蛋白来自浆细胞外,白蛋白和大多数球蛋白主要由肝脏产生。肝病时常引起血浆白蛋白与球蛋白的比值下降。血浆蛋白的主要功能:①形成血浆胶体渗透压,调节和保持血管内、外水分的分布;②协助运输激素、脂质、离子、维生素等小分子物质,缓冲血液 pH 值的变化;③抵御病原微生物的入侵;④参与血液凝固、抗凝和纤溶等生理过程;⑤营养功能。

(2) 血细胞　血细胞是血液中的有形成分,可分为红细胞(erythrocyte 或 red blood cell,RBC)、白细胞(leukocyte 或 white blood cell,WBC)和血小板(platelet 或 thrombocyte)三类,其中红细胞的数量最多,白细胞最少。将新采集的血液经抗凝处理,置于有刻度的比容管中,以每分钟 3000 转的速度离心 30 min,可见管内的血液分为三层,上层的淡黄色液体为血浆,下层深红色为红细胞,中间是一薄层白色不透明的白细胞和血小板。血细胞在全血中所占的容积百分比称为血细胞比容(hematocrit),正常成年男性的血细胞比容为 40%~50%,成年女性为 37%~48%。由于白细胞和血小板仅占全血总容积的

$0.15\%\sim1\%$,故血细胞比容非常接近红细胞比容,其数值可反映全血中红细胞数量的相对值,贫血患者血细胞比容降低。

2. 血量 血量(blood volume)是指全身血液的总量。正常成人血量相当于自身体重的 $7\%\sim8\%$,即每公斤体重有 $70\sim80$ mL 血液,其中大部分在心血管系统中快速循环流动,称为循环血量,小部分血液滞留在肝、肺、腹腔静脉和皮下静脉丛内,流动较慢,称为储存血量。在剧烈运动、情绪激动或大出血等其他应急状态下,储存血量可被动员释放出来以补充循环血量。在正常情况下,通过神经、体液的调节,体内的血量保持相对恒定,以维持正常血压和各组织、器官正常血液的供应。

(二)血液的功能

血液是内环境中最活跃部分,具有以下特点。①运输功能:血液将 O_2、营养物质和激素运送到各器官、细胞;同时,可将 CO_2 以及代谢产物运送到各排泄器官并排出体外。②缓冲功能:血液含有多种缓冲物质,可缓冲进入血液的酸性或碱性物质引起的血浆 pH 值变化。③调节功能:血液中的水分有较高的比热,能吸收体内产生的大量热量,有利于体温的相对恒定。④防御和保护功能:血液中的多种成分参与机体的生理性止血、抵抗细菌和病毒等微生物引起的感染和各种免疫反应。

二、血液的理化特性

(一)比重

正常人全血的比重(specific gravity)为 $1.050\sim1.060$,其高低取决于红细胞的数量;血浆的比重为 $1.025\sim1.030$,其高低主要取决于血浆蛋白的浓度;红细胞的比重为 $1.090\sim1.092$,与红细胞内血红蛋白的含量呈正相关关系。利用血细胞和血浆比重的差异,进行血细胞比容和红细胞沉降率的测定,可采用离心方法以及将血液中的不同成分进行分离制备,分别获取血液中的不同成分。

(二)黏度

液体的黏度(viscosity)来源于液体内部分子或颗粒间的摩擦。血液或血浆的黏度通常用与水相比的相对黏度来表示。全血的相对黏度为 $4\sim5$,血浆的相对黏度为 $1.6\sim2.4$。当温度不变时,全血的黏度主要取决于红细胞的数量和它在血浆中的分布状态;血浆的黏度则主要取决于血浆蛋白的含量。严重贫血者因红细胞减少,其血液黏度下降;大面积烧伤者,水分大量渗出,血液浓缩,血液黏度增高。此外,血流速度小于一定限度时,红细胞在血管中发生叠连(rouleaux)和聚集,血液黏度增高,使血流的阻力明显增大,从而影响血液循环的正常进行。

(三)血浆 pH 值

正常人血浆 pH 值为 $7.35\sim7.45$,变动范围小。低于 7.35 即为酸中毒,高于 7.45 则为碱中毒。如果低于 6.9 或高于 7.8,将危及生命。血浆 pH 值的相对恒定主要依靠血浆中的缓冲物质。血浆内的缓冲物质主要包括 $NaHCO_3/H_2CO_3$、蛋白质钠盐/蛋白质和 Na_2HPO_4/NaH_2PO_4 三个缓冲对,其中最重要的是 $NaHCO_3/H_2CO_3$。此外,红细胞内还有血红蛋白钾盐/血红蛋白、氧合血红蛋白钾盐/氧合血红蛋白、K_2HPO_4/KH_2PO_4、$KHCO_3/$

H_2CO_3 等缓冲对。

(四) 渗透压

1. 渗透压的概念　渗透压(osmotic pressure)是指溶液中溶质分子通过半透膜吸引水的能力。水分子在渗透压差的作用下,由低浓度的溶液侧通过半透膜向高浓度的溶液侧移动,这一现象称为渗透(osmosis)。溶液渗透压的高低取决于溶液中溶质颗粒(分子或离子)数目的多少,而与溶质的种类和颗粒的大小无关。

2. 血浆渗透压的组成及正常值　血浆渗透压约为 300 mmol/L,即 300 mOsm/(kg·H_2O),相当于 5790 mmHg,由血浆晶体渗透压和血浆胶体渗透压组成。血浆晶体渗透压是指由血浆中的晶体物质(主要是 Na^+ 和 Cl^-)所形成的渗透压,其数值为 298.5 mmol/L,相当于 5765 mmHg;血浆胶体渗透压是指由血浆中的胶体物质(主要是白蛋白)所形成的渗透压,其数值为 1.3 mmol/L,相当于 25 mmHg。

临床上和生理实验中,凡渗透压与血浆渗透压相等的溶液称为等渗溶液,如 0.9% NaCl 溶液、5% 葡萄糖溶液等;凡渗透压高于或低于血浆渗透压的溶液称为高渗或低渗溶液。

3. 血浆渗透压的作用

(1) 血浆晶体渗透压的作用:血浆中大部分晶体物质不易通过细胞膜,而水能自由通过,如果血浆晶体渗透压发生变化,只有通过水的转移来平衡细胞内、外的晶体渗透压。血浆晶体渗透压升高时,水从红细胞转移到血浆,红细胞发生皱缩;而血浆晶体渗透压降低时,水从血浆转移到红细胞,红细胞发生膨胀甚至破裂。因此,血浆晶体渗透压对于保持细胞内、外的水平衡和红细胞的正常形态具有重要作用。

(2) 血浆胶体渗透压的作用:由于水和晶体物质可自由通过毛细血管壁,故血浆与组织液之间晶体渗透压基本相等。但是血浆蛋白的分子量较大,不易通过毛细血管壁,使血浆中蛋白质含量高于组织液,因此血浆胶体渗透压高于组织液胶体渗透压,这成为组织液中的水进入毛细血管的主要动力。如果血浆胶体渗透压降低,则血管内吸引水的力量减弱,过多的水分积聚在组织间隙,引起水肿。因此,血浆胶体渗透压对于维持血管内、外的水平衡和正常血浆容量具有重要作用。

第二节　血　细　胞

血液中的细胞成分包括红细胞、白细胞和血小板。各类血细胞的生成、发育以及成熟过程称为造血(hemopoiesis),各类血细胞均起源于造血干细胞(hemopoietic stem cell)。成人的各种血细胞均起源于红骨髓(red marrow)。血细胞生成部位(即造血中心)随着个体发育阶段的不同而不断发生变迁。胚胎时期的造血部位主要有卵黄囊、肝、脾和骨髓。婴幼儿时期时,以骨髓为主,但机体造血需要增加时,肝、脾等骨髓外造血起代偿作用。4 岁以后,部分骨髓被脂肪填充失去造血功能。到 18 岁左右,具有造血功能的红骨髓仅分布于脊椎骨、髂骨、肋骨、胸骨、颅骨和长骨近端骨骺处;除此以外的骨髓均无造血功能,若出现骨髓外造血已无代偿意义,而是提示造血功能紊乱。造血中心的迁移依赖于各种造血组织中造血微环境(hemopoietic microenvironment)的形成。

一、红细胞

(一)红细胞的数量、形态和功能

1. 数量 红细胞是血液中数量最多的一种血细胞。我国成年男性红细胞的数量为$(4.0\sim5.5)\times10^{12}$/L,成年女性为$(3.5\sim5.0)\times10^{12}$/L。红细胞内的蛋白质主要是血红蛋白(hemoglobin, Hb)。我国成年男性血红蛋白浓度为$120\sim160$ g/L,成年女性为$110\sim150$ g/L。正常人的红细胞数量和血红蛋白浓度不仅有性别差异,还可因年龄、生活环境和机体功能状态不同而有差异。例如,儿童低于成年人(但新生儿高于成年人),高原居民高于平原居民,妊娠后期因血浆量增多而致红细胞数量和血红蛋白浓度相对减少。若血液中红细胞数量和血红蛋白浓度低于正常,则称为贫血(anemia)。

2. 形态 正常的成熟红细胞无细胞核,呈双凹圆碟形,直径为$7\sim8$ μm,周边较厚,中央较薄。红细胞通过其膜上钠泵的活动以保持正常双凹圆碟形。

3. 功能 红细胞的主要功能是运输O_2和CO_2,是靠细胞内的血红蛋白来实现的。一旦红细胞破裂,血红蛋白溢出到血浆中(即溶血),立刻丧失其运输气体的功能。另外,当血红蛋白与CO结合形成一氧化碳血红蛋白(HbCO),或血红蛋白中的Fe^{2+}被氧化成Fe^{3+}形成高铁血红蛋白时,其运输气体功能也丧失。其次,红细胞内含有多种缓冲对,对血液中的酸碱物质有一定的缓冲作用。

(二)红细胞的生理特性

红细胞具有较高的可塑变形性、悬浮稳定性和适度的渗透脆性,这些特性都与红细胞的双凹圆碟形有关。

1. 可塑变形性 正常红细胞在外力作用下具有变形的能力,红细胞的这种特性称为可塑变形性(plastic deformation)。外力撤销后,变形的红细胞又可恢复其正常的双凹圆碟形。红细胞在全身血管中循环运行时,须经过变形才能通过口径比它小的毛细血管和血窦孔隙。红细胞这一特性取决于红细胞的形状、红细胞内的黏度和红细胞膜的弹性,其中红细胞正常的双凹圆碟形的几何形状最为重要。球形红细胞、衰老红细胞以及血红蛋白变性或浓度过高均可降低红细胞的变形能力。

2. 悬浮稳定性 将经过抗凝处理的血液垂直静置于血沉管内时,因红细胞的比重大于血浆,红细胞会逐渐下沉,正常红细胞的沉降速率缓慢。红细胞较稳定地悬浮于血浆中不易下沉的特性,称为悬浮稳定性(suspension stability)。通常以红细胞在第一小时末下沉的距离来表示红细胞的沉降速率,称为红细胞沉降率(erythrocyte sedimentation rate, ESR),简称血沉。正常成年男性红细胞沉降率为$0\sim15$ mm/h,成年女性为$0\sim20$ mm/h。红细胞沉降率愈大,表示红细胞的悬浮稳定性愈小。

红细胞悬浮稳定性的形成与保持,主要是由于红细胞的表面积与体积的比值较大,与血浆的接触面较大,与血浆之间所产生的摩擦力较大,阻碍了红细胞的下沉。另外,正常情况下,红细胞膜表面存在带负电荷的唾液酸,使红细胞之间互相排斥而保持距离约25 nm,使红细胞分散悬浮于血浆中缓慢下沉。

某些疾病(如活动性肺结核、风湿热、肿瘤和贫血等)可引起多个红细胞彼此较快地以凹面相贴而聚集在一起,称为红细胞叠连(rouleaux formation)。红细胞发生叠连后,团块的总表面积与总体积之比减小,与血浆的摩擦力相对减小,导致沉降率增大。决定红细胞叠连形成的快慢因素主要取决于血浆成分的变化,而不在于红细胞本身。若将正常人的红细胞置于红细胞沉降率大者的血浆中,红细胞也会较快发生叠连而沉降率增大,而将红细胞沉降率大者的红细胞置于正常人的血浆中,则红细胞沉降率正常。通常血浆中纤维蛋白原、球蛋白和胆固醇的含量增高时,可加速红细胞叠连,导致沉降率增大;而血浆中白蛋白、卵磷脂的含量增多时,则可延缓叠连的发生,使沉降率减小。

3. 渗透脆性　红细胞在等渗的 0.9％NaCl 溶液中可保持其正常形态和大小。当 NaCl 溶液的浓度降低时,水分将渗透入细胞内,使红细胞发生膨胀。正常人的红细胞一般在0.42％ NaCl 溶液中,部分开始破裂而发生溶血(hemolysis),当 NaCl 溶液浓度降至0.35％时,则全部红细胞破裂。这一现象表明红细胞对低渗盐溶液具有一定的抵抗力,且同一个体的红细胞对低渗盐溶液的抵抗力并不相同。红细胞在低渗盐溶液中发生膨胀和破裂的特性称为红细胞渗透脆性(osmotic fragility),简称脆性。生理情况下,衰老红细胞比初成熟的红细胞对低渗盐溶液的抵抗力低,即脆性高。红细胞渗透脆性的高低主要取决于红细胞的表面积与体积之比。有些疾病(如遗传性球形红细胞增多症)患者的红细胞脆性变大,巨幼红细胞性贫血患者的红细胞脆性变小。故测定红细胞的渗透脆性有助于一些疾病的临床诊断。

知识链接

等渗溶液与等张溶液

在临床上和医学实验使用的各种溶液中,凡是与血浆渗透压相等的溶液称为等渗溶液(iso-osmotic solution),如临床上常用的 0.9％NaCl 溶液(即生理盐水)和 5％葡萄糖溶液等。高于或低于此浓度的溶液,则相应地称为高渗溶液或低渗溶液。红细胞在等渗的 0.9％NaCl 溶液能保持正常的形态和大小,但不是各种物质的等渗溶液均能使红细胞的形态和大小保持正常。如 1.9％尿素溶液虽然与血浆等渗,但将红细胞置于其中后,立即发生溶血。这是因为 NaCl 不易通过红细胞膜,而尿素分子却可以自由通过红细胞膜且顺浓度梯度进入红细胞,引致红细胞内渗透压增高,吸引红细胞膜外的水进入细胞内,促使红细胞肿胀甚至破裂,从而发生溶血。临床上把能够使悬浮于其中的红细胞保持正常的形态和大小的溶液称为等张溶液(isotonic solution)。溶液的张力是指溶液中不能自由通过细胞膜的溶质所产生的渗透压。等张溶液是由不能自由通过细胞膜的溶质所形成的等渗溶液。因此,0.9％NaCl 溶液既是等渗溶液,也是等张溶液;1.9％尿素溶液只是等渗溶液,而非等张溶液。

(三) 红细胞的生成与破坏

红细胞数量的维持是红细胞不断生成和不断破坏达到动态平衡的结果。

1. 红细胞生成

(1) 生成部位:红骨髓是成年人生成红细胞的唯一场所。骨髓内的造血干细胞首先分化成为红系定向祖细胞,再经过红系前体细胞,包括原红细胞、早幼红细胞、中幼红细胞、晚幼红细胞及网织红细胞各个阶段,最终发育为成熟红细胞。一些理化因素(如苯、γ 射线、X射线等)、生物(某些病毒感染)或药物(如氯霉素、环磷酰胺等)等因素均能引起骨髓造血干细胞及造血微循环损伤,导致机体骨髓造血功能异常,引发再生障碍性贫血。

(2) 生成原料:成熟红细胞中的主要成分是血红蛋白,蛋白质和铁是合成血红蛋白的基本原料。蛋白质来源于肉类和豆类食物,铁来源于外源性铁和内源性铁。成人每天生成红细胞需要铁 $20\sim30$ mg,其绝大部分(95%)来自衰老红细胞在体内被破坏后释放出来的"内源性铁"再利用;另一部分是从食物中摄取吸收的"外源性铁"$1\sim2$ mg,以补充被排泄的铁。当铁的摄入不足或吸收障碍,或长期慢性失血以致机体缺铁时,可使血红蛋白合成减少,这种原因造成的贫血称为缺铁性贫血。其特征为红细胞色素淡,细胞体积小于正常,所以又称为低色素小细胞性贫血。

(3) 成熟因子:在红细胞的发育和成熟过程中,叶酸(folic acid)是合成 DNA 必需的辅酶,维生素 B_{12}(vitamin B_{12})具有增加叶酸在体内利用的作用。正常情况下,食物中叶酸和维生素 B_{12} 的含量能满足红细胞生成的需要,但维生素 B_{12} 的吸收需要内因子(intrinsic factor)的参与。当某种原因造成内因子缺乏,使维生素 B_{12} 吸收障碍,导致体内维生素 B_{12} 和叶酸缺乏,从而使红细胞体积变大、数目减少,导致贫血,这种贫血称为巨幼红细胞性贫血。

(4) 调节因素:红细胞生成主要受促红细胞生成素(erythropoietin,EPO)和雄激素的调节。

促红细胞生成素是一种由肾脏合成的糖蛋白,此外,肝细胞和巨噬细胞也可合成少量。其主要生理作用是促进骨髓红系祖细胞的增殖、分化以及幼红细胞的成熟,加速网织红细胞的成熟及释放,促进红细胞的生成。当 EPO 剂量增大时,其作用可能会进一步扩及红系细胞生成的全过程。由此可见,EPO 是红细胞生成的主要调节物。临床上常见双肾实质严重病变的晚期肾脏病患者,经常因为缺乏 EPO 而发生肾性贫血。当贫血、肺部疾病或肾血流量减少等因素造成组织缺氧时,体内 EPO 合成和分泌增多,可促进红细胞生成;而红细胞的数量增多时,EPO 分泌则减少,这一负反馈调节使血中红细胞的数量能保持相对稳定(图 3-2)。目前临床上已将重组的人 EPO 用于治疗肾性贫血、恶性肿瘤贫血和再生障碍性贫血等疾病,以促进红细胞的生成。

雄激素主要通过刺激 EPO 的产生而促进红细胞生成。此外,雄激素也可直接刺激骨髓,促进红细胞生成。雌激素可降低红系祖细胞对 EPO 的反应,抑制红细胞的生成。雄激素和雌激素对红细胞生成的不同效应,可能是成年男性红细胞数高于女性的原因之一。此外,还有一些激素,如甲状腺激素和生长激素等,也可促进红细胞生成。

2. 红细胞的破坏 正常人红细胞的平均寿命为 120 天。每天约有 0.8% 的衰老红细胞被更新。其中 10% 的衰老红细胞在血管中受机械冲击而破损,此称为血管内破坏,所释放的血红蛋白立即与血浆中的触珠蛋白结合,进而被肝摄取;90% 的衰老红细胞因易滞留于肝、脾和骨髓中而被巨噬细胞所吞噬,这称为血管外破坏。巨噬细胞吞噬红细胞后,将血红蛋白消化,释出的铁、氨基酸可被重新利用,而胆红素则由肝排入胆汁,最后排出体外。

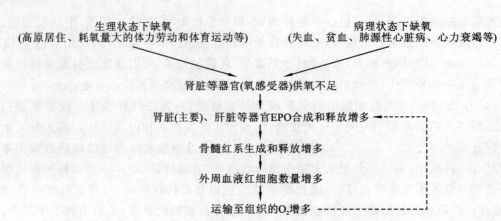

图 3-2　促红细胞生成素(EPO)对红细胞生成的调节示意图
------→ 抑制　　　——→ 促进

二、白细胞

(一) 白细胞的数量和分类

1. 数量　白细胞是一类无色、有核的血细胞,在血液中一般呈球形。正常成年人白细胞总数为$(4.0\sim10.0)\times10^9/L$。白细胞总数除了随着年龄发生改变外,人体不同状态也具有明显的生理波动性,如昼夜、餐后、剧烈运动、疼痛、情绪激动、月经期、妊娠及分娩期等都可使白细胞总数升高。

2. 分类　白细胞是一个不均一的细胞群,根据其胞质中有无特殊染色颗粒分为粒细胞和无粒细胞。粒细胞又可根据胞质颗粒染色性质的不同,分为中性粒细胞、嗜酸性粒细胞和嗜碱性粒细胞。分别计算各类白细胞在白细胞总数中的百分比,称之为白细胞分类计数(表 3-2)。

表 3-2　我国健康成人血液白细胞正常值

类　　型	正常值/($\times10^9/L$)	百分比/(%)
中性粒细胞	2.0～7.5	50～70
嗜酸性粒细胞	0.0～1.0	0.5～5
嗜碱性粒细胞	0.02～0.5	0～1
单核细胞	0.12～0.8	3～8
淋巴细胞	0.8～4.0	20～40

(二) 白细胞的功能

各类白细胞均参加机体的防御功能。白细胞具有变形运动、趋化性、吞噬和分泌等生理特性,是白细胞执行防御功能的生理基础。

1. 中性粒细胞　中性粒细胞是血液中主要的巨噬细胞,其主要功能是吞噬并杀灭入侵的病原微生物及血液中衰老的红细胞,是机体抵御病原微生物特别是化脓性细菌入侵的第一道防线。当细菌入侵时,中性粒细胞被趋化后首先到达炎症部位吞噬细菌,其内的大量溶酶体酶将吞噬入细胞的细菌和组织碎片分解,使入侵的细菌被包围在组织局部,防止病原微生物在体内扩散。当中性粒细胞吞噬数十个细菌后,其本身即解体,释放的各种溶酶体酶又可溶解周围组织而形成脓液。炎症时,由于炎症产物的作用,可使骨髓内储存的中性粒细胞大量释放而使外周血液的中性粒细胞数目显著增高,有利于更多的中性粒细胞进入炎症区域。当血液中的中性粒细胞数减少到 $1 \times 10^9/L$ 时,机体的抵抗力就会明显降低,容易发生感染。

2. 嗜酸性粒细胞 缺乏溶菌酶,吞噬能力较弱,可选择性地吞噬抗原-抗体复合物,基本上无杀菌作用。嗜酸性粒细胞的主要作用如下。①限制嗜碱性粒细胞和肥大细胞在速发型过敏反应中的作用。②参与对蠕虫的免疫反应。当机体发生过敏反应(变态反应)和寄生虫感染时,常伴有嗜酸性粒细胞增多。③在某些情况下,嗜酸性粒细胞也可导致组织损伤。目前认为嗜酸性粒细胞是哮喘发生与发展中组织损伤的主要效应细胞。

3. 嗜碱性粒细胞 成熟的嗜碱性粒细胞存在于血液中,只有在发生炎症时受趋化因子的诱导才迁移到组织中。嗜碱性粒细胞释放的肝素具有抗凝血作用,有利于保持血管的通畅,使巨噬细胞能够到达抗原入侵部位而将其破坏。此外,嗜碱性粒细胞被激活时释放的嗜酸性粒细胞趋化因子 A,可吸引嗜酸性粒细胞,使之聚集于局部,以限制嗜碱性粒细胞在过敏反应中的作用。近年来的研究还显示,嗜碱性粒细胞还在机体抗寄生虫免疫应答中起重要作用。

4. 单核细胞 从骨髓进入血液的单核细胞仍是尚未成熟的细胞。单核细胞在血液中停留 2～3 天后迁移入组织中,继续发育成巨噬细胞(macrophage),此时具有比中性粒细胞更强的吞噬能力,可吞噬更多的细菌、更大的细菌和颗粒。激活了的单核-巨噬细胞对肿瘤和病毒感染的细胞具有强大的杀伤能力;激活了的单核-巨噬细胞也能合成、释放多种细胞因子,参与其他细胞生长的调控;此外,单核-巨噬细胞在特异性免疫应答的诱导和调节中也起关键作用。

5. 淋巴细胞 淋巴细胞在免疫应答反应过程中起核心作用。据细胞生长发育的过程、细胞表面标志和功能的不同,可将淋巴细胞分成 T 淋巴细胞、B 淋巴细胞和自然杀伤细胞(natural killer,NK)三大类。T 细胞主要与细胞免疫有关,B 细胞主要与体液免疫有关,而 NK 细胞则是机体天然免疫的重要执行者。

(三)白细胞的生成与破坏

1. 生成 白细胞与红细胞一样,也起源于骨髓中的造血干细胞,经历定向祖细胞、可识别的前体细胞等阶段,然后成为具有多种细胞功能的成熟白细胞。白细胞的分化和增殖受到多种造血生长因子的调节,其中粒细胞的生成受集落刺激因子(colony stimulating factor,CSF)的调节。

2. 破坏 各种白细胞的寿命长短不一,较难准确判断。白细胞主要在组织中发挥作用,淋巴细胞还可往返于血液、组织液和淋巴液之间,并能增殖分化。白细胞在血液中停留的时间较短。一般来说,中性粒细胞在循环血液中停留 8 h 左右即进入组织,4～5 天后即衰老死亡,或经消化道排出。若有细菌入侵,中性粒细胞在吞噬过量细菌后,因释放溶酶体酶而发生"自我溶解",与破坏的细菌和组织碎片共同形成脓液。单核细胞在血液中停留 2～3 天,然后进入组织,并发育成巨噬细胞,在组织中可生存 3 个月左右。

三、血小板

(一)血小板的数量和形态

1. 数量　正常成年人血液中的血小板数量为$(100\sim300)\times10^9/L$。其生理变动范围，通常午后较清晨高，冬季较春季高，剧烈运动后和妊娠中、晚期升高，静脉血的血小板数量较毛细血管血的高。当循环血中的血小板数低于$50\times10^9/L$时，称为血小板过少，有出血倾向。

2. 形态　血小板是从骨髓中成熟的巨核细胞(megakaryocyte)胞质裂解脱落下来的具有生物活性的小块胞质，是体积最小的血细胞。血小板的体积小，无核，呈双面微凸的圆盘状。

(二)血小板的生理特性

循环中的血小板一般处于"静止"状态，当血管损伤时，血小板可被激活，在生理止血过程中起重要作用。

1. 黏附　当血管内皮细胞受损时，暴露出内皮下的胶原纤维，血小板即可黏着在胶原纤维上而被激活。血小板与非血小板表面的黏着称为血小板黏附(platelet adhesion)。

2. 聚集　血小板与血小板之间的相互黏着，称为血小板聚集(platelet aggregation)，是形成血小板栓子的基础。血小板的聚集分为两个时相：第一聚集时相可由受损组织释放的 ADP 引起，发生迅速，也能迅速解聚，为可逆性血小板聚集；第二聚集时相可由血小板释放的内源性 ADP 引起，发生缓慢，但不能解聚，为不可逆性血小板聚集。引起血小板聚集的生理性因素主要有 ADP、肾上腺素、5-HT、组胺、胶原、凝血酶、TXA_2 等，病理性因素有细菌、病菌、免疫复合物、药物等。

3. 释放　血小板受刺激后将储存在致密体、α-颗粒或溶酶体内的物质排出的现象，称为血小板释放(platelet release)或血小板分泌(platelet secretion)。释放物质主要有 ADP、ATP、5-羟色胺、儿茶酚胺、血小板因子 4(PF_4)等。此外，血小板被激活后还可及时合成和释放具有强烈聚集血小板和缩血管作用的血栓烷 A_2(thromboxane A_2，TXA_2)。阿司匹林可抑制环加氧酶而减少 TXA_2 的生成，具有抗血小板聚集的作用。正常情况下，血管内皮产生的 PGl_2 与血小板生成的 TXA_2 之间保持动态平衡，使血小板不致聚集。若血管内皮受损，局部 PGl_2 生成减少，将有利于血小板聚集的发生。血小板的黏附、聚集与释放几乎同时发生。

4. 吸附　血小板表面可吸附血浆中多种凝血因子(如凝血因子Ⅰ、Ⅴ、Ⅺ、Ⅻ等)。这种特性可使发生血小板聚集的受损局部凝血因子浓度升高，有利于血液凝固和生理止血。

5. 收缩　血小板活化后，胞质内 Ca^{2+} 浓度增高可引起血小板的收缩反应，可使血块回缩，从而形成牢固的止血栓，达到有效止血作用。若血小板数量减少或功能减退，可使血块回缩不良，影响止血效果。

(三)血小板的生理功能

1. 维持血管内皮的完整性　血小板能随时黏附并融合到血管内皮中，以填补内皮细胞脱落留下的空隙，从而维持血管内皮的完整性。当血小板低于$50\times10^9/L$时，毛细血管脆性增大,微小创伤或仅血压增高也能使患者的皮肤和黏膜下出现淤点或淤斑,称为血小板减少性紫癜。

2. 参与生理性止血和凝血 正常人小血管受损后引起的出血,在几分钟内就会自行停止的现象称为生理性止血(hemostasis)。生理性止血过程主要包括血管收缩、血小板血栓形成和血液凝固三个过程(图 3-3)。

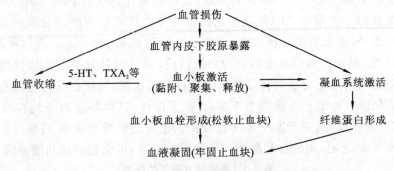

图 3-3 生理性止血过程示意图

当小血管受损后,除损伤局部和附近的小血管发生反射性收缩外,黏附于损伤处的血小板被激活释放 5-HT、TXA$_2$ 等缩血管物质,使血管进一步收缩,使局部血流减少。并可在破损处形成松软的血小板血栓,以堵塞创口。若血管破损不大,可使血管破口封闭,从而制止出血。同时,血管受损也可启动凝血系统,在局部迅速发生血液凝固,形成凝血块,并在血小板收缩蛋白的作用下,使血凝块回缩,形成坚实的止血栓。

生理性止血的三个过程相继发生并相互重叠,彼此密切相关,彼此相互促进,使生理性止血能及时而快速地进行。血小板在生理性止血过程中居于中心地位。当血小板减少或功能降低时,出血时间就会延长。临床上常用小针刺破耳垂或指尖,使血液自然流出,然后测定出血延续的时间,这段时间称为出血时间(bleeding time),正常值为 1~3 min。出血时间的长短可反映生理性止血功能的状态。生理性止血功能减退时,可有出血倾向;而生理性止血功能过度激活,则可导致血栓形成。

(四)血小板生成与破坏

血小板的生成受血小板生成素(thrombopoietin,TPO)的调节。血小板进入血液后,其寿命为 7~14 天,但只在最初两天具有生理功能。衰老的血小板在脾、肝和肺组织中被吞噬破坏。此外,在生理性止血活动中,血小板聚集后,其本身将解体并释放出全部活性物质,表明血小板除衰老破坏外,还可在发挥其生理功能时被消耗。

第三节 血液凝固与纤维蛋白溶解

一、血液凝固

血液凝固(blood coagulation)是血液由流动的液体状态变成不能流动的凝胶状态的过程,简称凝血。其实质就是血浆中的可溶性纤维蛋白原转变为不溶性纤维蛋白的一系列复杂的酶促反应过程。血液凝固1~2 h后,血凝块收缩并释放出淡黄色的液体,即血清(serum)。血清与血浆的区别在于血清缺乏纤维蛋白原和参与凝血过程中被消耗掉的一些凝血因子,但增添了少量在血液凝固过程中由血管内皮细胞和血小板释放的化学物质。

（一）凝血因子

血浆与组织中直接参与血液凝固的物质,统称为凝血因子(blood coagulation factor)。目前已知的凝血因子主要有14种,其中已按国际命名法按发现的先后顺序用罗马数字编号的有12种,此外,还有前激肽释放酶、高分子量激肽原等(表3-3)。在这些凝血因子中,除FIV是Ca^{2+}外,其余已知的凝血因子均为蛋白质,而且大部分是以无活性酶原形式存在的蛋白酶。凝血因子活化后能对特定的肽链进行有限水解,习惯在其代号的右下角加一个"a"表示其"活化型",如FII被激活为FIIa。除FIII外,其他凝血因子均存在于新鲜血浆中,且多数在肝内合成,其中FII、FVII、FIX、FX的生成需要维生素K的参与。当肝脏发生病变或维生素K缺乏时,则使这些凝血因子缺乏或不足,可引起凝血功能异常。

表3-3　各种凝血因子的特性

凝血因子	名　　称	合成部位	主要激活物	主要抑制物
I	纤维蛋白原	肝细胞		
II	凝血酶原	肝细胞（需VitK）	凝血酶原激活物	抗凝血酶III
III	组织因子	内皮细胞和其他细胞		
IV	Ca^{2+}	—		
V	前加速素	内皮细胞和血小板	凝血酶,FXa	活化的蛋白质C
VII	前转变素	肝细胞（需VitK）	FXa	组织因子抑制物 抗凝血酶III
VIII	抗血友病因子	肝细胞	凝血酶,FXa	活化的蛋白质C
IX	血浆凝血激酶	肝细胞（需VitK）	FXIa、VIIa-III复合物	抗凝血酶III
X	Stuart-Prower因子	肝细胞	VIIa-III复合物 FIXa-VIIIa复合物	抗凝血酶III
XI	血浆凝血激酶前质	肝细胞	FIXa、凝血酶	抗凝血酶III
XII	接触因子	肝细胞	胶原、带负电异物表面	抗凝血酶III
XIII	纤维蛋白稳定因子	肝细胞、血小板	凝血酶	
/	高分子量激肽原	肝细胞		
/	前激肽释放酶	肝细胞	FXIIa	抗凝血酶III

（二）凝血过程

血液凝固过程是一系列凝血因子相继激活的级联反应过程。一般可分为凝血酶原激活物的形成、凝血酶的形成和纤维蛋白的生成三个基本阶段(图3-4)。血液凝固可通过内源性凝血途径(intrinsic pathway)和外源性凝血途径(extrinsic pathway)形成(图3-5)。两条途径的主要区别在于启动方式和参与的凝血因子有所不同,但两条途径中的某些凝血因子可以相互激活,故两者间相互密切联系,各自并不完全独立。

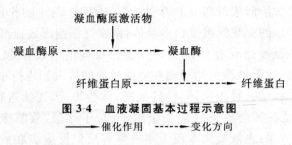

图 3-4 血液凝固基本过程示意图
———— 催化作用 ----- 变化方向

1. 内源性凝血途径 内源性凝血途径是指参与凝血的因子全部来自血浆,通常血液与带负电荷的异物表面(如玻璃、白陶土、硫酸酯、胶原等)接触时,首先是 FⅫ 结合到异物表面,并被激活为 FⅫa。FⅫa 的主要功能是激活 FⅪ 成为 FⅪa,从而启动内源性凝血途径。此外,FⅫa 还能通过使前激肽释放酶的激活而正反馈促进 FⅫa 的形成。从 FⅫ 结合于异物表面到 FⅪa 形成的全过程称为表面激活。在 Ca^{2+} 的参与下,FⅪa 将 FⅨ 活化成 FⅨa,FⅨa 与 FⅧa、Ca^{2+} 和血小板磷脂(PF_3)形成复合物,从而激活 FⅩ 生成 FⅩa。在此过程中,FⅧa 作为辅助因子,使 FⅨa 对 FⅩ 的激活速度提高 20 万倍。缺乏 FⅧ、FⅨ 和 FⅪ 的患者,凝血过程缓慢,轻微外伤常可引起出血不止,分别称为甲型、乙型和丙型血友病。

2. 外源性凝血途径 由来自于血液之外的组织因子(FⅢ)与血液接触而启动的凝血过程,称为外源性凝血途径,又称组织因子途径。当组织损伤后,FⅢ 释放入血液,与血浆中的 Ca^{2+}、FⅦa 形成组织因子复合物,并在 PF_3 参与下迅速激活 FⅩ 生成 FⅩa。在此过程中,组织因子能使 FⅦa 催化 FⅩ 激活的效力增加 1000 倍,形成外源性凝血途径的正反馈效应。FⅢ 为磷脂蛋白,广泛存在于血管外组织中,尤其是在脑、肺和胎盘组织中特别丰富。

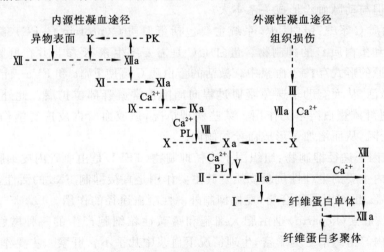

图 3-5 血液凝固过程示意图
———— 催化作用 ----- 变化方向
PK. 前激肽释放酶;K. 激肽释放酶;PL. 磷脂

3. 凝血共同途径 从 FⅩa 生成到纤维蛋白形成的过程是内源性凝血途径和外源性凝血途径的共同途径。①凝血酶原激活物的形成:在 Ca^{2+} 存在的情况下,FⅩa 可与 FⅤa 在磷脂膜表面形成 FⅩa-FⅤa-Ca^{2+}-磷脂复合物,即凝血酶原激活物。②凝血酶的形成:在凝血酶原激活物的作用下,凝血酶原转变为凝血酶。③纤维蛋白的形成:可溶性的纤维蛋白原在凝血酶的作用下,被激活形成纤维蛋白单体。凝血酶在 Ca^{2+} 的作用下使纤维蛋白单体相互聚合,形成不溶于水的交联纤维蛋白多聚体,网罗红细胞形成血凝块。

目前认为,外源性凝血途径在体内生理性凝血反应的启动中起关键作用,组织因子(FⅢ)被认为是启动者,内源性凝血途径则在凝血过程的放大和维持中起非常重要的作用。综上所述,血液凝固过程是一种正反馈,一旦触发,就会加速、连续进行,如"瀑布"样反应,直至完成为止;Ca^{2+} 是各种凝血途径的关键因子,易于处理,故临床上通过加 Ca^{2+} 或除 Ca^{2+} 起到促凝或抗凝效果;血液凝固本质上是一系列酶促反应级联放大过程,一个环节受影响则整个凝血过程就会受干扰甚至会停止。

(三) 抗凝与促凝

血浆富含凝血因子,但正常人血管内的血液能保持流动而不会发生凝固,即使是生理性止血时,凝血也仅限于受损局部,这可能与以下因素有关。①正常血管内皮光滑、完整,凝血因子缺乏激活条件。②血流的稀释作用及巨噬系统的吞噬作用,有助于防止凝血过程的扩散。③生理性抗凝物质在体内的抗凝中起重要作用。④凝血因子的激活局限于血管的受损部位。⑤血浆中存在纤维蛋白溶解系统。⑥血管内皮具有抗凝作用。

1. 体内因素

(1) 丝氨酸蛋白酶抑制物:血浆中含有多种丝氨酸蛋白酶抑制物,主要有抗凝血酶Ⅲ、C_1 抑制物、肝素辅助因子Ⅱ等,其中最重要的是由肝细胞和血管内皮细胞合成分泌的抗凝血酶Ⅲ。它能抑制凝血酶和凝血因子 FⅨa、FXa、FⅪa、PⅫa 等活性,实现抗凝作用。在与肝素结合后,其抗凝作用可增强 2000 倍。抗凝血酶Ⅲ缺乏是发生静脉血栓与肺栓塞的常见原因之一,但与动脉血栓形成关系不大。

(2) 蛋白质 C 系统:蛋白质 C 系统主要包括蛋白质 C(protein C,PC)、凝血酶调节蛋白、蛋白质 S 和蛋白质 C 的抑制物。蛋白质 C 是需要维生素 K 参与并在肝脏合成的双链糖蛋白,以酶原的形式存在于血浆中。激活的蛋白质 C 可使 FⅧa 和 FVa 灭活,抑制 FX 和凝血酶原的激活,从而有助于避免凝血过程向周围正常血管部位扩展。此外,活化的蛋白质 C 还有促进纤维蛋白溶解的作用。某些病理情况,造成血管内皮广泛损伤,使蛋白质 C 减少或活化受阻,从而增加了形成血栓的倾向。

(3) 组织因子途径抑制物:组织因子途径抑制物(TFPI)是由血管内皮细胞产生的一种糖蛋白,是体内主要的生理性抗凝物质。其主要作用是直接抑制 FXa 的活性,在 Ca^{2+} 的参与下,灭活 FⅦa-组织因子复合物,发挥抑制外源性凝血途径的作用。

(4) 肝素:肝素(heparin)是由肥大细胞和嗜碱性粒细胞产生的一种酸性黏多糖。在肺、心、肝、肌肉等组织中更为丰富,生理情况下血浆中几乎不含肝素。主要作用机制如下。①增强血浆中一些抗凝蛋白质的抗凝活性,如通过增强抗凝血酶的活性而发挥间接抗凝作用;②肝素还可刺激血管内皮细胞释放 TFPI 而抑制凝血过程,故肝素在体内的抗凝作用强于体外;③抑制单核细胞和血管内皮细胞表达 FⅢ,对预防炎症时微血栓形成具有重要意义。肝素在体内、体外均能立即发挥抗凝作用,已广泛应用于临床防治血栓形成。小分子量肝素更适合在临床上应用。

2. 体外因素

(1) 加速凝血的因素:外科手术时常用温热盐水纱布等进行压迫止血。这主要是因为纱布是异物,可激活因子Ⅻ和血小板;又因凝血过程为一系列的酶促反应,适当加温可使凝血反应加速。

（2）延缓凝血的因素:若将血液置于光滑而又低温的环境中可延缓凝血过程。此外,临床检验或输血时通常用枸橼酸钠、草酸盐作为体外抗凝剂,通过与Ca^{2+}结合而除去血浆中的Ca^{2+},从而起抗凝作用。由于少量枸橼酸钠进入血液循环不致产生毒性,因此常用它作为抗凝剂来处理输血用血。维生素 K 拮抗剂（如华法林）可抑制 FⅡ、FⅦ、FⅨ、FX 等维生素 K 依赖性凝血因子的合成,因而在体内也具有抗凝作用。

二、纤维蛋白溶解

纤维蛋白被分解、液化的过程称为纤维蛋白溶解（fibrinolysis）,简称纤溶。纤溶系统主要包括纤维蛋白溶解酶原（plasminogen,简称纤溶酶原）、纤溶酶（plasmin,又称血浆素）、纤溶酶原激活物（plasminogen activator）与纤溶抑制物。纤溶系统的作用是清除在生理性止血过程中产生的纤维蛋白凝血块,防止永久血栓的形成,保证血流通畅。此外,还具有参与组织修复、血管再生等多种作用。纤溶可分为纤溶酶原的激活与纤维蛋白（或纤维蛋白原）的降解两个基本阶段（图 3-6）。

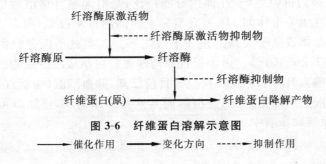

图 3-6 纤维蛋白溶解示意图
——— 催化作用　——→ 变化方向　------ 抑制作用

（一）纤溶酶原的激活

纤溶酶原主要由肝产生,在激活物的作用下被激活成纤溶酶。体内生理性纤溶酶原激活物主要有两种:由血管内皮细胞、单核细胞、巨核细胞等合成的组织型纤溶酶原激活物（t-PA）和由肾脏合成的尿激酶型纤溶酶原激活物（u-PA）。此外 FⅫa、激肽释放酶等也可以激活纤溶酶原。目前,尿激酶型纤溶酶原激活物、组织型纤溶酶原激活物等已被作为溶栓药物,用于治疗血栓栓塞性疾病,如心肌梗死、脑血管栓塞等。

（二）纤维蛋白与纤维蛋白原的降解

纤溶酶是血浆中活性最强的蛋白酶。在纤溶酶的作用下,纤维蛋白和纤维蛋白原可被分解为许多可溶性小肽,称为纤维蛋白降解产物（fibrin degradation products,FDP）。纤维蛋白降解产物通常不再发生凝固,其中部分小肽还具有抗凝血作用。

（三）纤溶抑制物

体内存在于血浆和组织中有多种物质可抑制纤溶系统的活性,主要有纤溶酶原激活物抑制物和 α-抗纤溶酶,二者分别在纤溶酶原的激活水平和纤溶酶水平抑制纤溶系统的活性。这样就能保证血栓形成部位既有适度的纤溶过程,又不致引起全身性纤溶亢进,维持凝血和纤溶之间的动态平衡。

综上所述,体内存在凝血和纤溶两个既对立又统一的功能系统,它们之间保持动态平衡,使人体在出血时既能有效止血,又可防止血块堵塞血管,从而维持血流的正常状态。当这种动态平衡被破坏时,可能会发生出血倾向或导致血栓形成等。

第四节 血型与输血

一、血型

血型(blood group)通常是指红细胞膜上特异性抗原的类型。目前已经发现 ABO、Rh、MNSs、Lutheran、Kell 等 29 个不同的红细胞血型系统,其中 ABO 血型系统和 Rh 血型系统是医学上最重要的血型系统。

白细胞和血小板除存在一些与红细胞相同的血型抗原外,它们还有自己特有的血型抗原。白细胞上最强的同种抗原是人类白细胞抗原(human leukocyte antigen,HLA)。HLA系统是一个极为复杂的抗原系统,在体内分布广泛,是引起器官移植后免疫排斥反应的最重要的抗原。由于在无关个体间 HLA 表型完全相同的概率极低,所以 HLA 的分型成为法医学上用于鉴定个体或亲子关系的重要手段之一。人类血小板表面也有一些特异的血小板抗原系统,如 PI、Zw、Ko 等。血小板抗原与输血后血小板减少症的发生有关。白细胞和血小板的抗原在输血时可引起发热反应。目前已知,除血细胞(包括红细胞、白细胞和血小板)有血型外,一般组织细胞也有"血型",而且这种抗原物质,还能以可溶性形式存在于唾液、精液、乳汁、尿液和汗液中。

知识链接

血型的发现

1900 年,奥地利病理学家 Karl Landsteiner(1868—1943)采集了他自己及其 5 名健康同事的血液,并分别混合其红细胞和血清,发现各个体的血清不与自身红细胞发生凝集反应,但同事 Pletsching 的血清可与同事 Sturly 的红细胞发生凝集反应,而 Sturly 的血清可以凝集同事 Pletsching 的红细胞。Landsteiner 根据当时已知的抗原和抗体相结合的理论推断,认为血清中至少存在两种不同的凝集素(抗体)分别与红细胞上相应凝集原(抗原)结合,他分别称为 a 凝集素(抗 A 抗体)和 b 凝集素(抗 B 抗体)。1902 年 Landsteiner 的学生 Decastello 和 Sturli 在更大的人群(155 例)中进一步证实 Landsteiner 的 A、B、C 三型,此外还发现了 4 例例外血型,他们的血清与 A、B、C 红细胞均不发生凝集反应,但其红细胞可被 A、B、C 血清所凝集,表明红细胞上存在 A、B 两种凝集原,后被称为 AB 型。至此,ABO 血型系统的四种血型被全部发现。1930 年 Landsteiner 被授予诺贝尔生理学医学奖。此后,Landsteiner 还先后发现了 MN 血型、P 血型和 Rh 血型。

（一）ABO 血型系统

1. ABO 血型的分型 ABO 血型系统中含有两种不同的抗原,分别为 A 抗原和 B 抗原。根据红细胞膜上是否存在 A 抗原和 B 抗原可将血液分为以下四种类型:红细胞膜上只含 A 抗原者为 A 型;只含 B 抗原者为 B 型;含有 A 与 B 两种抗原者为 AB 型;没有 A 和 B 两种抗原者为 O 型。在人类血清中含有与其对应的两种抗体,即抗 A 抗体和抗 B 抗体。不同血型的人血清中含有不同的抗体,但不会含有与自身红细胞抗原相对应的抗体。在 A 型血者的血清中,只含有抗 B 抗体;B 型血者的血清中只含有抗 A 抗体;AB 型血的血清中没有抗 A 和抗 B 抗体;而 O 型血的血清中则含有抗 A 和抗 B 两种抗体。ABO 血型系统还有亚型,其中最为重要的亚型是 A 型中的 A_1 和 A_2 亚型(表 3-4)。

表 3-4 ABO 血型系统的抗原和抗体

血型(含亚型)		红细胞上的抗原	血清中的抗体
A 型	A_1	$A+A_1$	抗 B
	A_2	A	抗 B+抗 A_1
B 型		B	抗 A
AB 型	A_1B	$A+A_1+B$	无抗 A、无抗 A_1、无抗 B
	A_2B	$A+B$	抗 A_1
O 型		无 A、无 B	抗 A+抗 B

2. ABO 血型系统的免疫反应 ABO 血型系统各种抗原的特异性取决于红细胞膜上的寡糖链。A 抗原和 B 抗原的特异性取决于这些寡糖链的组成和顺序。正常人的 A 抗原和 B 抗原物质是先天遗传产生的,其抗原性终生不变。ABO 血型系统的抗体属于天然抗体,多属 IgM,分子量大,不能通过胎盘。新生儿的血液尚无 ABO 血型系统的抗体,出生后 2～8 个月开始产生,8～10 岁时达到高峰。因此,虽然人群中母婴 ABO 血型不合比较常见,但因 ABO 血型不合而发生新生儿溶血者仅为少数。

若将血型不相容的两个人的血液滴加在玻片上并使之混合,则红细胞可凝集成簇,这一现象称为红细胞凝集(agglutination)。在补体的作用下,可引起凝集的红细胞破裂,发生溶血。当给人体输入血型不相容的血液时,在血管内可发生红细胞凝集和溶血反应,会危及生命。因此,红细胞凝集的本质是红细胞膜上的抗原(凝集原)与血浆中的相应抗体(凝集素)相遇发生的免疫反应。

ABO 血型抗原在人群中的分布,按地域和民族的不同而异。在中欧地区人群中,40% 以上为 A 型,近 40% 为 O 型,10% 左右为 B 型,6% 左右为 AB 型。而美洲土著民族中则 90% 为 O 型。在我国各民族中 ABO 血型的分布也不尽相同。我国汉族人中 ABO 血型的分布情况如下:A 型约占 31%,其中 A_1 亚型占 99% 以上,A_2 亚型极少见;B 型为 28%;AB 型 10% 左右;O 型约占 31%。

3. ABO 血型系统的鉴定 正确鉴定血型是保证输血安全的基础。临床上常规 ABO 血型的鉴定方法包括正向定型和反向定型。正向定型就是用已知血型的抗 A 抗体与抗 B 抗体(一般为标准血清)检测需鉴定 ABO 血型者的红细胞上有无 A 或 B 抗原,依据红细胞膜上所含的抗原来确定血型;反向定型是用已知血型的红细胞检测需鉴定 ABO 血型者的血清中有无抗A或抗B抗体,同时进行正向定型和反向定型是为了相互印证。由于血型是由遗传决定的,因此,血型鉴定还可以应用于临床器官移植、法医学及人类学等多个领域的研究。

人类ABO血型系统的遗传是由位于第9号染色体上的3个等位基因A、B和O来控制的。由于A和B基因为显性基因,O基因为隐性基因,故血型的表现型仅有四种。血型相同的人其遗传基因型不一定相同(表3-5)。利用血型的遗传规律,可以推知子女可能有的血型和不可能有的血型,因此也就可能从子女的血型表现型来推断亲子关系。但必须注意的是,法医学上依据血型来判断亲子关系时,只能作出否定的判断,而不能作出肯定的判断。

表 3-5　ABO 血型的基因型和表现型

基因型	表现型
OO	O
AA、AO	A
BB、BO	B
AB	AB

(二) Rh 血型系统

1. Rh 血型的抗原和分型　Rh 血型抗原最先发现于恒河猴(Rhesus monkey)的红细胞膜上,取其学名的前两个字母命名,故称为"Rh"。后来发现大多数人的红细胞上具有与恒河猴红细胞同样的 Rh 抗原,因此将这种血型命名为 Rh 血型。Rh 血型系统是红细胞血型中最复杂的一个系统,目前已发现 40 多种 Rh 抗原,与临床关系密切的是 D、E、C、c、e 五种。Rh 血型的抗原性强度仅次于 ABO 血型系统的 A、B 抗原。在 5 种 Rh 血型的抗原中,D 抗原的抗原性最强,抗原性的强弱依次为 D、E、C、c、e。通常将红细胞上含有 D 抗原者称为 Rh 阳性;而红细胞上缺乏 D 抗原者称为 Rh 阴性。与 ABO 血型不同的是,Rh 抗原只存在于红细胞上,出生时已发育成熟。在其他细胞和组织尚未发现存在 Rh 抗原。在我国各族人群中,汉族和其他大部分民族的人群中,Rh 阳性者约占 99%,Rh 阴性者只占约 1%。在有些民族的人群中,Rh 阴性者较多,如塔塔尔族约占 15.8%、苗族约占 12.3%、布依族和乌孜别克族约占 8.7%。在这些民族居住的地区,Rh 血型的问题应受到特别重视。

2. Rh 血型的特点和意义　与 ABO 血型系统不同,人的血清中不存在抗 Rh 的天然抗体,只有当 Rh 阴性者接受 Rh 阳性的血液后,才会通过体液免疫产生抗 Rh 的免疫性抗体。因此,Rh 阴性受血者在第一次接受 Rh 阳性血液的输血后,一般不产生明显的输血反应,但在第二次或多次输入 Rh 阳性的血液时,即可发生抗原-抗体反应,输入的 Rh 阳性红细胞将被破坏而发生溶血。

此外,Rh 系统的抗体主要是 IgG,因其分子较小,易透过胎盘。当 Rh 阴性的孕妇怀有 Rh 阳性的胎儿时,则 Rh 凝集原有可能透过胎盘进入母体,使母体产生免疫性抗体,主要是抗 D 抗体(IgG)。这种抗体再透过胎盘进入胎儿的血液中,使胎儿的红细胞发生凝集反应而溶血,造成新生儿溶血性贫血,严重时可导致胎儿死亡。由于一般只有在妊娠末期或分娩时才有足量胎儿红细胞进入母体,而母体血液中的抗体的浓度是缓慢增加的,故 Rh

阴性的母体怀第一胎 Rh 阳性的胎儿时,很少出现新生儿溶血的情况;但在第二次妊娠时,母体内的抗 Rh 抗体可进胎儿体内而引起新生儿溶血。若在 Rh 阴性母亲生育第一胎后,及时输注特异性抗 D 免疫球蛋白,中和进入母体的 D 抗原,可避免 Rh 阴性母亲致敏,预防其第二次妊娠时新生儿溶血的发生。因此,对于多次怀孕均为流产或死胎的孕妇,特别是少数民族妇女,应引起临床医师的高度注意。

二、输血

输血(blood transfusion)是一种抢救伤员生命、治疗某些疾病以及保证一些手术顺利进行的重要手段。由于人类血型的复杂性,若输血不当或发生差错,就会造成患者严重损害,甚至引起死亡。为了保证输血的安全、有效和节约,必须遵循输血原则。

1. 输血的原则 输血前应检查和鉴定血型,保证供血者和受血者的 ABO 血型相合。对于育龄妇女和需要反复输血的患者,还要求供血者和受血者的 Rh 血型必须相合,特别要注意 Rh 阴性受血者产生抗体的情况。输血选择的原则如下:①检查鉴定血型,首先选择同型输血(图 3-7),可快速、大量、安全输血;②每次输血(包括重复输同型血)前,必须做交叉配血试验(cross-match test)(图 3-8),可排除 ABO 血型系统中的亚型和 Rh 阴性患者已产生的抗体等可能引起的输血反应;③无同型血时,慎用异型输血,O 型血可输给其他各型,AB 型可接受其他各型血,但量要少、速度要慢,还要密切观察有无输血反应;④提倡成分输血,可增强治疗的针对性,提高疗效,减少不良反应,还可节约血源;⑤可适当选择自体输血,可减少血源传播性疾病的传播,防止与输注异体血细胞有关的并发症,可刺激骨髓红系造血。

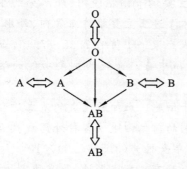

图 3-7 输血时 ABO 血型之间的相互关系

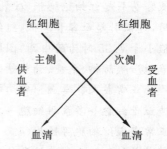

图 3-8 血型交叉配血试验示意图

2. 交叉配血试验 由于人类血型的复杂性,临床上即使在 ABO 血型相同的人之间进行输血,每次输血前也必须进行交叉配血试验。即把供血者的红细胞与受血者的血清进行配合试验称为交叉配血试验主侧;把受血者的红细胞与供血者的血清进行配合试验称为交叉配血试验次侧。在进行交叉配血试验时,应在 37 ℃下进行,以保证可能有的凝集反应得以充分显示。如果交叉配血试验的两侧都没有凝集反应,即为配血相合,可以输血;如果交叉配血试验的主侧有凝集反应,即为配血不合,不能输血;如果交叉配血试验的主侧没有凝集反应,次侧有凝集反应,则只能在应急情况下进行输血,输血时必须遵循"一少二慢三观察"原则,若发生输血反应则立即停止输血。

3. 输血的类型 根据供血者的来源,输血可分为异体输血(allogenetic transfusion)和自体输血(autologous transfusion);根据输注血液的成分可分为全血输血和成分输血(transfusion of blood component)。临床上通常所说的输血是指异体输血。近年来自体输血迅速发展。临床上在手术前预先抽取并保存患者自己的一部分血液,在手术中根据患者的需要,将血液回输给患者自身,称为自体输血。在给予患者补充铁剂的情况下,可在3周内抽取1000~1500 mL血液保存备用。自体输血可减少艾滋病、病毒性肝炎等血源传播性疾病的发生,也可防止一些因异体输血引起的并发症。

随着医学和科学技术的发展与进步,血液成分分离技术的广泛应用以及成分血质量的不断提高,输血疗法已经从原来的单纯输全血发展为成分输血。根据临床上不同患者对输血的不同要求,将人血中的各种成分,如红细胞、粒细胞、血小板和血浆等,分别制备成高纯度或高浓度的制品,输注给不同需要的患者。如:严重贫血者主要是红细胞不足,总血量不一定减少,故适宜输注浓缩的红细胞悬液;大面积烧伤患者主要由于创面渗出使血浆大量丢失,因此适宜输入血浆或血浆代用品;对各种出血性疾病的患者,可根据疾病的具体情况输入浓缩的血小板悬液或含凝血因子的新鲜血浆,以促进止血或凝血过程。

小 结

血液是由血浆和血细胞组成。血浆蛋白是血液中的重要成分,具有形成血浆胶体渗透压、运输物质、缓冲血液pH值的变化、参与血液凝固、抗凝、纤溶、防御等多种生理功能。血细胞包括红细胞、白细胞和血小板。血浆占全血的50%~60%,红细胞是数量最多的血细胞。正常人的血液总量占体重的7%~8%。血浆渗透压包括血浆晶体渗透压和血浆胶体渗透压。血浆晶体渗透压主要调节细胞膜内、外水分的平衡,过低容易引起红细胞膨胀、破裂甚至溶血;血浆胶体渗透压主要维持血管内、外水平衡作用,过低引起血容量降低,组织产生水肿。正常人血浆pH值为7.35~7.45,血浆pH值小于7.35时为酸中毒,pH值高于7.45时为碱中毒。血液的主要功能为运输、调节、缓冲、防御、免疫、营养等。

正常成人各类血细胞均起源于骨髓的造血干细胞。血细胞生成的基本过程如下:造血干细胞→多系祖细胞→单系祖细胞→可识别的前体细胞→各种外周成熟血细胞。正常成人红细胞男性为$(4.0\sim5.5)\times10^{12}/L$,成年女性为$(3.5\sim5.0)\times10^{12}/L$。正常的成熟红细胞无细胞核和细胞器,呈双凹圆碟形,具有可塑变形性、悬浮稳定性和渗透脆性等生理特性。红细胞的主要功能是运输O_2和CO_2,还对血液pH值具有缓冲作用。红细胞的生成除了需要红骨髓具有正常的造血功能外,还需要足够的造血原料(铁和蛋白质)、必要的促成熟因子(叶酸和维生素B_{12})。此外,还需要氨基酸、维生素B_6、维生素B_2、维生素C和维生素E以及微量元素等。正常情况下,红细胞的生成与破坏保持动态平衡。当机体需要时,可以通过促红细胞生成素(EPO)和雄激素等因素的调节,红细胞的生成率可以加快数倍。正常成年人白细胞总数为$(4.0\sim10.0)\times10^9/L$。白细胞包括中性粒细胞、单核细胞、嗜酸性粒细胞、嗜碱性粒细胞和淋巴细胞。各类白细胞均参加机体的防御功能。白细胞具有变形、游走、趋化、吞噬和分泌等生理特性。白细胞在机体发生炎症、过敏反应或损伤时发挥重要的作用,是机体免疫和防御体系中的重要组成部分。正常成年人血液中的血小板为$(100\sim300)\times10^9/L$。血小板具有黏附、聚集、释放、吸附和收缩等生理特性。血小板的主要功能是维持血管内皮的完整性、参与生理性止血和凝血。

血液凝固有赖于多种凝血因子的参与。凝血过程是一系列酶促反应的级联过程。可通过内源性凝血途径和外源性凝血两条途径激活 FX，由此生成凝血酶，而最终形成纤维蛋白凝块。体内血液凝固过程受到多种调节，包括细胞抗凝系统和体液抗凝系统。体内主要的抗凝物质包括：丝氨酸蛋白酶抑制物、蛋白质 C 系统、肝素和组织因子途径抑制物(TFPI)等，其中肝素是通过增强抗凝血酶Ⅲ活性而发挥作用，组织因子途径抑制物是体内主要的生理性抗凝物质。体外抗凝如临床上常用的抗凝剂草酸盐或柠檬酸盐。血液凝固过程中纤维蛋白的形成是触发纤溶的启动因素，通过纤溶酶溶解纤维蛋白，清除血凝块，恢复正常的血管结构和血流。但当纤溶亢进时，可因凝血因子的大量分解及纤维蛋白降解产物的抗凝作用而引起出血倾向。

血型是血细胞膜表面特异性抗原的类型。ABO 血型和 Rh 血型系统是医学上最重要的血型系统。ABO 血型分为四种：A 型、B 型、AB 型和 O 型。Rh 血型分为 Rh 阳性血型和 Rh 阴性血型。当红细胞膜上的凝集原与血清中相同的凝集素相结合时，会发生红细胞凝集反应，导致红细胞破裂溶血。血型是由遗传决定的，血型的鉴定可以应用于临床输血治疗、器官移植、法医学的亲子鉴定和人类学的研究等。输血前必须鉴定血型，坚持同型输血，即使在重复输同型血的情况下，也必须做交叉配血试验。随着医学和科学技术的进步，血液成分分离技术的广泛应用以及成分血质量的不断提高，输血疗法已经从原来的单纯输全血发展到成分输血。

能力检测

一、名词解释

血细胞比容、红细胞沉降率、生理性止血、血液凝固、交叉配血试验、血清、血型。

二、简答题

1. 简述血浆渗透压的组成和作用。
2. 根据红细胞生成、破坏以及调节的基本理论，分析导致贫血的各种原因。
3. 试述血小板的生理特性和生理功能。
4. 简述血液凝固的基本过程。
5. 简述 ABO 血型系统的分型原则。

（郑　恒）

第四章
血 液 循 环

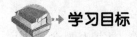 学习目标

掌握：心动周期和心率的概念，心脏泵血过程中房室内压、瓣膜开闭、血流方向、心室容积等变化及其关系，心脏泵血功能评价及其影响因素，工作细胞和自律细胞的生物电现象及其形成机制，心脏起搏点，心肌兴奋性的周期性变化与心肌收缩张力的关系，心脏兴奋传导的途径和特点，动脉血压的概念、正常值、形成及影响因素。

熟悉：影响心肌自律性、兴奋性、传导性、收缩性的因素，中心静脉压的概念及静脉回流的影响因素，微循环的组成、通路及主要功能，组织液的生成和影响因素，心血管的神经支配、调节中枢及颈动脉窦和主动脉弓压力感受性反射的过程及其意义，肾上腺素、去甲肾上腺素、肾素-血管紧张素-醛固酮系统的生理作用。

了解：心泵功能储备，心音的形成、特点和意义，正常体表心电图的基本波形及意义，动脉脉搏，血管的分类，血流量及血流速度，微循环的调节，淋巴循环，颈动脉体和主动脉体的化学感受性调节和其他调节，器官循环的血流特点和调节。

循环系统包括心血管系统和淋巴系统，其中心血管系统由心脏和血管组成，心脏是血液循环的动力器官，血管是血液运行的管道和物质交换的场所。血液沿循环系统周而复始地定向流动称为血液循环（blood circulation）。血液循环的主要功能是物质运输，它不断地将 O_2、营养物质和激素等运送到全身各组织器官，并将各组织器官所产生的 CO_2 及其他代谢产物运输到排泄器官排出体外，从而维持机体内环境的稳态和新陈代谢的正常进行，并参与机体的体液调节和免疫等功能，一旦循环停止，就会导致新陈代谢紊乱和器官功能受损，甚至危及生命。

此外，心血管系统具有一定的内分泌功能，例如，血管内皮细胞可分泌内皮素、NO，心房肌细胞能合成心房钠尿肽等。这些生物活性物质和激素参与心血管、呼吸、泌尿功能以及水盐代谢和血液凝固等的调节，在心血管疾病的发病中亦有重要意义。

第一节　心脏的泵血功能

心脏不停地、节律性地收缩与舒张是生命体征之一，它是血液循环的原动力，收缩时推动血液从心室射入动脉，舒张时从静脉抽吸血液回心，瓣膜的单向开闭，控制血液的单向流动。心脏的这种活动和水泵相似，故称为心泵或血泵。

一、心脏的泵血过程和机制

(一)心动周期

心房或心室每收缩和舒张一次构成的一个机械活动周期，称为心动周期(cardiac cycle)。在一个心动周期中，心房和心室的机械活动均可以分为收缩期和舒张期，由于心室在心脏泵血活动中起主要作用，所以心动周期通常是指心室的活动周期。

每分钟心跳的次数称为心率(heart rate)，正常成年人安静状态下，心率为 60～100 次/min，可因年龄、性别及机体所处的不同状态而有较大差异。心动周期是心率的倒数。正常成人心率平均为 75 次/min，则一个心动周期历时 0.8 s。在一个心动周期中，心房和心室的活动按一定时程和次序进行，左右两侧心房或心室的活动几乎是同步的，先是两心房同时收缩，持续约 0.1 s，然后心房开始舒张，持续约 0.7 s；当心房开始舒张时，两心室同时收缩，持续约 0.3 s，然后心室舒张，持续约 0.5 s。心室舒张期的前 0.4 s，心房也处于舒张状态，这一时期称为全心舒张期(图 4-1)。可见，无论心房还是心室，其舒张期均比收缩期长，这有利于静脉血液的回流和心脏的充盈，既保证了心脏有效的射血，又使心肌得到充分的休息。当心率加快时，心动周期缩短，其中收缩期和舒张期均缩短，但舒张期缩短更为明显，使心肌的工作时间相对延长，休息时间相对缩短，不利于心脏持久活动。

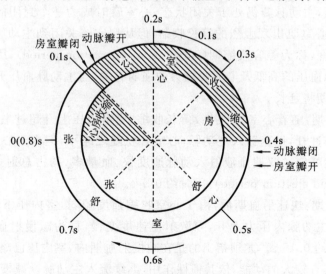

图 4-1　心动周期示意图

(二) 心脏泵血过程与机制

心室的舒缩在心脏的泵血过程中起主要作用,左心和右心的活动基本一致。现以左心室为例,说明一个心动周期中心室射血和充盈过程,了解心脏泵血的机制(图 4-2、图4-3)。

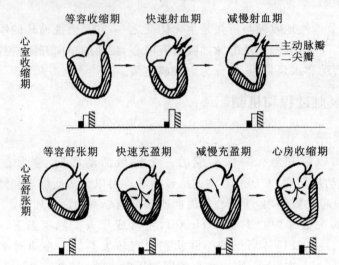

图 4-2　心脏泵血过程示意图(心内箭头表示血流方向)
▉房内压;□室内压;▨动脉压

1. 心室收缩期　根据心室内压力和容积等变化,心室收缩期可分为等容收缩期和射血期,射血期又可分为快速射血期和减慢射血期。

(1) 等容收缩期:心室收缩前,室内压低于主动脉压和房内压,主动脉瓣关闭,房室瓣(二尖瓣)开放,血液不断由心房流入心室。心室收缩开始后,室内压快速升高,当室内压高于房内压时,心室内血液推动房室瓣(二尖瓣)使其关闭,阻止血液倒流入心房。此时,室内压尚低于主动脉压,主动脉瓣仍处于关闭状态,心室暂时成为一个封闭的腔。由于血液的不可压缩性,尽管心室肌出现强烈的等长收缩,但从房室瓣关闭到主动脉瓣开放前的这段时间,心室容积不变,称为等容收缩期(isovolumic contraction period),历时约 0.05 s。此期的长短与主动脉血压的高低及心肌收缩力的强弱有关,当主动脉血压升高或心肌收缩力减弱时,等容收缩期将延长。

(2) 快速射血期:随着心室肌的持续等长收缩,当室内压上升超过主动脉压时,心室内的血液将主动脉瓣冲开,迅速射入主动脉,心室容积随之缩小,但由于心室肌强烈收缩,室内压可继续上升达峰值。此期血液射入动脉速度快、血量多(约占总射血量的 2/3),故称为快速射血期(rapid ejection period),历时约 0.1 s。

(3) 减慢射血期:快速射血期后,由于心室收缩强度减弱,室内压下降,与此同时大量血液进入主动脉,主动脉内压力上升,导致射血速度变慢,称为减慢射血期(reduced ejection period),历时约 0.15 s。尤须指出的是在减慢射血期内,室内压已略低于主动脉压,但因心室内血液仍具有较大的动能,依其惯性作用,继续流入主动脉。减慢射血期末,心室容积缩至最小。

2. 心室舒张期　心室舒张期可分为等容舒张期和充盈期,充盈期又可分为快速充盈期、减慢充盈期和心房收缩期三个时期。

（1）等容舒张期：减慢射血期后，心室开始舒张，室内压下降，明显低于主动脉压，主动脉内血液顺压力差反流，推动主动脉瓣关闭，防止血液回流入心室。此时房内压仍低于室内压，房室瓣（二尖瓣）仍处于关闭状态，心室又成为密闭腔，容积不变。从动脉瓣关闭到房室瓣开启前的这段时间，心室舒张而容积不变，称为等容舒张期（isovolumic relaxation period），历时 0.06～0.08 s。

（2）快速充盈期：随着心室继续舒张，室内压进一步下降，当室内压低于房内压时，心房内的血液顺压力差推开房室瓣（二尖瓣）流入心室，由于室内压明显减低，甚至造成负压，这时心房和大静脉内的血液因心室的"抽吸"作用而快速流入心室，心室容积急剧增大，称为快速充盈期（rapid filling period），历时约 0.1 s。此期进入心室的血液量约为心室总充盈量的 2/3。

（3）减慢充盈期：快速充盈期后，随着心室内血量的增多，心房与心室之间的压力差减小，血液进入心室的速度减慢，心室容积进一步缓慢增大，称为减慢充盈期（reduced filling period），历时约 0.22 s。

（4）心房收缩期：在减慢充盈期的最后 0.1 s，心房开始收缩，房内压稍上升，血液顺压力差进入心室，使心室进一步充盈。心房收缩期持续约 0.1 s。由心房收缩而增加的心室充盈量占心室总充盈量的 10%～30%。心室充盈完成后，开始下一次的收缩与射血的过程。

表 4-1 所示为心动周期中左心室泵血过程。

表 4-1　心动周期中左心室泵血过程一览表

心动周期分期		时程/s	压力	二尖瓣	主动脉瓣	血流	心室容积
心室收缩期	等容收缩期	0.05	$P_A < P_V < P_{AO}$	关	关	无	不变
	快速射血期	0.1	$P_A < P_V > P_{AO}$	关	开	V→AO	迅速减小
	减慢射血期	0.15	$P_A < P_V \leqslant P_{AO}$	关	开	V→AO	减小到最小值
心室舒张期	等容舒张期	0.06～0.08	$P_A < P_V < P_{AO}$	关	关	无	不变
	快速充盈期	0.1	$P_A > P_V < P_{AO}$	开	关	A→V	迅速增大
	减慢充盈期	0.22	$P_A > P_V < P_{AO}$	开	关	A→V	增大
	心房收缩期	0.1	$P_A > P_V < P_{AO}$	开	关	A→V	增至最大

P_A. 房内压；P_V. 室内压；P_{AO}. 主动脉压；A. 心房；V. 心室；AO. 主动脉

综上所述，心室的收缩与舒张是造成室内压变化，并导致心房与心室之间、心室与主动脉之间产生压力差的根本原因，而压力差又是引起瓣膜开闭的直接动力。瓣膜的结构特点和有序的开闭是血液呈单向流动的关键。心脏的泵血过程是在心室活动的主导下进行的，心房起初级泵的作用，临床上心房颤动时，心室充盈量仅有少量减少，尚不足以影响心脏的泵血功能。但是，如果心室颤动，不能正常射血，则心脏的泵血功能立即发生障碍，将危及患者生命。

右心室的泵血过程与左心室基本相同，但由于肺动脉压约为主动脉压的 1/6，因此在射血过程中右心室内压的变化幅度明显小于左心室内压。

需要强调的是：在一个心动周期中，等容收缩期，左心室内压上升最快，此期末，主动脉压最低；快速射血期，左心室内压最高，主动脉血流最快，此期末，主动脉压最高；心房收缩期末，左心室容积最大；等容舒张期末，左心室容积最小；左心室充盈的最主要力量为心室舒张的抽吸作用(图4-3)。

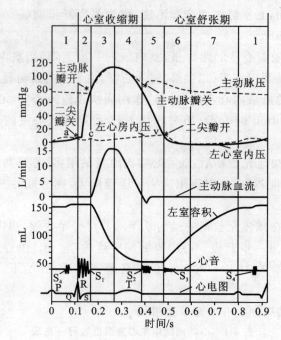

图4-3 心动周期中各期左心室内压、容积、瓣膜及主动脉血流、心音、心电图等的变化

1.心房收缩期；2.等容收缩期；3.快速射血期；4.减慢射血期；5.等容舒张期；6.快速充盈期；7.减慢充盈期

知识链接

心脏复苏术

心肺复苏术是当心跳、呼吸骤停和意识丧失等意外情况发生时，通过迅速而有效的人工呼吸与心脏按压使呼吸循环重建并积极保护大脑，最终使大脑功能完全恢复的一种急救技术。徒手心肺复苏术的操作流程如下。①评估意识。②求救。③检查及畅通呼吸道。④人工呼吸：压额抬颌，捏住患者鼻孔，张口罩紧患者口唇吹气，同时用眼角注视患者的胸廓，胸廓膨起为有效。⑤胸外心脏按压：按压部位为胸骨下半部、胸部正中央、两乳头连线中点。双肩前倾在患者胸部正上方，腰挺直，以臀部为轴，用整个上半身的重量垂直下压，双手掌根重叠，手指互扣翘起，以掌根按压，手臂要挺直，手肘不能打弯。一般来说，心脏按压与人工呼吸比例为30：2。

(三) 心音

心音(heart sound)是指在心动周期中由心肌舒缩、瓣膜开闭、血液撞击心室壁及大动脉壁和血液流速改变形成的涡流等引起机械振动而产生的声音。心音图机可将心音的机械振动转换成电信号并记录下曲线,即为心音图。正常心音图有 4 个振动波,按其出现的顺序分别称为第一心音、第二心音、第三心音和第四心音。通常用听诊器在胸壁上只能听到清晰的第一心音和第二心音。

1. 第一心音 第一心音发生在心室收缩早期,标志着心室收缩期的开始,它主要由房室瓣快速关闭、心室肌收缩以及心室射出的血液冲击大动脉壁引起的振动而产生,其特点是:音调较低,响度较大,持续时间较长(为 0.12～0.14 s),在心尖部(左锁骨中线第 5 肋间)听诊最清楚。第一心音可反映房室瓣的功能状态和心室肌收缩力的强弱。

2. 第二心音 第二心音发生在心室舒张期,标志着心室舒张期的开始,它是由于半月瓣快速关闭、血液冲击主(大)动脉根部引起的振动而产生,其特点:音调较高,响度较小,持续时间较短(为 0.08～0.10 s),在心底部(胸骨旁第 2 肋间)听诊最清楚。第二心音可反映动脉瓣的功能状态和动脉压力的高低。

心脏发生某些病变或心瓣膜开闭发生障碍时,可以产生杂音或异常心音,因此听取心音或记录心音图有助于心脏疾病的诊断,是临床医生重要的基本功之一。

知识链接

听诊器的发明

1816 年的一天,巴黎医学院教授雷奈克在检查一位患心脏病的年轻妇女时,由于患者太胖和羞怯,将耳朵靠近她的胸部,也听不到心跳声。机智的雷奈克突然想起声音经过空中管道时会增大,于是他用一张纸卷成管状,将其一端放在患者心脏部位,然后倾听纸管的另一端,结果他不仅听见了心跳声,而且比过去听过的要更清晰。为了更方便地使用这种方法诊断病情,在多次试验的基础上,他自制了一个木质的听诊器。雷奈克的听诊器后来经过奥地利人斯科达的改进,变成非常好用的双耳听诊器,今天已普遍用于世界各地,成了诊断疾病的一种重要工具。

二、心脏泵血功能的评价

心脏的主要功能是泵血,正确评价心脏的泵血功能具有重要的生理学意义和临床应用价值,以下介绍几种常用的评价心脏泵血功能的指标。

(一)每搏输出量和射血分数

一侧心室一次收缩所射出的血量,称为每搏输出量(stroke volume),简称搏出量,相当于心室舒张末期容积与收缩末期容积之差。安静状态下,正常成人左心室舒张末期容积约 125 mL,收缩末期容积约 55 mL,则搏出量约 70 mL(60～80 mL)。可见心室射血后,心室腔内仍剩余一部分血液。搏出量占心室舒张末期容积的百分比,称为射血分数(ejection fraction,EF)。安静时正常成人的 EF 为 55%～65%。正常情况下,心室舒张末期容积与搏出量是相适应的,即心室舒张末期容积增加时,搏出量也相应增加,而射血分数基本保持不变。当心交感神经兴奋时,心肌收缩力增强,搏出量增大,射血分数增大。当心室出现病理性扩大或心功能减退时,心室舒张末期容积增大,虽然患者的搏出量与正常人差别不大,但是射血分数已明显下降。可见与搏出量相比,射血分数作为评价心功能的指标,对早期发现心脏泵血功能异常更有意义。

(二)每分输出量和心指数

一侧心室每分钟射出的血量,称为每分输出量,简称心输出量(cardiac output),它等于搏出量乘以心率。如果正常成人搏出量为 60~80 mL,心率为 75 次/min,则心输出量为 4.5~6.0 L/min,平均约为 5 L/min。左、右心室的心输出量基本相等。心输出量与机体代谢水平相适应,并可因性别、年龄、体型等差异而不同。青年时期的心输出量高于老年时期,成年女性的心输出量比同体重男性约低 10%。剧烈运动或重体力劳动时,心输出量可比安静时提高 5~7 倍,情绪激动时心输出量可增加 50%~100%。

身材瘦小者与身材高大者新陈代谢水平不同,对心输出量的需求也不同,若用心输出量作为指标进行比较是不合适的。调查资料表明,心输出量与体表面积成正比,以每平方米(m^2)体表面积计算的心输出量,称为心指数(cardiac index)。我国中等身材的成年人体表面积为 1.6~1.7 m^2,安静和空腹时心输出量为 4.5~6.0 L/min,故心指数为 3.0~3.5 L/(min·m^2)。心指数是分析比较不同个体静息时心功能的评定指标之一,可以因不同生理条件而异。一般 10 岁左右的儿童,静息心指数最大,可达 4 L/(min·m^2)以上。以后随年龄增长而逐渐下降,到 80 岁时,静息心指数降到接近于 2 L/(min·m^2)。运动、妊娠、情绪激动、进食等情况下,心指数均增大。

(三)心脏做功量

血液在心血管内流动过程中所消耗的能量是由心脏做功供给的。心室收缩一次所做的功,称为每搏功。心室每分钟所做的功,称为每分功或分功,等于每搏功乘以心率。左心室每搏功可以用下式计算:

$$左心室每搏功(J)=搏出量(L)×(平均动脉压-平均左心房压)(mmHg)$$
$$×13.6×9.807×(1/1000)$$

由此可见,心脏做功不仅与心输出量有关,还与血压有关。因此,用心脏做功量来评价心脏的泵血功能要比单纯用心输出量更为全面,特别是在动脉压不相等的情况下。例如,正常情况下左、右心室的搏出量基本相等,但肺动脉平均压仅为主动脉平均压的 1/6,所以右心室做功量只有左心室的 1/6。

三、影响心输出量的因素

心输出量等于搏出量和心率的乘积,凡能影响搏出量和心率的因素均可影响心输出量。

(一)搏出量

搏出量取决于心室收缩的强度和速度,受心肌的前负荷、后负荷和心肌收缩力的影响。

1. 前负荷 心室肌收缩前所承受的负荷,称为前负荷,它决定着心肌的初长度,常用心室舒张末期容积或压力来表示。以左心室搏出功为纵坐标,左心室舒张末期压力为横坐标绘成坐标图,称为心室功能曲线(图 4-4)。从曲线上看,充盈压为 12~15 mmHg 时是人体左心室的最适前负荷,这时心室肌细胞的长度为最适初长度,心肌的收缩力最大。在最适前负荷左侧的一段曲线显示在此期间搏出功随心肌初长度的增加而增加,这种通过心肌本身初长度的改变引起的心肌收缩强度变化,继而影响搏出量的调节称为异常自身调节,又称 Starling 机制。当充盈压超过最适前负荷后,心室功能曲线逐渐平坦,但无明显的降支,这是因为心肌细胞外的间质内含有大量有韧性的胶原纤维,心室壁多层肌纤维交叉排列,使心室肌伸展性较小,对抗被拉长的力量较大,所以心室肌达到最适初长度后,其长度便不再随充盈压的增加而显著增加,心肌的搏出功也就不会随之而明显减小,这对于心脏完成正常泵血功能具有重要的生理意义。只有当心肌发生严重的病理变化时,心室功能曲线才会出现明显的降支。

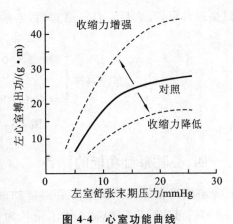

图 4-4 心室功能曲线

心室舒张末期容量是心脏射血后的余血量和静脉回心血量之和,静脉回心血量取决于静脉回流的速度和心室充盈期的长短。心率慢时,充盈时间长,静脉回心血量多;静脉回流速度越快,心室舒张末期容量越大,其搏出量越多。

总之,在一定范围内,随着心肌前负荷的增大,心肌初长度增加,心肌的收缩力增强,搏出量增多。若前负荷过大,心肌初长度超过一定限度,收缩力反而降低,因此在输血或补液时,应严格控制输血、补液的量和速度,以防止发生急性心力衰竭。

2. 后负荷 心室收缩必须克服大动脉血压的阻力,才能推开动脉瓣将血液射入动脉,因此,大动脉血压是心室收缩时所承受的负荷,称为后负荷。若其他条件不变,大动脉血压增高,可延长心室的等容收缩期,使射血期缩短,搏出量减少。可是在正常情况下,当动脉血压突然增高而使搏出量暂时减少时,心室内余血量将增多,导致心室舒张末期容积增大(即前负荷增加),心肌初长度增加,通过心肌的异长自身调节能使心肌收缩力增强,搏出量可逐渐恢复到原先水平。然而长期的动脉血压增高,会使心肌收缩力持续增强,引起心室肌肥大等病理性变化,导致心力衰竭。反之,其他条件不变,降低动脉血压,搏出量将增大,故临床上常用舒血管的药物来降低动脉血压,从而改善患者心脏的泵血功能。

3. 心肌收缩力 心肌收缩力是指心肌不依赖于前负荷和后负荷而改变其力学活动的内在特性,心肌细胞兴奋-收缩耦联过程中 ATP 酶的活性和活化的横桥数目是影响心肌收缩力的主要环节。心肌收缩力受神经和体液因素的影响,如:交感神经兴奋、肾上腺素分泌增多或使用洋地黄等强心药物时,心肌收缩力增强,搏出量增加,心室功能曲线向左上移位;而迷走神经兴奋、乙酰胆碱增多时,心肌收缩力减弱,搏出量减少,心室功能曲线向右下移位,这种通过改变心肌收缩力而与初长度无关的心脏泵血功能调节称为等长自身调节。

(二)心率

心率是决定心输出量的基本因素之一。在一定范围内,心率加快可使心输出量增多。但心率过快,超过 180 次/min,心室舒张期将明显缩短,导致心室充盈量不足,前负荷减小,搏出量和心输出量相应减少。反之,如果心率过慢,低于 40 次/min,则心室舒张期过长,心室充盈已达极限,再延长心室舒张期已不能进一步增加充盈量和搏出量,故心输出量也将减少。可见,心率只有在最适宜时,心输出量才最大(图4-5)。

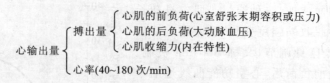

$$心输出量 \begin{cases} 搏出量 \begin{cases} 心肌的前负荷(心室舒张末期容积或压力) \\ 心肌的后负荷(大动脉血压) \\ 心肌收缩力(内在特性) \end{cases} \\ 心率(40{\sim}180\ 次/min) \end{cases}$$

图 4-5 影响心输出量的因素

四、心脏泵血功能的储备

心输出量随机体代谢需要而增加的能力,称为心泵功能储备或心力储备(cardiac reserve)。健康成人安静时心输出量约为 5 L/min,重体力劳动或剧烈运动时心输出量可增加到 25～35 L/min,说明健康人的心脏具有一定的储备能力。心力储备的大小可反映心脏泵血功能对机体代谢需求的适应能力,包括搏出量储备和心率储备两部分。

(一) 搏出量储备

1. 收缩期储备 安静时左心室射血期末,心室内余血量约为 55 mL。当心室做最大程度收缩,可使心室内余血量减少到 15～20 mL。因此,动用收缩期储备,可使搏出量增加 35～40 mL。可见收缩期储备是通过提高心肌收缩力和射血分数来实现的。

2. 舒张期储备 舒张期储备是通过增加舒张末期容积而获得的。安静时心室舒张末期容积约为 125 mL,运动或激动时回心血量增加,心室容积增大,但由于心肌的伸展性很小,加之心包的限制,心室容积最大只能达到 140 mL 左右,因此舒张期储备仅为 15 mL 左右。

(二) 心率储备

健康成人心率平均为 75 次/min,剧烈运动时可增加到 160～180 次/min,使心输出量增加 2～2.5 倍。一般情况下,动用心率储备是提高心输出量的主要途径。

心力储备在很大程度上反映心脏的功能状况。缺乏锻炼或患有心脏疾病的人,虽然在安静状态下心输出量能够满足代谢需要,但因心力储备较小,当体力活动增加(如上楼、爬山等)时,心输出量不能相应增加,因而出现头晕目眩、心慌气短等供血不足的现象。经常进行体育锻炼的人,心力储备增大,心脏的射血能力增强。运动员的最大心输出量可为安静状态下的 8 倍。可见,加强体育锻炼是提高心力储备的有效途径。

第二节   心肌细胞的生物电活动和生理特性

心脏有节律的收缩和舒张活动是心脏实现泵血功能的基本保证,而心脏的节律性舒缩是在心肌细胞的生物电活动的基础上产生的,归根到底都是由心肌细胞动作电位的规律性发生与扩布而引起的。因此,了解心肌细胞的生物电活动规律对于掌握心肌的生理特性和心脏的泵血功能具意义重大。

根据组织学特点和电生理特性及功能上的区别,可将心肌细胞分为两类:一类是普通的心肌细胞,包括心房肌和心室肌,它们具有稳定的静息电位,不具有自动产生节律性兴奋的能力,因富含肌原纤维,主要执行收缩功能,故又称工作细胞或非自律细胞;另一类是特殊分化的心肌细胞,主要包括窦房结 P 细胞、房室交界的房结区、房室束以及浦肯野细胞,它们构成心脏的特殊传导系统(图 4-6),具有自动产生节律性兴奋的能力,称为自律细胞。此类细胞中肌原纤维含量甚少,基本丧失了收缩能力。

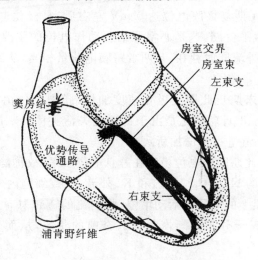

图 4-6　心脏的特殊传导系统

根据心肌细胞动作电位去极化速度的快慢和产生机制不同,又可将心肌细胞分为快反应细胞和慢反应细胞两类。快反应细胞是指主要由钠通道开放,Na^+ 快速内流而引发动作电位的心肌细胞,其去极化的速度快,包括心房肌细胞、心室肌细胞和浦肯野细胞等;慢反应细胞是指主要由钙通道开放,Ca^{2+} 缓慢内流而引发动作电位的心肌细胞,其去极化的速度慢,包括窦房结 P 细胞和房室结细胞等。

一、心肌细胞的生物电现象

(一)工作细胞的跨膜电位及其形成机制

属于工作细胞的心房肌和心室肌细胞的跨膜电位及其形成机制基本相同,以下重点介绍心室肌细胞的跨膜电位及形成机制。

1. 静息电位　心室肌细胞的静息电位约为 $-90\ mV$,其形成机制与神经纤维和骨骼肌细胞相似,主要是由于安静状态下细胞膜对 K^+ 通透性较高,而心肌细胞膜内 K^+ 浓度高于细胞膜外,则 K^+ 顺浓度差外流而形成的 K^+ 电-化学平衡电位。

2. 动作电位　与神经细胞和骨骼肌细胞明显不同,心室肌细胞的动作电位的主要特征是上升支和下降支明显不对称,复极化过程复杂,持续时间长(200～300 ms),可分为 0、1、2、3、4 共 5 个时期(图 4-7)。

(1)0 期(去极化期):在适宜刺激下,心室肌细胞膜内电位由静息状态下的 $-90\ mV$ 迅速上升到 $+30\ mV$ 左右,形成动作电位的上升支。此期特点:去极化速度快(最大速率可达 200～400 mV/s),持续时间短(1～2 ms),去极化幅度大(约 120 mV)。产生的机制:刺激引起心室肌细胞膜上钠通道部分开放,使少量 Na^+ 内流,当细胞膜去极化达到阈电位水平

（约－70 mV）时，通过钠通道再生性循环，大量钠通道被激活，细胞膜对 Na^+ 的通透性急骤升高，细胞膜外 Na^+ 顺电化学梯度迅速内流，使膜内电位迅速上升到约＋30 mV。

（2）1期（快速复极化初期）：此期仅发生部分复极，膜内电位由＋30 mV 快速下降到 0 mV 左右，历时约 10 ms。此期形成原因：细胞膜上的快钠通道失活关闭，而一过性钾通道被激活，K^+ 迅速外流。0期与1期膜电位变化速度都很快，构成锋电位。

（3）2期（平台期）：1期复极膜电位达 0 mV 左右后，复极化速度变慢，持续 100～150 ms，形成平台状，故称为平台期，这是心室肌细胞动作电位的主要特征之一。此期的形成是由于 Ca^{2+} 内流和 K^+ 外流同时存在，且两者跨膜电荷量相当，从而使膜电位下降缓慢，维持 0 mV 左右。

（4）3期（快速复极末期）：此期复极化速度加快，膜内电位由 0 mV 快速复极至－90 mV，历时 100～150 ms。3期复极化是由于钙通道失活关闭，Ca^{2+} 内流停止，而细胞膜对 K^+ 的通透性增高，K^+ 外流进行性增加所致。

（5）4期（静息期）：此期膜内电位稳定在静息电位水平，故称静息期。但由于在形成动作电位过程中有一定的 Na^+、Ca^{2+} 内流和 K^+ 外流，以致细胞内、外的原有离子浓度有所改变。因而，此期细胞膜上的离子泵活动增强，将内流的 Na^+、Ca^{2+} 泵出细胞，并摄回外流的 K^+，使细胞内、外的离子分布逐渐恢复到兴奋前的状态，从而保证心肌细胞正常的兴奋性。

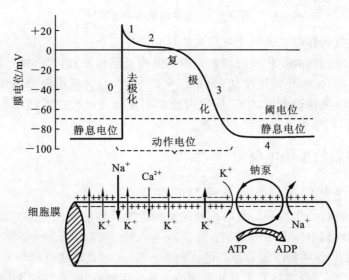

图 4-7 心室肌细胞的动作电位和主要离子活动示意图

（二）自律细胞的跨膜电位及其形成机制

心室肌细胞与自律细胞的跨膜电位的最大区别在于4期。当自律细胞在动作电位3期复极化达到最大值（最大复极电位）后，4期的膜电位并不稳定在这一水平，而是立即开始自动去极化，当去极化达到阈电位水平时，即爆发一次新的动作电位，如此周而复始，动作电位就不断产生。4期自动去极化是自律细胞产生自动节律性兴奋的基础。不同类型的自律细胞，4期自动去极化的速度和机制各不相同，以下主要讨论窦房结 P 细胞和浦肯野细胞的跨膜电位。

1. 窦房结 P 细胞 窦房结 P 细胞属于慢反应细胞,其动作电位分为 0、3、4 共 3 个时期(图 4-8)。与心室肌细胞动作电位相比,窦房结 P 细胞的动作电位具有以下特点:①0 期去极化速度慢、幅度小,膜内电位仅上升到 0 mV 左右;②无明显的复极 1 期和平台期;③3 期复极化时,最大复极电位较小,约为 −70 mV 左右;④4 期膜电位不稳定,由最大复极电位开始自动去极化,当去极化达到阈电位水平(约 −40 mV)时,爆发一次动作电位;⑤4 期自动去极化速度快。

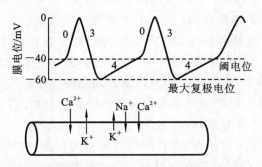

图 4-8 窦房结细胞的动作电位及主要离子活动示意图

窦房结 P 细胞的 0 期去极化是由于钙通道开放,Ca^{2+} 缓慢内流引起;3 期复极化是由于细胞膜对 K^+ 通透性增高,K^+ 迅速外流所致;4 期自动去极化的机制比较复杂,包括 K^+ 外流进行性衰减、Na^+ 内流逐渐增强和 Ca^{2+} 内流,其中 K^+ 外流进行性衰减是 4 期自动去极化最重要的离子基础。

表 4-2 所示为心室肌细胞和窦房结细胞跨膜电位的比较。

表 4-2 心室肌细胞和窦房结细胞跨膜电位的比较

项 目	心室肌细胞	窦房结细胞
静息电位或最大复极电位	静息电位值 −90 mV	最大复极电位 −70 mV
阈电位	−70 mV	−40 mV
0 期离子通道	快钠通道	慢钙通道
通道阻断剂	河豚毒	维拉帕米、Mn^{2+}
0 期去极化速度	迅速	缓慢
0 期结束时膜电位	+30 mV(出现反极化)	0 mV(不出现反极化)
0 期去极化幅度	大(120 mV)	小(70 mV)
4 期膜电位	稳定	不稳定(自动去极化)
膜电位分期	0、1、2、3、4 期	0、3、4 期
平台期	有	无
细胞分类	快反应工作细胞	慢反应自律细胞

2. 浦肯野细胞 浦肯野细胞属于快反应细胞,其动作电位可分为 0、1,2、3、4 共 5 个时期,除 4 期外,其他各期的波形、形成机制与心室肌细胞基本相同。浦肯野细胞的 4 期自动去极化机制以 Na^+ 内流逐渐增强为主,而 K^+ 外流进行性衰减也起一定作用。浦肯野细胞 4 期自动去极化的速度比窦房结 P 细胞慢,因而它的自动节律性比窦房结 P 细胞低。

二、心肌的生理特性

心肌细胞的生理特性包括自律性、兴奋性、传导性和收缩性。前三者属于电生理特性，而收缩性为机械特性。

（一）自律性

心肌细胞在没有外来刺激的情况下能够自动产生节律性兴奋的能力或特性，称为自动节律性（autorhythmicity），简称自律性。自律性高低的衡量指标是自动兴奋的频率。

1. 心脏起搏点　心脏特殊传导系统（除结区外）都具有自律性，但其自律性高低存在差异。窦房结 P 细胞的自律性最高，约为 100 次/min；房室交界次之，约为 50 次/min；浦肯野纤维的自律性最低，约 25 次/min。生理情况下，心脏的节律性舒缩活动受自律性最高的窦房结控制，故窦房结是主导心脏产生兴奋和收缩的正常起搏点（normal pacemaker）。以窦房结为起搏点形成的心脏节律，称为窦性心律（sinus rhythm）。正常情况下，心脏的其他自律组织并不表现出自身的自律性，而仅起传导兴奋的作用，故称为潜在起搏点。当窦房结自律性降低、兴奋传导受阻或潜在起搏点的自律性提高时，潜在起搏点可取代窦房结成为异位起搏点。由异位起搏点控制的心脏节律，称为异位心律。

3. 影响心肌自律性的因素

（1）4 期自动去极化的速度：在其他条件不变的情况下，4 期自动去极化的速度越快，膜电位从最大复极电位上升到阈电位所需要的时间越短，单位时间内产生的兴奋次数越多，即自律性增高；反之，如图 4-9（a）所示，4 期自动去极化速度由 a 减小到 b 时，自律性降低。4 期自动去极化的速度是影响自律性高低的主要因素。

（2）最大复极电位：最大复极电位的绝对值减小，则与阈电位之间的差距减小，4 期自动去极化达阈电位所需时间就短，单位时间内产生的兴奋次数就会增多，即自律性增高；反之，如图 4-9（b）所示，最大复极电位由 c 超极化到 d 时，心肌自律性降低。

（3）阈电位水平：阈电位水平下移，与最大复极电位的差距减小，4 期自动去极化达阈电位所需时间就短，因而自律性增高；反之，如图 4-9（c）所示，阈电位水平由 1 升到 2 时，心肌自律性降低。

（二）兴奋性

心肌属于可兴奋组织，受到适宜刺激后，具有产生兴奋（动作电位）的能力，即具有兴奋性（excitability），阈值是衡量心肌细胞兴奋性高低的指标，阈值高表示兴奋性低，阈值低则表示兴奋性高。

1. 影响心肌兴奋性的因素　心肌兴奋性的产生包括细胞的膜电位达到阈电位水平以及 0 期去极化的离子通道的激活两个环节，凡能影响这两个环节的因素均可改变心肌细胞的兴奋性。

（1）静息电位（或最大复极电位）与阈电位之间的差距：静息电位（或最大复极电位）的绝对值减小，或阈电位水平下移时，两者之间的差距减小，引起兴奋所需的阈强度减小，兴奋性增高；反之，则兴奋性降低（图 4-10）。

（2）引起 0 期去极化的离子通道状态：分别引起快反应细胞和慢反应细胞产生 0 期去极化的钠通道和钙通道均具有备用、激活和失活三种功能状态（见第二章），这些通道处于

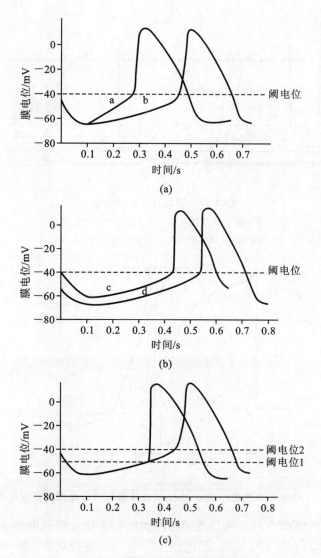

图 4-9 影响心肌自律性的因素

何种状态取决于当时的膜电位水平和产生动作电位后的时间进程,换言之,这些通道均具有电压依从性和时间依从性。

2. 心肌细胞兴奋性的周期性变化 心肌细胞的兴奋性不是一成不变的,在受刺激而发生可传导的动作电位过程中,其兴奋性会发生周期性的变化(图 4-11)。

(1)有效不应期:心肌细胞从 0 期去极化开始到 3 期复极至 −60 mV 这段期间内,任何刺激均不能使心肌细胞再次产生动作电位,称为有效不应期(effective refractory period, ERP),可分为绝对不应期和局部反应期。从 0 期去极化开始到 3 期复极化至 −55 mV 的期间内,不论给予多大的刺激,都不能引起任何反应,兴奋性为 0,称为绝对不应期。从 3 期膜电位由 −55 mV 复极到 −60 mV 的期间内,如果给予足够强的刺激,可引起局部的去极化反应,但不能产生动作电位,也不能引起心肌收缩,称为局部反应期。产生有效不应期的原因是这段时间内膜电位过低,钠通道处于完全失活状态(绝对不应期)或仅少量复活(局

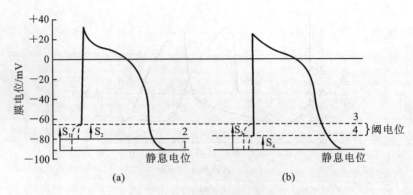

图 4-10 影响兴奋性的因素

(a) 静息电位 1 的阈刺激 S_1 大于静息电位 2 的阈刺激 S_2;

(b) 阈电位 3 的阈刺激 S_3 大于阈电位 4 的阈刺激 S_4

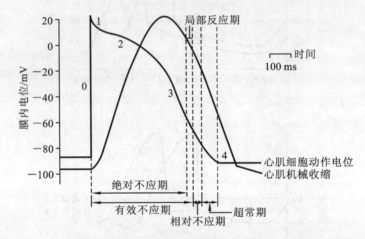

图 4-11 心室肌细胞动作电位、心肌机械收缩与兴奋性周期性变化的关系

部反应期),其激活产生的内向电流仍不足以使膜电位去极化至阈电位。

(2) 相对不应期:有效不应期后,膜电位从 -60 mV 复极化到 -80 mV 的期间内,给予阈上刺激时可以使心肌细胞产生新的动作电位,称为相对不应期(relative refractory period,RRP),此期膜电位负值进一步增大,钠通道虽已逐渐复活,但开放能力尚未达到正常状态,细胞的兴奋性仍低于正常,只有给予阈上刺激才能引起细胞兴奋,并且产生的动作电位 0 期去极化的幅度小于正常,兴奋的传导速度也比较慢。

(3) 超常期:在 3 期复极化膜电位从 -80 mV 恢复到 -90 mV 的期间内,钠通道已基本恢复到备用状态,加之膜电位与阈电位的差距小于正常,引起兴奋所需的阈值较低,给予阈下刺激也可以使心肌细胞产生新的动作电位,表明心肌兴奋性高于正常,称超常期。

与神经细胞和骨骼肌细胞相比,心肌细胞的有效不应期特别长,一直延续到心肌舒张早期(图 4-11)。这一特点使心肌不会像骨骼肌那样发生完全强直收缩,而是始终进行收缩与舒张的交替活动,从而保证心脏的泵血功能。

3. 期前收缩和代偿性间歇 正常情况下,整个心脏按窦房结产生的兴奋进行节律性活动。如果在心房或心室肌的有效不应期之后、下一次窦房结传来的兴奋到达之前,心房或心室受到一次人工刺激或异位起搏点传来的刺激,则可提前产生一次兴奋和收缩,分别称为期前兴奋和期前收缩。期前收缩也有自己的有效不应期,如果来自窦房结的下一次兴奋正好落在期前收缩的有效不应期中,便不能引起心室兴奋,即出现一次兴奋"脱失",必须等到窦房结再一次传来兴奋,才能引起心室的兴奋和收缩。因此在期前收缩之后往往出现一段较长的心室舒张期,称为代偿间歇(图 4-12)。

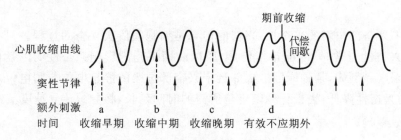

图 4-12 期前收缩与代偿间歇示意图

(三)传导性

心肌细胞具有传导兴奋的能力或特性,称为传导性。窦房结产生的兴奋是以形成局部电流的形式在心肌细胞内传导。通常用兴奋的传导速度来衡量传导性的高低。

1. 心脏内兴奋传导的途径 兴奋在心脏内的传播是通过特殊传导系统有序进行的。正常情况下,窦房结细胞产生的动作电位首先通过心房肌传导到整个右心房和左心房,同时,兴奋沿着心房肌组成的"优势传导通路"迅速传到房室交界,再经房室束和左、右束支传到浦肯野纤维网,引起心室肌兴奋(图 4-13)。

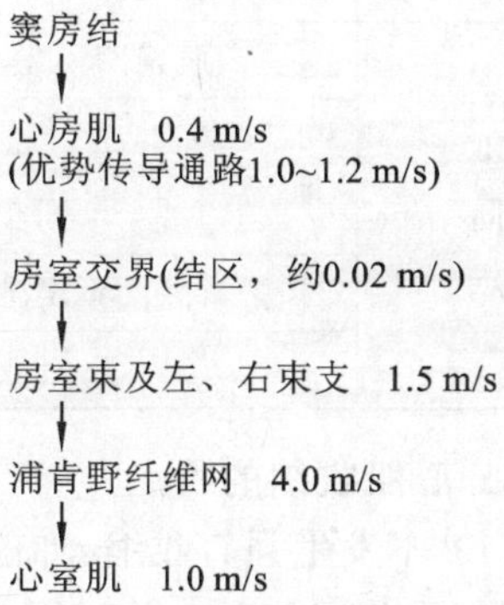

2. 心脏内兴奋传导的特点 不同部位心肌细胞形态和功能不同,造成传导速度差异,表现为"两快一慢"。

(1)心房肌的传导速度约 0.4 m/s,窦房结的兴奋通过由心房肌组成的"优势传导通路"以 1.0~1.2 m/s 的速度迅速传播到房室交界。

窦房结
↓
心房肌　0.4 m/s
(优势传导通路1.0~1.2 m/s)
↓
房室交界(结区,约0.02 m/s)
↓
房室束及左、右束支　1.5 m/s
↓
浦肯野纤维网　4.0 m/s
↓
心室肌　1.0 m/s

图 4-13 心脏内兴奋传导的途径示意图

(2)房室交界是兴奋由心房传入心室的唯一通路,但其传导速度很慢,尤以结区最慢,约 0.02 m/s,因而兴奋由心房传导至心室需经一个时间延搁,约需 0.1 s,这种现象称为房室延搁。房室延搁具有重要意义,可使心房收缩完毕后心室再收缩,因而心房和心室的收缩在时间上不会发生重叠,使心室得以充分充盈,有利于射血。也正因为如此房室交界成为传导阻滞的好发部位,房室传导阻滞是临床常见病。

(3)心室内特殊传导组织的传导速度快,其中以浦肯野纤维最快,为 4 m/s。因此,只要兴奋传到浦肯野纤维网,几乎立刻传到左、右心室肌,引起两心室同步兴奋和收缩,有利于提高心室射血能力。兴奋从窦房结传到心室肌总共约需 0.22 s(图 4-13)。

3. 影响传导性的因素 心肌传导性的高低取决于心肌细胞自身的结构特点和电生理特性。

(1)结构因素:心肌细胞的直径与细胞内的电阻呈反变关系,结区细胞直径小,细胞内的电阻大,它产生的局部电流就小,传导速度就慢;浦肯野细胞直径大,传导速度就快。

(2)电生理因素:心肌细胞的电生理特性是影响心肌传导性的主要因素,具体如下。

①0 期去极化的速度和幅度:0 期去极化的速度愈快,则局部电流形成愈快,使邻近未兴奋部位细胞膜去极化达阈电位所需的时间愈短,因而兴奋传导愈快;0 期去极化的幅度愈大,使兴奋与未兴奋部位之间的电位差愈大,则形成的局部电流愈强,扩布愈远,因而兴奋传导愈快。

②邻近未兴奋部位膜的兴奋性:兴奋的传导是细胞膜依次兴奋的过程。只有邻近未兴奋部位膜的兴奋性正常时,才能正常传导,所以前面讲到的影响兴奋性的因素也是影响传导性的重要因素。例如,某种原因造成邻近未兴奋部位膜的静息电位与阈电位之间的差距增大,则膜的兴奋性降低,去极化到阈电位所需的时间延长,将导致传导速度减慢。

(四)收缩性

与骨骼肌相似,心肌细胞也是由动作电位触发,然后经兴奋-收缩耦联导致肌丝滑行而引起收缩。但是心肌收缩还有其自身特点,两者比较见表 4-3。

表 4-3　心肌与骨骼肌收缩特点的比较

	心　肌	骨　骼　肌
共同点	功能单位是肌小节,含粗细两种肌丝,可用滑行理论解释机制,具有最适初长度	
不同点	肌浆网不发达,储存 Ca^{2+} 少	肌浆网发达,储存 Ca^{2+} 多
	有闰盘	无闰盘
	同步性收缩	等级性收缩
	不发生强直收缩	可强直收缩
	有绞拧作用	无绞拧作用

1. 心肌收缩的特点

(1)不发生强直收缩:如前所述,心肌细胞兴奋性周期性变化的主要特点是有效不应期特别长,相当于整个收缩期和舒张早期。在此期间无论多大刺激都不能引起心肌细胞再次兴奋而收缩,因此,生理条件下,心肌不会像骨骼肌那样发生强直收缩,而始终保持收缩与舒张交替进行的节律性活动,以保证心脏有序的充盈与射血。

(2)对细胞外 Ca^{2+} 依赖性大:Ca^{2+} 是兴奋-收缩耦联的耦联因子。由于心肌细胞的肌质网不发达,Ca^{2+} 储存量少,因此,心肌的收缩对细胞外 Ca^{2+} 有明显的依赖性。在一定范围内,细胞外 Ca^{2+} 浓度升高,细胞兴奋时 Ca^{2+} 内流增多,心肌收缩力增强;反之,则心肌收缩力减弱。当细胞外 Ca^{2+} 浓度显著降低到一定程度时,心肌虽仍然可以产生动作电位,但不发生收缩,称为兴奋-收缩脱耦联。

(3)同步收缩:由于心肌细胞之间的闰盘部分电阻很小,加之心房和心室内特殊传导组织的传导速度快,因此,可以把心房和心室看做是两个功能合胞体。心肌一旦兴奋后,整个心房肌细胞或心室肌细胞要么同时收缩,要么完全不收缩,称为同步收缩或"全或无"式收缩。这种方式的收缩力量大,有利于提高心脏泵血的效率。

(4)绞拧作用:心室肌较厚,尤以左心室为甚。一般分为浅、中、深三层。部分心肌纤维呈螺旋状走行,当它收缩时产生绞拧作用,收缩合力使心尖做顺时针方向旋转,能够最大程度地减少心室的容积,更有效地将血液射入动脉。

2. 影响心肌收缩的因素 前文已述,影响搏出量的因素,如前负荷、后负荷、心肌收缩力以及细胞外 Ca^{2+} 浓度等,都能影响心肌的收缩。

三、体表心电图

心脏兴奋过程中产生的生物电活动,可通过心脏周围的导电组织和体液传到体表,将测量电极置于体表的一定部位,用心电图机记录出来的心脏电变化曲线,称为心电图(electro cardiogram,ECG)。心电图是反映整个心脏兴奋的产生、传导和恢复过程中电位变化的综合波形,不代表心脏的机械收缩活动,它不仅与单个心肌细胞动作电位曲线有明显不同,而且因测量电极的安放部位和连接方式不同而有所差异。

(一)正常心电图的波形及其意义

心电图记录纸上由横线和纵线画出边长为 1 mm 的小正方形,纵线代表电压,灵敏度设为 1 mV/cm 时,每 1 mm 为 0.1 mV;横线代表时间,标准纸速为 25 mm/s 时,横线 1 mm 为 0.04 s。根据记录纸可测量出正常心电图各波的电位值和时程。在人体不同部位放置电极,并通过导线与心电图机电流计的正负极相连,这种记录心电图的连线方式称为心电图导联。临床上检查心电图时,常用导联有 12 个,包括Ⅰ、Ⅱ、Ⅲ三个标准导联(双极肢体导联),aVR、aVL、aVF 三个加压单极肢体导联和 $V_1 \sim V_6$ 六个单极胸导联。由于导联不同,记录到的心电图波形可不完全相同,但是每一个心电图都包含几个基本波形。下面以标准Ⅱ导联心电图为例,介绍各波和间期的形态及其意义(图 4-14)。

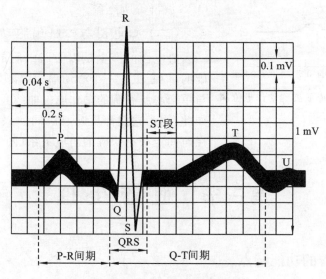

图 4-14 正常人心电图模式图

1. P 波 P 波是左、右两心房的去极化波,反映兴奋在心房传导过程中的电变化,其波形小而圆钝,波幅不超过 0.25 mV,历时 0.08～0.11 s,当心房肥厚时,P 波时间和波幅均超过正常。

2. QRS 波群 QRS 波群反映左、右两心室的去极化过程的电变化。典型的 QRS 波群包括三个紧密相连的电位波动,先是向下的 Q 波,接着是向上的高而尖锐的 R 波,然后是向下的 S 波。正常 QRS 波群历时 0.06～0.10 s,代表兴奋在心室扩布的时间,波幅在不同导联中变化较大。在心室肥厚或心室内兴奋传导异常时,QRS 波群将发生改变。

3. T 波 T 波反映心室的复极化过程的电变化,其波幅为 0.1～0.8 mV,历时 0.05～0.25 s。正常 T 波方向与 QRS 波群的主波方向一致。如果 T 波低平、双向或倒置,常提示心肌缺血。

4. P-R 间期(或 P-Q 间期) 其是指从 P 波起点到 QRS 波群起点之间的这段时间。它代表由窦房结产生的兴奋,经过心房、房室交界、房室束及其分支到心室肌开始去极化所需的时间。历时为 0.12～0.20 s,若时间延长,就表示有房室传导阻滞。

5. Q-T 间期 其是指从 QRS 波群起点到 T 波终点之间的这段时间。它表示从心室去极化开始到复极化至静息状态所经历的时间,正常值为 0.36～0.44 s。Q-T 间期的长短与心率成反变关系。心肌炎、心功能不全以及血 Ca^{2+} 浓度过低时,Q-T 间期可延长。

6. ST 段 ST 段指从 QRS 波群终点到 T 波起点之间的线段。它表示心室肌细胞全部处于去极化状态,彼此之间无电位差存在,故正常时与基线平齐,一般上移不超过 0.1 mV,下移不超过 0.05 mV。若 ST 段偏离超过正常范围,常提示有心肌损伤或冠状动脉供血不足。

在上述心电图波形中,没有反映心房肌复极化过程的波形,这是由于心房复极化电位波幅很低,可被 QRS 波群等所掩盖。

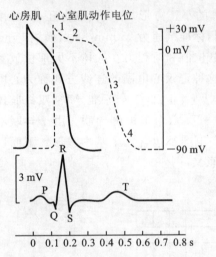

图 4-15 心电图与心肌细胞动作电位的关系示意图

(二)心电图与心肌细胞动作电位的关系

心电图的产生是以心肌细胞的生物电变化为基础的,但心脏在一个心动周期中记录到的心电图波形与单个心肌细胞的动作电位曲线具有明显差异,尽管如此,因为它们都反映心脏同一兴奋过程,所以两者在时间上必有明确的对应关系(图 4-15)。

第三节 血 管 生 理

一、各类血管的功能特点

血管是血液流动的管道,可分为动脉、毛细血管和静脉三大类,在血液运输、血液分配和物质交换方面起重要作用。根据生理功能的不同,血管分为以下几类。

1. 弹性储器血管 弹性储器血管指主动脉、肺动脉主干及其发出的最大分支。这些血管管壁厚,富含弹性纤维,具有较大的弹性和可扩张性。心室收缩时,一方面推动血液向前流动,另一方面使大动脉扩张,暂时储存部分血液。心室舒张时,被扩张的大动脉管壁发生弹性回缩,将弹性势能转变为动能,将其血液继续推向外周,其生理意义是使心脏节律性舒缩引起的间断性射血转化为血管系统中的连续血流,并能减小每个心动周期中血压的波动幅度。

2. 分配血管 分配血管是指中动脉,其功能是将血液输送到各器官组织,称为分配血管。

3. 阻力血管 阻力血管是指小动脉、微动脉和微静脉。这类血管管径小,对血流的阻力大,称为阻力血管。前两者管壁富含平滑肌,通过平滑肌的舒缩改变血管口径,影响血流阻力和血流量,又称为毛细血管前阻力血管。微静脉的舒缩也可产生一定阻力,改变微循环内血流量,称为毛细血管后阻力血管。

4. 交换血管 交换血管是指真毛细血管,其管壁薄,通透性好,血流速度慢,且数量多,分布广,深入到细胞之间连接成网,成为血液与组织液之间进行物质交换的场所,故称为交换血管。

5. 容量血管 容量血管是指静脉,其管径较粗、管壁薄、易扩张、容量大。安静时60%~70%的循环血量储存在静脉内,故称容量血管。

二、血流量、血流阻力和血压

（一）血流量和血流速度

1. 血流量 单位时间内流过血管某一截面的血量,称为血流量(blood flow),也称容积速度,其单位通常以 mL/min 或 L/min 来表示,按照流体力学理论,液体在某段管道中的流量(Q)与该段管道两端的压力差(ΔP)成正比,与管道对液体的阻力(R)成反比,即

$$Q = \Delta P/R$$

在封闭的管道系统中,每一截面的流量是相等的。因此,血管中各个截面的血流量都应当相等,即等于心输出量。以体循环为例,上式中的 Q 就是心输出量,R 为血流阻力,ΔP 为主动脉压与右心房压之差。由于右心房压接近于零,ΔP 则接近于主动脉压(P_A)。因此上式可写成:

$$Q = P_A/R$$

对于某个器官来讲,上式中的 Q 即为器官血流量,ΔP 为灌注该器官的动脉压和静脉压之差,R 为该器官内的血流阻力。正常情况下,静脉压很低,供应各器官血液的动脉血压基本相同,所以决定器官血流量的主要因素是器官内的血流阻力。

2. 血流速度 血流速度是指血液中的一个质点在血管内移动的线速度。血流速度与血流量成正比,与血管的横截面积成反比。主动脉的总横截面积最小,而毛细血管的总横截面积最大,因此,血流速度在主动脉内最快,在毛细血管内最慢(图 4-16)。

（二）血流阻力

血液在血管中流动时所遇到的阻力,称为血流阻力(R),来源于血液成分之间以及血液与管壁之间的摩擦力。血流阻力与血管长度(L)和血液黏滞度(η)成正比,与血管半径(r)的 4 次方成反比,即

$$R = 8\eta L/\pi r^4$$

生理情况下,血管长度和血液黏滞度很少有变化,因此,血流阻力主要取决于血管口径。

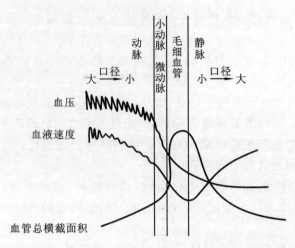

图 4-16　各段血管的总横截面积与血流速度的关系示意图

在体循环总血流阻力中,大动脉、中动脉约占 19%,小动脉和微动脉约占 47%,毛细血管约占 27%,静脉约占 7%,可见小动脉和微动脉是产生外周血流阻力的主要部位。

(三) 血压

血压(blood pressure,BP)是指血管内流动的血液对单位面积血管壁的侧压力,亦即压强。各部分血管都有血压,通常所说的血压是指动脉血压,其计量单位常用毫米汞柱(mm-Hg)或千帕(kPa)来表示,1 mmHg 等于 0.133 kPa。

在循环系统中,各类血管的血压均不相同,具有如下几个特点。

①整个血管系统存在着压力差,即动脉血压>毛细血管血压>静脉血压,这个压力差是推动血液流动的基本动力。

②动脉血压在心动周期中呈周期性波动,心室收缩期血压上升,心室舒张期血压下降。

③血液从大动脉流向心房的过程中,由于克服血流阻力而不断消耗能量,故血压逐渐下降,其中流经小动脉和微动脉时的血压降落幅度最大,到腔静脉时血压已接近于零。

三、动脉血压与动脉脉搏

(一) 动脉血压的概念和正常值

1. 动脉血压的概念　动脉内流动的血液对单位面积血管壁的侧压力,称为动脉血压(arterial blood pressure)。一般所说的动脉血压是指主动脉压。在每一个心动周期中,动脉血压随心脏的舒缩活动而发生周期性变化,心室收缩时主动脉压上升,其最高值称为收缩压(systolic pressure)。心室舒张时主动脉压下降,其最低值称为舒张压(diastolic pressure)。收缩压与舒张压的差值,称为脉搏压或脉压(pulse pressure)。一个心动周期中各瞬间动脉血压的平均值,称为平均动脉压,由于心动周期中舒张期长于收缩期,平均动脉压更接近舒张压,约等于舒张压加 1/3 脉压。

2. 动脉血压的正常值及生理变异　我国健康青年人安静时的收缩压为 100～120 mmHg,舒张压为 60～80 mmHg,脉压为 30～40 mmHg,平均动脉压为 100 mmHg。动脉血压除存在个体差异外,还与性别、年龄及机体状态有关。肥胖者动脉血压稍高,男性略高于女性,更年期后女性血压升高;随着年龄增大,大动脉的弹性下降,动脉血压都逐渐升高,且收缩压比舒张压升高更显著。安静时动脉血压相对稳定,体力劳动或情绪激动时,交感神经活动增强,血压特别是收缩压可暂时升高。动脉血压还表现为日周期性,午夜最低,晨起后升高,6～8 时及 14～16 时各有一个高峰期。

　　稳定的动脉血压是推动血液循环和保持各器官有足够血流量的必要条件。如果成年人安静时的收缩压持续高于 140 mmHg,舒张压持续高于 90 mmHg,可视为高血压,其分类见表 4-4;如果收缩压持续低于 90 mmHg,舒张压持续低于 60 mmHg,则视为低血压。

表 4-4　高血压类别

类　　别	正常血压	正常高值	1级高血压 (轻度)	2级高血压 (中度)	3级高血压 (重度)	单纯收缩期 高血压
收缩压/mmHg	＜120	120～139	140～159	160～179	≥180	≥140
舒张压/mmHg	＜80	80～89	90～99	100～109	≥110	＜90

(二)动脉血压的形成

　　动脉血压的形成是多种因素相互作用的结果。

　　首先,循环系统内要有足够的血液充盈,这是动脉血压形成的前提。血液的充盈程度用循环系统平均充盈压表示,其大小取决于循环血量和血管容量之间的相对关系,如失血性休克时平均充盈压降低,大量输液时此值增高。正常情况下,受神经、体液因素调节,血管总是处于一定程度的收缩状态,循环血量略大于血管容积,使血管处于被动扩张,保持一定的充盈压,其数值接近于 7 mmHg。

　　形成动脉血压的能量来源是心脏的收缩和射血。心脏收缩时所释放的能量分为两部分:一部分表现为血液的动能,用于推动血液向前流动;另一部分形成势能,表现为血液对血管壁的侧压力,即形成动脉血压。动脉血压形成的另一基本条件是外周阻力。如果不存在外周阻力,心脏射入动脉的血液将全部流至外周,即心脏收缩时所释放的能量将全部表现为血液的动能,而不对动脉血管壁产生侧压力,也就不能形成动脉血压,可见外周阻力是动脉血压形成的另一基本条件。正常时,由于外周阻力的存在,心室收缩射出的血液只有约 1/3 流至外周,其余约 2/3 暂时储存在富含弹性纤维的主动脉和大动脉内,使管壁的弹性扩张,收缩压上升,但不致过高。心室舒张时射血停止,动脉血压下降,同时被扩张的主动脉和大动脉弹性回缩,将心室收缩期储存的势能转化为动能,继续推动血液向外周流动,并维持舒张压保持一定高度(图 4-17)。

　　简言之,动脉血压是在循环系统足够血量充盈的前提下,由心脏收缩射血和外周阻力两个基本条件同时作用于血液而形成的血流对血管壁的侧压力;主动脉和大动脉的弹性储器作用是重要的调节因素,能缓冲收缩压、维持舒张压,并能保持血流的连续。

(三)影响动脉血压的因素

　　凡能影响动脉血压形成的各因素(图 4-18),均可影响动脉血压,以下讨论先假定其他条件不变,然后单独分析某一因素对动脉血压的影响(表 4-5)。

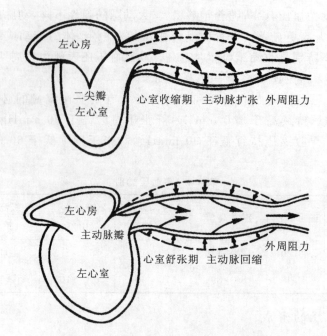

图 4-17 主动脉的弹性储器作用示意图

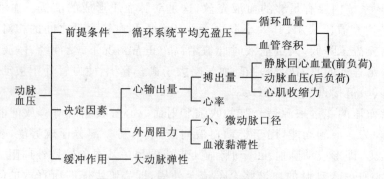

图 4-18 动脉血压的形成及影响因素

表 4-5 影响动脉血压的因素

影响因素	收缩压	舒张压	脉压	主要影响
每搏输出量↑	↑↑	↑	↑	收缩压
心率(40~180 次/min)↑	↑	↑↑	↓	舒张压
外周阻力↑	↑	↑↑	↓	舒张压
大动脉弹性↑	↑	↓	↑↑	脉压
循环血量与血管容量的比例↓	↓	↓	↓	平均充盈压

1. 搏出量 如果搏出量增加,心室收缩期射入主动脉的血量增多,血液对动脉管壁的侧压力增大,收缩压明显升高。同时因为动脉血压升高,血流速度加快,流向外周的血量增多,到心室舒张末期大动脉内存留的血量并无明显增多,所以舒张压升高较少,故脉压增大。反之,如果搏出量减少,则主要使收缩压降低,脉压减小。因此,收缩压的高低主要反

映搏出量的多少。

2. 心率 当心率加快时,心室舒张期缩短比心室收缩期明显,在心室舒张期流向外周的血液减少,心室舒张期末期存留在大动脉内的血量增多,使舒张压明显升高。心室舒张期末存留在大动脉内的血量增多,使下一个收缩期动脉内的血量增多,收缩压也相应升高,但由于血压升高可使血流速度加快,在心室收缩期亦有较多的血液流向外周,所以收缩压升高较少,故脉压减小。反之,心率减慢时,舒张压明显降低,故脉压增大。

3. 外周阻力 当外周阻力增大时,心室舒张期血液流向外周的速度减慢,使心室舒张期末存留在大动脉中的血量增多,故舒张压升高幅度较大。在心室收缩期动脉血压升高使血流速度加快,动脉内增多的血量相对较少,故收缩压的升高不如舒张压明显,脉压减小。可见舒张压的高低主要反映外周阻力的大小。外周阻力过高是高血压的主要因素。临床上常见的原发性高血压病多是由于小动脉、微动脉弹性降低,管腔变窄,使外周阻力增大,故以舒张压增高为主。

4. 循环血量与血管容积 正常机体的循环血量与血管容积相适应是维持体循环平均充盈压的前提。如果大失血造成循环血量迅速减少,而血管容积变化不大,可导致动脉血压急剧下降,甚至危及生命,故对大失血患者的急救措施主要是补充血量。而中毒性休克或过敏性休克表现为血管容积增大而循环血量不变,也可使体循环平均充盈压降低,回心血量减少,心输出量减少,导致血压急剧下降。

5. 大动脉管壁的弹性储器作用 大动脉的弹性具有缓冲动脉血压的作用,使收缩压不致过高,舒张压不致过低(图 4-17)。老年人的动脉管壁组织可发生纤维化、钙化,管壁增厚、弹性减退,顺应性变小,对血压的缓冲作用减弱,故使收缩压明显升高,舒张压降低,脉压增大。

在不同生理和病理情况下,某一因素改变而其他因素不变的情况几乎不存在,因此实际测得的动脉血压是各种因素相互作用的综合结果。

(四)动脉脉搏

在每个心动周期中,动脉血压发生周期性的波动,这种周期性的压力变化可引起的动脉血管的扩张与回缩的搏动,称为动脉脉搏(arterial pulse),简称脉搏。脉搏可沿动脉管壁向外周血管传播,其传播速度远较血流速度快,动脉管壁的弹性越大,脉搏波的传播速度越慢。在一些浅表动脉(如桡动脉等)部位,用手指能摸到动脉搏动。脉搏的强弱取决于血管内血液的充盈度和脉压的大小;脉搏的频率和节律能反映心率和心律,因此,脉搏在一定程度上可反映心血管的功能状态。

四、静脉血压和静脉回心血量

静脉血管是血液回流入心脏的通道,有瓣膜,容量大,起储存血液的作用。静脉的收缩与舒张可有效地调节回心血量和心输出量以适应不同的生理状态。

(一)静脉血压

当体循环血液通过毛细血管汇集到小静脉时,血压已降到 $15\sim20$ mmHg;流经下腔静脉时,血压为 $3\sim4$ mmHg;右心房作为体循环的终点,血压已接近于 0 mmHg。

1. 中心静脉压 通常把右心房和胸腔内大静脉的血压,称为中心静脉压(central venous pressure,CVP),由于中心静脉压较低,常用水检压计测量,用厘米水柱(cmH₂O)为单位。中心静脉压的正常变异范围为 4~12 cmH₂O。

中心静脉压的高低与心脏射血能力和静脉回心血量有关。如果心脏射血能力较强,能及时将回心血量射出,则中心静脉压较低;反之,如果心脏射血能力减弱,不能及时将回心血量射出,则中心静脉压升高。另一方面,当心脏射血能力不变时,如果静脉回心血量过多,或静脉回流速度过快,则中心静脉压升高;反之则降低。可见中心静脉压是判断心血管功能的重要指标之一,临床上输液治疗危重患者时,中心静脉压升高提示输液过多、过快或心脏射血功能不全,中心静脉压下降常提示输液量不足。

2. 外周静脉压 各器官的静脉血压称为外周静脉压,通常以人体平卧时的肘静脉压为代表,正常值为 5~14 cmH₂O。当心功能减弱导致中心静脉压升高时,静脉血回流将减慢,血液会滞留于外周静脉内,出现外周静脉压增高的现象。因此,外周静脉压也可作为判断心功能的参考指标。

(二)影响静脉回心血量的因素

单位时间内的静脉回心血量取决于外周静脉压与中心静脉压之间的压力差,以及静脉对血流的阻力。凡能改变两者之间压力差及静脉阻力的因素,都能影响静脉回心血量。此外,由于静脉管壁薄、易扩张,静脉血流还易受到体位和重力的影响。

1. 体循环平均充盈压 体循环平均充盈压是反映循环系统充盈程度的指标,它取决于循环血量和血管容积之间的相对关系。当循环血量增加或容量血管收缩时,循环系统平均充盈压升高,静脉回心血量即增多;反之,则减少。

2. 心脏收缩力 心脏收缩力愈强,搏出量愈多,心室排空愈充分,心室舒张期末压力愈低,中心静脉压愈低,对心房和大静脉血液的"抽吸"力量也愈大,静脉回流速度愈快,回心血量愈多。反之,右心衰竭时,右心室收缩力减弱,搏出量减少,血液淤积于右心房和腔静脉内,中心静脉压升高,使静脉回心血量减少,患者可出现颈静脉怒张、肝肿大、下肢水肿等体征。如左心衰竭时,左心房和肺静脉压升高,常出现肺淤血和肺水肿。

3. 呼吸运动 吸气时,胸腔容积增大,胸膜腔负压值增大,牵引胸腔内薄壁的心房和大静脉扩张,降低中心静脉压,加速静脉血液回心;相反,呼气时,胸膜腔负压值减小,静脉回心血量减少。可见,呼吸运动对静脉血回流起着"呼吸泵"的作用。

4. 骨骼肌的挤压作用 大多数外周静脉内有控制血液向心流动的静脉瓣,骨骼肌收缩时,挤压肌肉内和肌肉间的静脉,增大外周静脉压,促进静脉血液回流;骨骼肌舒张时,静脉内血压降低,又促使毛细血管和微静脉血液流入静脉。于是骨骼肌和静脉瓣膜一起,对静脉血液回心起着"泵"的作用,称为"肌肉泵"。经常步行或跑步可使肌肉泵作用得到很好的发挥,对心脏的泵血起辅助作用,而长期站立工作的人(如教师、营业员等),肌肉泵的作用不能充分发挥,易引起下肢静脉淤血、下肢水肿,乃至形成下肢静脉曲张。需要指出的是如果肌肉不是做节律性舒缩,而是维持紧张收缩状态(如站军姿),则静脉持续受压,静脉回流反而减少。

5. 重力和体位 平卧位,全身静脉与心脏基本处于同一水平,重力对静脉回心血量影响不大。当人体由平卧位变为直立位时,由于重力影响,心脏水平以下部位的静脉扩张、充血,因而静脉回心血量减少,心输出量随之减少(图4-19)。在健康人,这种变化由于神经系

统的迅速调节而不易被察觉。而长期卧床或体弱
久病的人，由于静脉血管管壁的紧张性较低，更易
扩张，加上肌肉无力，抗重力的挤压作用减弱，故
由平卧位或蹲位突然转为直立位时，血液淤积于
下肢，使静脉回心血量减少，心输出量减少，动脉
血压骤降，引起眼前发黑（视网膜缺血），甚至晕厥
（脑缺血）。

五、微循环

微循环（microcirculation）是指微动脉与微静
脉之间的血液循环。微循环的基本功能是进行血
液与组织液之间的物质交换，调节组织血流量，维
持内环境稳态。微循环的组成在不同的器官有所
差异。典型的微循环由微动脉、后微动脉、毛细血
管前括约肌、真毛细血管、通血毛细血管、动-静脉
吻合支和微静脉七个部分组成（图 4-20）。

微动脉管壁有完整的平滑肌层，其收缩和舒
张可控制微循环血流量，是微循环的"总闸门"。
后微动脉是微动脉的分支，其平滑肌纤维不完整，
每根后微动脉向一根或数根真毛细血管供血。真

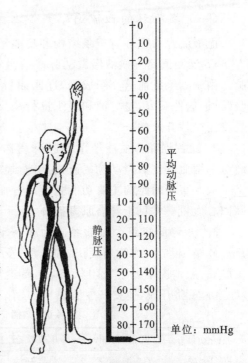

**图 4-19 直立位时重力对平均动脉压
和静脉压的影响示意图**

毛细血管入口部位有环形平滑肌，即毛细血管前括约肌，控制每根真毛细血管的血量，起
"分闸门"的作用。毛细血管的血液经微静脉进入静脉。微静脉的舒缩状态可影响毛细血
管血压，及微循环的血液流出量，起"后闸门"作用。

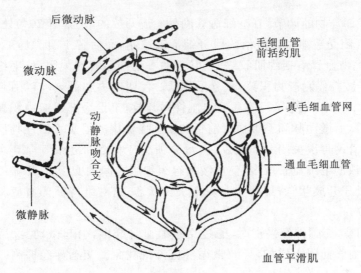

图 4-20 微循环示意图

（一）微循环的血流通路

血液流经微循环有三条结构和功能不同的通路。

1. 迂回通路 血液经微动脉→后微动脉→毛细血管前括约肌→真毛细血管网→微静脉。由于真毛细血管交织成网，迂回曲折，穿行于细胞之间，血流缓慢，加之真毛细血管管壁薄，通透性又好，是血液和组织进行物质交换的主要场所，又称为营养通路。真毛细血管是轮流交替开放的。

2. 直捷通路 血液经微动脉→后微动脉→通血毛细血管→微静脉，称为直捷通路。通血毛细血管是后微动脉的直接延伸，经常处于开放状态，血流速度较快，在物质交换上意义不大。直接通路的主要功能是使部分血液及时通过微循环经静脉回流入心脏，以保证静脉回心血量。常见于骨骼肌微循环。

3. 动-静脉短路 血液经微动脉→动-静脉吻合支→微静脉，这条通路称为动-静脉短路。此路压差大，血流速度快，加之动-静脉吻合支管壁较厚，几乎不进行物质交换，多见于皮肤，一般情况下处于关闭状态，主要参与体温调节。当人体需要大量散热时，皮肤内的动-静脉短路开放，使皮肤血流量增加，有于体热散发(表 4-6)。

表 4-6 微循环的主要通路及生理功能

通路分类	血流主要途径	开放状态	血流特点	分布部位	生理功能
迂回通路	真毛细血管	交替开放	血流慢	全身	物质交换
直接通路	通血毛细血管	经常开放	血流较快	骨骼肌	加速血液回静脉
动-静脉短路	动-静脉吻合支	必要时开放	血流最快	皮肤	调节体温

（二）微循环血流量的调节

微循环血流量主要受局部代谢产物的经常性调节，神经和体液因素的调节作用相对较小。

（1）局部代谢产物的调节：真毛细血管网是轮流开放的，正常时 20％处于开放状态，真毛细血管网的开闭受毛细血管前括约肌舒缩活动控制，而后者主要受局部代谢产物影响。当后微动脉和毛细血管前括约肌收缩时，其后的真毛细血管网关闭，使毛细血管周围组织中乳酸、CO_2、组胺等代谢产物积聚，氧分压降低。代谢产物和低氧均可引起后微动脉和毛细血管前括约肌舒张，致使其后的真毛细血管网开放，于是局部组织内积聚的代谢产物被血流清除。此后，后微动脉和毛细血管前括约肌在血流中的缩血管活性物质的作用下又收缩，使真毛细血管网再次关闭。如此反复，每分钟交替收缩和舒张 5～10 次。当组织代谢活动增强时，开放的毛细血管增多，使血液和组织细胞之间的交换面积增大。正常时 20％真毛细血管网处于开放状态，其余 80％处于关闭状态，这对维持循环血量和动脉血压的稳定具有重要意义。

（2）神经调节：交感神经兴奋时，通过交感缩血管纤维，引起微动脉、后微动脉血管平滑肌收缩，毛细血管前阻力增加，导致微循环血流量减少。交感神经抑制时，微动脉舒张，微循环血流量增多。

（3）体液调节：血管平滑肌的舒缩活动，受缩血管活性物质的调节。如肾上腺素、去甲肾上腺素、血管紧张素等可使微动脉收缩，微循环血流量减少。

（三）血液和组织液之间的物质交换方式

血液和组织液之间通过毛细血管壁进行物质交换，其交换方式主要有以下三种。

1. 扩散　扩散是血液和组织液之间进行物质交换的最主要方式，是顺浓度梯度进行的不耗能的过程。如 O_2 和 CO_2 等脂溶性物质可直接通过内皮细胞进行扩散。水溶性小分子物质，如 Na^+、Cl^-、葡萄糖等，可通过毛细血管壁上的孔隙进行扩散。

2. 滤过和重吸收　在毛细血管管壁两侧的静水压和胶体渗透压的作用下，液体由毛细血管内向组织间隙的移动称为滤过，液体向相反方向的移动称为重吸收。血液和组织液之间通过滤过和重吸收方式发生的物质交换仅占很小一部分，但在组织液的生成与回流中起重要的作用。

3. 胞饮　直径大于毛细血管壁孔隙的血浆蛋白等溶质分子通过毛细血管时，首先在毛细血管内皮细胞一侧被内皮细胞膜包围并摄入细胞内，形成小的囊泡，囊泡被运送至细胞的另一侧，并被排出至细胞外。

六、组织液

存在于组织间隙的细胞外液称为组织液，绝大部分呈胶冻状，不能自由流动，因此不会因重力作用而流至身体的低垂部位。除蛋白质含量低外，组织液的成分与血浆基本相同。

（一）组织液的生成与回流

组织液是血浆滤过毛细血管壁而生成的，液体通过毛细血管壁的移动方向取决于毛细血管血压、组织液静水压、血浆胶体渗透压和组织液胶体渗透压这四种因素（图 4-21）。其中，前两者是促进组织液滤过的力量，后两者是促进组织液重吸收的力量。滤过的力量与重吸收的力量之差值称为有效滤过压，即

有效滤过压＝（毛细血管血压＋组织液胶体渗透压）－（血浆胶体渗透压＋组织液静水压）

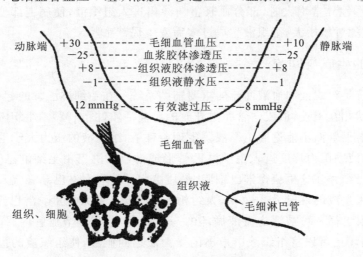

图 4-21　组织液生成与回流示意图

当有效滤过压为正值时，液体由毛细血管滤出，即生成组织液；当有效滤过压为负值时，液体重吸收入毛细血管内。人体毛细血管动脉端的血压平均为 30 mmHg，组织液胶体

渗透压约为 8 mmHg,血浆胶体渗透压约为 25 mmHg,组织液静水压约为 1 mmHg。按上式可算出,毛细血管动脉端的有效滤过压约为 12 mmHg,促使血浆中的一部分液体滤过而生成组织液。当血液由毛细血管的动脉端流到静脉端时,其中毛细血管血压下降到约 10 mmHg,而其他三个因素变化不大,故毛细血管静脉端的有效滤过压约为 -8 mmHg,这就促使滤过的约 90% 组织液又重吸收回血液,其余约 10% 进入组织间隙中的毛细淋巴管,形成淋巴。

(二) 影响组织液生成的因素

在正常情况下,组织液生成和回流总是保持动态平衡,以维持体液的正常分布。一旦组织液重吸收减少或滤过过多,平衡被破坏,液体将潴留在组织间隙,形成水肿。凡能影响有效滤过压、毛细血管壁通透性以及淋巴循环的因素,都能影响组织液的生成。

1. 毛细血管血压　毛细血管血压是促进组织液生成的主要因素。如右心衰竭时,中心静脉压升高,静脉回流受阻,引起毛细血管血压增高,有效滤过压增大,组织液生成增多,可引起全身水肿,身体低垂部位尤为明显。

2. 血浆胶体渗透压　决定血浆胶体渗透压的关键因素是血浆蛋白的浓度,血浆蛋白大都在肝脏合成,当肝脏患病时,血浆蛋白合成减少,或营养不良时,蛋白质摄入过少,可引起血浆胶体渗透压下降,有效滤过压增大,组织液生成增多,产生腹水;正常时尿中无蛋白,在某些肾脏疾病时,大量血浆蛋白随尿排出,也可使血浆蛋白含量减少,血浆胶体渗透压下降,常见晨起眼睑和颜面部水肿。

3. 淋巴回流　从毛细血管滤出的组织液约有 10% 经生成淋巴管而回流。当丝虫病、肿瘤压迫等情况,引起局部淋巴管病变或阻塞时,使淋巴回流受阻,组织液积聚而出现局部水肿。

4. 毛细血管壁通透性　正常时,毛细血管壁不能滤过蛋白质。当过敏、烧伤等情况使毛细血管壁通透性异常增大时,部分血浆蛋白渗出进入组织液,使病变部位组织液胶体渗透压升高,有效滤过压增大,组织液生成过多而发生局部水肿。

七、淋巴的生成与回流

淋巴管系统是组织液向血液回流的重要辅助系统。在毛细淋巴管的起始端,内皮细胞的边缘像瓦片状相互覆盖,形成向管腔内开放的单向活瓣(图 4-22)。组织液可以通过这种活瓣进入毛细淋巴管而不能返回组织液。生理条件下,组织液的压力大于毛细淋巴管中淋巴的压力,组织液顺压力梯度进入毛细淋巴管形成淋巴。淋巴由毛细淋巴管汇入淋巴管,途中要经过淋巴结并在这里获得淋巴细胞,最后由胸导管和右淋巴导管流入静脉。

正常人每天生成的淋巴为 2~4 L,大约相当于全身的血浆总量。淋巴经淋巴系统回流入静脉,因此,淋巴循环可被视为血液循环的一个侧支,参与调节血管内、外液体平衡。另外,通过淋巴循环还可以将组织液中逸出的蛋白质运回血液,使组织液的蛋白质保持较低水平,以维持血管内、外胶体渗透压及水平衡;可以运输脂肪及其他营养物质;并能清除从组织间隙进入淋巴的红细胞、细菌等异物。由此可见,淋巴循环具有重要的生理意义。

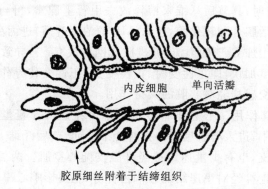

图 4-22　毛细淋巴管起始端结构示意图

第四节　心血管活动的调节

人体在复杂多变的环境中从事各项活动,各器官组织的代谢水平不同,对于血流量的需求也不断变化。机体通过神经、体液和自身调节,使心血管活动发生相应的改变,为全身各组织器官提供足够数量的血液,以保证其新陈代谢的正常进行。

一、神经调节

心肌和血管平滑肌均接受交感神经和副交感神经的双重支配,通过各种心血管反射调节心血管活动。

(一)心脏的神经支配

支配心脏的传出神经主要为心交感神经和心迷走神经(表 4-7)。

表 4-7　心脏的神经支配及其作用

项　目	心交感神经	心迷走神经
节前神经元	$T_1 \sim T_5$	延髓迷走神经背核和疑核
节后神经元递质	去甲肾上腺素	乙酰胆碱
受体	β_1 受体	M 受体
关键离子	Ca^{2+}	K^+
收缩力	激活钙通道,Ca^{2+} 内流	肌浆网 Ca^{2+} 释放减少
窦房结	促进 4 期内向电流	开放钾通道,K^+ 外流
房室交界	开放钙通道,Ca^{2+} 内流	抑制钙通道
效应	正性变时、正性变力、正性变传导	负性变时、负性变力、负性变传导

1. 心交感神经及其作用　心交感神经的节前纤维来自位于脊髓第 1～5 胸段($T_1 \sim T_5$)中间外侧柱的神经元。在星状神经节或颈交感神经节内换元,节后纤维组成心上、心中、心下神经,进入心脏后支配窦房结、房室交界、房室束、心房肌和心室肌。支配窦房结的交感纤维主要来自右侧心交感神经,支配房室交界的交感纤维主要来自左侧心交感神经。

当心交感神经兴奋时,其节后纤维末梢释放去甲肾上腺素,可与心肌细胞膜上的 β_1 肾上腺素能受体结合,激活腺苷酸环化酶,使 cAMP 的浓度升高,进而激活蛋白激酶和细胞内蛋白质的磷酸化过程,增加 Ca^{2+} 的内流,促进肌质网释放 Ca^{2+},导致心率加快,心肌收缩力加强,房室交界传导速度加快,即正性变时、正性变力、正性变传导作用。β 受体阻断剂(如普萘洛尔等)可阻断心交感神经对心脏的兴奋作用。

2. 心迷走神经及其作用　心迷走神经的节前纤维起源于延髓的迷走神经背核和疑核,行走于迷走神经干中,进入心脏后在心内神经节换元,节后纤维支配窦房结、心房肌、房室交界、房室束及其分支,也有少量迷走神经纤维支配心室肌。两侧心迷走神经对心脏的支配有差异,右侧心迷走神经对窦房结的影响占优势,主要影响心率;左侧心迷走神经对房室交界的作用较为明显。

心迷走神经兴奋时,其节后纤维末梢释放乙酰胆碱,可与心肌细胞膜上的 M 型胆碱能受体结合,使细胞膜对 K^+ 的通透性增大,导致 K^+ 外流增多,引起心率减慢、心房肌收缩力减弱、房室交界传导速度减慢,即负性变时、负性变力、负性变传导作用。阿托品是 M 型胆碱能受体阻断剂,能阻断心迷走神经对心脏的抑制作用。

知识链接

梦中的设计发现了神经递质

1920 年的一天,德国科学家奥托·洛维(Otto Loewi)在梦中获得了实验设计,便立即起床,奔赴实验室,用蛙心完成了简单的实验:将两个蛙心分离出来,第一个带有神经,第二个不带神经。两个蛙心都装上蛙心插管,并充以少量任氏液。刺激第一个心脏的迷走神经几分钟,心跳减慢;随即将其中的任氏液转移到第二个心脏内,后者的跳动也慢了下来。同样,刺激心脏的交感神经,而后将其中的任氏液转移至第二个心脏,后者的跳动也加快起来。这些结果证明神经并不直接影响心脏,而是在其末梢释放出特殊的化学物质,引起了众所周知的刺激神经后所特有的心脏功能的改变。1926年他确定迷走神经递质为乙酰胆碱。

(二) 血管的神经支配

除真毛细血管外,其他血管的血管壁内都有平滑肌分布,小动脉和微动脉的血管壁有较多的平滑肌分布。绝大多数血管平滑肌均接受自主神经的支配。支配血管平滑肌的神经纤维,可分为缩血管神经纤维和舒血管神经纤维两大类。体内绝大多数血管只接受缩血管神经纤维的单一支配,仅有一小部分血管还接受舒血管神经纤维支配。

1. 缩血管神经纤维　目前所知的缩血管神经纤维都是交感神经纤维,又称为交感缩血管神经纤维。它的节前纤维来自位于脊髓胸 1 至腰 3 节段($T_1 \sim L_3$)中间外侧柱,在椎旁和椎前神经节内换元,节后纤维末梢释放去甲肾上腺素,可与血管平滑肌细胞膜上的 α 和 β_2 受体结合,使 α 受体兴奋,血管平滑肌收缩,使 β_2 受体兴奋,血管平滑肌舒张。去甲肾上腺素与 α 受体的结合能力强于 β_2 受体,所以缩血管神经纤维兴奋主要引起血管收缩效应。

人体内多数血管只接受交感缩血管神经纤维的单一支配,不同部位血管中交感缩血管神经纤维分布密度不同：皮肤＞骨骼肌和内脏＞冠状动脉和脑血管；微动脉高于微静脉。正常安静状态下，交感缩血管神经纤维持续发放 1～3 次/s 的低频神经冲动，即维持一定程度的持续活动，这种紧张性活动使血管平滑肌保持一定程度的收缩状态，称为交感缩血管紧张。当交感缩血管神经纤维紧张性增强时，血管平滑肌的收缩增强，血管口径变小，血流阻力增大，血压增高；反之，血压降低。

2. 舒血管神经纤维　体内有少部分血管除接受缩血管神经纤维的支配外，还接受舒血管神经纤维的支配。舒血管神经纤维主要有以下两种。

（1）交感舒血管神经纤维：支配骨骼肌血管，其节后纤维末梢释放乙酰胆碱，与血管平滑肌细胞膜上的 M 型胆碱能受体结合，使血管舒张。在安静状态下，此类神经纤维无紧张性活动，只在情绪激动、恐慌或准备做剧烈运动时才发放冲动，使骨骼肌血管预先舒张，血流量增加。人受到强烈精神刺激时产生晕厥可能与此类神经纤维紧张性增强有关。

（2）副交感舒血管神经纤维：主要分布于脑、唾液腺、胃肠道外分泌腺和外生殖器等少数器官的血管平滑肌，其节后纤维末梢释放乙酰胆碱，与血管平滑肌细胞膜上的 M 型胆碱能受体结合，使血管舒张，增加该器官的血流量，其活动只对所支配组织器官的局部血流起调节作用，对循环系统总外周阻力的影响甚小。

（三）心血管中枢

在中枢神经系统内，与调控心血管活动有关的神经元集中的部位，称为心血管中枢（cardiovascular center），它广泛地分布在从脊髓至大脑皮层的各级水平。各级中枢互相联系，密切配合，保证心血管系统的活动协调一致，并与整个机体的需要相适应。

1. 脊髓心血管神经元　脊髓胸、腰段灰质外侧角中有支配心脏和血管的交感节前神经元，骶段还有支配血管的副交感节前神经元，它们的活动完全受延髓和延髓以上神经元控制。

2. 延髓心血管中枢　动物实验观察到，如果从中脑向延髓方向逐段横断脑干，只要保存延髓与脊髓的正常神经联系，动物的动脉血压和心率基本上可以保持在切断前的水平。如果在延髓下 1/3 水平横断脑干，即使没有离断延髓和脊髓之间的联系，动脉血压也将降低到近似脊椎动物的水平，由此说明延髓是调节心血管活动的基本中枢。

延髓的迷走神经背核和疑核存在心迷走中枢，发出心迷走神经节前纤维；在延髓腹外侧部存在心交感中枢和交感缩血管中枢，分别发出神经纤维控制脊髓内心交感神经和交感缩血管神经的节前神经元。

需要指出的是，在整体情况下，各种心血管反射并不是由延髓心血管中枢独立完成，而是在延髓以上各有关中枢的参与下共同完成的。

3. 延髓以上的心血管中枢　在延髓以上的脑干、下丘脑、小脑和大脑中均存在与心血管活动有关的神经元和神经结构。它们对心血管活动的调节作用更加高级，主要表现为与人体其他功能之间更加复杂的整合作用。例如，电刺激下丘脑的"防御反应区"，可立即使实验动物进入警觉状态，骨骼肌张力增加，表现出一系列准备防御的行为反应；与此同时，心血管活动也发生相应的反应，如心跳加快、皮肤内脏血管收缩、骨骼肌血管舒张、血压略升高等。心血管的上述反应是防御所必需的。这说明下丘脑对心血管的活动有整合作用。

4. 心血管中枢的紧张性活动　心迷走中枢、心交感中枢和交感缩血管中枢经常发放一定频率的冲动,通过各自的传出神经调节心脏和血管的活动,这种现象称为心血管中枢的紧张性活动。心迷走中枢和心交感中枢的紧张性活动对心脏的作用有交互抑制现象,即心迷走中枢兴奋性增强时,心交感中枢活动被抑制。心迷走中枢和心交感中枢之间安静状态下,心迷走中枢紧张性占优势,通过心迷走神经抑制窦房结(100次/min)活动,使心率减慢,平均为75次/min。在剧烈运动、情绪紧张、疼痛、大出血等情况下,心交感中枢紧张性占优势,表现为正性变时、正性变力、正性变传导作用。交感缩血管中枢的紧张性活动,通过交感缩血管神经纤维传出冲动,使血管处于适当的收缩状态,维持一定的外周阻力。

总之,心迷走神经、心交感神经和交感缩血管神经的紧张性活动起源于延髓的心血管中枢,而延髓心血管中枢的紧张性活动受高级中枢下传信息调控和外周感受器上传冲动的影响。可见,心血管活动的调节是由上起大脑、下至脊髓的一个完整统一的神经系统完成的。

(四)心血管反射

神经系统对心血管活动的调节是通过各种心血管反射来实现的,使心血管反射活动时刻随人体的功能状态、运动强度、环境变化以及心理状况的不同而调整,其意义在于维持人体内环境的相对稳定并适应外环境的各种变化。

1. 颈动脉窦和主动脉弓压力感受性反射　颈动脉窦和主动脉弓血管壁的外膜下存在丰富的感觉神经末梢,其分支末端膨大,能感受突发的血压升高对血管壁的机械牵张刺激,分别称为颈动脉窦压力感受器和主动脉弓压力感受器(图4-23)。

当动脉血压使管壁扩张、外膜下的神经末梢受到机械牵张时,压力感受器兴奋发出传入冲动。实验表明,在一定范围(60~180 mmHg)内,压力感受器的传入冲动频率与动脉血压、血管壁的扩张程度成正比,而且颈动脉窦压力感受器对搏动性的压力刺激要比持续性压力刺激更加敏感,这一特征是和正常机体动脉血压随心动周期而波动的特点相适应的。

颈动脉窦压力感受器的传入神经为颈动脉窦神经,窦神经加入舌咽神经,进入延髓,人的主动脉弓压力感受器的传入神经行走于迷走神经干内,然后进入延髓,二者经常发放一定数量的传入冲动到达孤束核,换元后投射到延髓心血管中枢,使心迷走中枢兴奋、心交感中枢和交感缩血管中枢抑制。压力感受性反射的传出神经为心迷走神经、心交感神经和交感缩血管神经,效应器为心脏和血管。

当动脉血压升高时,颈动脉窦和主动脉弓管壁受到牵张刺激而兴奋,通过窦神经和迷走神经传入延髓心血管中枢的冲动频率增加,使心迷走中枢的紧张性活动增强,心交感中枢和交感缩血管中枢的紧张性活动减弱,通过心迷走神经纤维传出冲动增多、心交感神经纤维和交感缩血管神经纤维传出冲动减少,作用于心脏和血管,导致心率减慢、心肌收缩力减弱、心输出量减少以及血管舒张、外周阻力降低;总的结果是血压下降,接近正常水平。因此,颈动脉窦和主动脉弓压力感受性反射又称为降压反射。尤需强调的是所谓降压反射具有双向调节能力,当动脉血压降低时,压力感受器传入冲动减少,将最终使血压上升,恢复正常水平,其过程如图4-24所示。

在颈动脉窦灌流的动物实验中,将颈动脉窦区与体循环隔离,但保留窦神经与中枢的联系,可以观察窦内压与全身动脉血压之间的关系,结果表明,当窦内压在80~160 mmHg

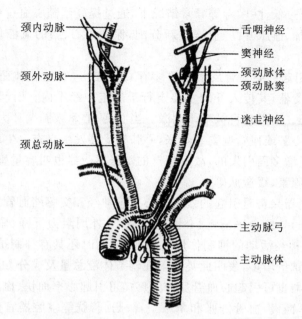

图 4-23 颈动脉窦区和主动脉弓区的压力感受器与化学感受器

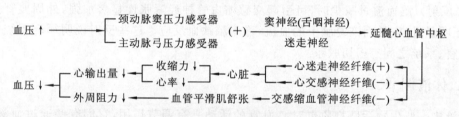

图 4-24 降压反射示意图

范围内变动时,动脉血压随窦内压的升高而降低。当窦内压高于 180 mmHg 左右时,动脉血压不再下降;当窦内压低于 60 mmHg 左右时,动脉血压也不再升高;而窦内压在正常平均动脉压水平(约 100 mmHg 左右)变动时,压力感受性反射最敏感,即纠正偏离正常水平的血压的能力最强。

综上所述,颈动脉窦和主动脉弓压力感受性反射是一种负反馈调节,其生理意义是对动脉血压进行快速而准确的调节,以维持动脉血压的相对稳定。通常此反射在心输出量、外周阻力、血容量等发生突然变化时,对动脉血压起即时性调节作用,尤其对动脉血压骤降时的缓冲作用更为重要,而对缓慢变化的血压或持续存在的高血压不敏感。

2. 颈动脉体和主动脉体化学感受性反射 化学感受器分别位于颈总动脉分叉处和主动脉弓区域,称为颈动脉体和主动脉体化学感受器。当 PaO_2 降低、$PaCO_2$ 分压增高和 H^+ 浓度增高时,均可使上述化学感受器兴奋,其冲动沿窦神经和迷走神经传入延髓,影响延髓内呼吸神经元和心血管神经元的活动,主要效应是引起呼吸加深加快,同时引起除心、脑以外的其他部位的血管收缩,由于呼吸加深加快本身可反射性地引起心率加快,从而掩盖了化学感受器传入冲动对心迷走中枢的兴奋作用。

正常情况下,颈动脉体和主动脉体化学感受性反射主要对呼吸具有经常性调节作用,以维持血中 O_2 和 CO_2 含量的相对稳定。而对心血管的调节作用不明显,只有在机体缺氧、窒息、失血、动脉血压过低、酸中毒等异常情况下,通过提高延髓心血管中枢的紧张性,使心率加快、心输出量增加、血压升高、血液重新分配,保证了心、脑的血液供应,以维持其正常功能。

3. 心肺感受器引起的心血管反射 许多存在于心房、心室和肺循环大血管壁内的感受器,总称为心肺感受器,其传入纤维主要走行于迷走神经干内。引起心肺感受器兴奋的适宜刺激有以下两类。一类是机械牵张刺激。当心房、心室或肺循环大血管内压力升高或血容量增大时,可使心脏或血管壁受到牵张,心肺感受器发生兴奋。生理条件下,心房壁的牵张主要是由血容量增多而引发的,故心房壁的牵张感受器也叫容量感受器。另一类是化学物质刺激,如前列腺素、缓激肽等。

大多数心肺感受器兴奋时引起的效应是心交感神经和交感缩血管神经紧张性降低,心迷走神经紧张性增强,导致心率减慢、心输出量减小、外周阻力下降、血压降低。心肺感受器兴奋时,对肾交感神经活动的抑制作用特别明显,同时还具有抑制抗利尿激素释放等作用,使肾脏排水和排钠量增多,表明此类反射在调节体液总量及成分方面具有一定意义。

此外,其他感受器也可引起心血管反应。疼痛可引起心率加快、血压升高,但长时间剧烈疼痛可能引起心率减慢、血管舒张和晕厥。胃、肠、膀胱等空腔器官受到扩张,睾丸受到挤压时,常可引起心率减慢和外周血管舒张的效应。压迫眼球可反射性地引起心率变慢称为眼-心反射。脑血流量减少时,可引起交感缩血管神经紧张性显著加强,外周血管强烈收缩,血压明显升高,从而恢复脑干的血流,称为脑缺血反应。这些反射说明循环系统的活动与各器官、系统之间有密切联系。

二、体液调节

体液中一些生物活性物质也对心血管的活动具有调节作用,它们有些通过血液运输,广泛作用于心血管系统,有些则主要作用于局部血管,调节局部组织的血流量。

(一)肾上腺素和去甲肾上腺素

血液中的肾上腺素(epinephrine,E)和去甲肾上腺素(norepinephrine,NE,或 noradrenaline,NA)都属于儿茶酚胺类激素,主要来自肾上腺髓质,其中肾上腺素约占80%,去甲肾上腺素约占20%,两者比较见表4-8。交感神经节后纤维释放的去甲肾上腺素一般均在局部发挥作用,只有极少量进入血液循环。

表 4-8 肾上腺素与去甲肾上腺素的比较

项　目	肾上腺素	去甲肾上腺素
来源	肾上腺髓质	肾上腺髓质、交感神经末梢
数量	约80%	约20%
受体	可与 α、β_1、β_2 受体结合	与 α、β_1 受体结合
对心肌作用	与 β_1 结合产生正性作用(强)	与 β_1 结合产生正性作用(弱)
对血管作用	结合 α 受体,收缩血管;结合 β_2 受体,舒张血管	可与 α 体结合(主要),收缩血管
生理效应	强心	升压

肾上腺素可与 α 和 β 两类受体结合。在心脏,肾上腺素与 β_1 受体结合后,引起心率加

快、房室传导加速、心肌的收缩力增强,导致心输出量增多,临床上常作为"强心"药用于心脏复苏。而对血管的作用则因 α 和 β₂ 受体的分布不同而异,肾上腺素引起 α 受体占优势的腹腔血管、皮肤血管收缩;同时使 β₂ 受体占优势的冠状血管、肝脏和骨骼肌血管舒张,小剂量的肾上腺素以兴奋 β₂ 受体为主,这种舒血管作用超过对其他部位的缩血管作用,故全身总外周阻力降低。大剂量的肾上腺素则引起体内大多数血管收缩,总外周阻力增大,血压升高。

去甲肾上腺素主要与 α 受体和 β₁ 受体结合,而与 β₂ 受体的结合能力很弱,故对全身的血管平滑肌普遍具有收缩作用,使外周阻力增大,动脉血压升高,临床上常将去甲肾上腺素作为缩血管的升压药物。去甲肾上腺素与 β₁ 受体结合力比肾上腺素弱,虽然用去甲肾上腺素灌流离体心脏,可使心率加快,但在整体条件下,由于去甲肾上腺素使血管平滑肌强烈收缩、外周阻力增大、血压明显升高,可引起压力感受性反射活动加强,并超过去甲肾上腺素对心脏的直接作用,反而导致心率减慢。

在一般情况下,肾上腺髓质分泌肾上腺素和去甲肾上腺素的量是很少的,但在运动、劳动、情绪激动、失血、窒息、疼痛等情况下分泌量增多,这有利于促进血液循环,以适应机体的需要。

(二)肾素-血管紧张素-醛固酮系统

肾素(renin)是由肾球旁细胞合成并分泌的一种蛋白质水解酶,经肾静脉进入血液循环后,使血浆中的由肝脏合成的血管紧张素原水解,产生一个十肽,为血管紧张素 I,后者在肺组织中的血管紧张素转换酶的作用下,水解为一个八肽,为血管紧张素 II。血管紧张素 II 还可在血浆和组织中的氨基肽酶的作用下进一步水解为七肽,即血管紧张素 III。其中,血管紧张素 II 对循环系统的作用最强,主要作用如下:①直接促进全身小动脉、微动脉收缩,使血压升高,也可促进静脉收缩,使回心血量增加;②作用于交感神经节后纤维,使其释放递质增多;③作用于第四脑室后缘区,使交感缩血管中枢的紧张性加强;④与血管紧张素 III 一起促进肾上腺皮质释放醛固酮。醛固酮可促进肾小管对 Na^+、水的重吸收,使循环血量增加。因此,血管紧张素 II 总的作用是使血压升高。由于肾素、血管紧张素和醛固酮三者关系密切,故将它们联系起来称为肾素-血管紧张素-醛固酮系统(见第八章)。这一系统对动脉血压的长期调节具有重要意义。

正常情况下,血液中血管紧张素形成不多,而且易被血管紧张素酶分解失活,故平时对血压调节作用不大。但当机体因某种原因(如大失血)引起血压显著下降、肾血流量减少、血浆中 Na^+ 浓度降低、交感神经兴奋时,可刺激肾球旁细胞分泌大量肾素,使血液中血管紧张素增多,从而促使血压回升,血量增多。这有利于改善心、脑、肾等重要器官的血液供应,是机体对抗低血压的一种机制。某些肾脏疾病因肾组织长期缺血,可使肾素和血管紧张素长期增多,导致肾性高血压。

(三)血管升压素

血管升压素(vasopressin,VP)在下丘脑的视上核和室旁核的一些神经元合成,这些神经元发出轴突,经下丘脑-垂体束运输到神经垂体储存,需要时释放入血。生理情况下,主要作用于肾脏,与远曲小管和集合管上皮细胞的 V_2 受体结合,促进远曲小管和集合管对水的重吸收,使尿量减少,故又称为抗利尿激素(antidiuretic hormone,ADH)。VP 对血压不起经常性调节作用,但在人体大量失血、严重失水等情况下,VP大量释放,其浓度高于正常血浆浓度的 100 倍时,可以与全身血管平滑肌上 V_1 受体结合并使血管平滑肌收缩,引起血压升高,对维持体液量及血压回升具有重要作用,是目前已知的最强的缩血管物质之一。

(四)心房钠尿肽

心房钠尿肽(atrial natriuretic peptide,ANP)又称为心钠素或心房肽,是由心房肌细胞合成和释放的多肽类激素。心房壁受牵拉可引起 ANP 释放,ANP 主要作用于肾脏,抑制 Na^+ 的重吸收,具有强大的利钠和利尿作用。ANP 有较强的舒血管作用,可使外周阻力降低;还可使心率减慢,心输出量减少。此外,ANP 还能抑制肾素、血管紧张素、醛固酮、血管升压素的释放。以上作用都可导致体内细胞外液量减少,血压降低。

(五)血管内皮生成的血管活性物质

血管内皮能生成和释放多种血管活性物质,引起血管平滑肌的舒张或收缩。

1. 血管内皮生成的舒血管物质　血管内皮生成和释放的舒血管物质主要有 NO 和前列环素。NO 能激活血管平滑肌细胞内的可溶性鸟苷酸环化酶,使 cGMP 浓度升高,游离 Ca^{2+} 浓度降低,使血管舒张;与此同时,它还可减弱缩血管物质对血管平滑肌的直接收缩效应。前列环素,也称前列腺素 I_2,它通过降低血管平滑肌细胞内的 Ca^{2+} 浓度,使血管舒张。

2. 血管内皮生成的缩血管物质　内皮素是由 21 个氨基酸残基组成的多肽,是目前已知的最强烈的缩血管物质之一,其作用机制是与血管平滑肌细胞膜上的特异受体结合,促进肌质网释放 Ca^{2+},从而使血管平滑肌收缩加强。给动物注射内皮素可引起持续时间较长的升压效应,但在升压前常先出现短暂的降压过程。

(六)其他体液因素

1. 激肽释放酶-激肽系统　血浆激肽释放酶和组织激肽释放酶可以将血浆中的蛋白质底物激肽原水解,分别生成缓激肽和胰激肽(血管舒张素),缓激肽能够通过内皮释放 NO,使血管平滑肌舒张和毛细血管的通透性增加,增加局部血流量。缓激肽和胰激肽是目前已知的最强的舒血管活性物质,也参与动脉血压的调节,通过引起全身血管舒张,导致外周阻力减小、血压降低。

2. 组胺　组胺具有强烈的舒血管作用,并使毛细血管壁和微静脉通透性增加,形成局部组织水肿,严重时造成血管容量增大及循环血量相对减少,致使血压下降,甚至引起休克。组织损伤、炎症或过敏反应都可促进组胺释放。皮肤、肺和肠系膜的肥大细胞中含有大量的组胺。

3. 前列腺素　不同类型的前列腺素对于血管平滑肌的作用不同。前列腺素 E_2 具有较强舒血管作用,前列腺素 $F_{2\alpha}$ 则可使静脉收缩。

第五节　重要器官的血液循环

安静状态下,体内各个器官的平均血流量和耗氧量不同,其中血流量取决于该器官的动、静脉压差和阻力血管的舒缩状态,具有各自的特征。本节仅讨论心、肺、脑几个主要器官的血液循环特点与调节。

一、冠状动脉循环

（一）冠状动脉循环的解剖特点

冠状动脉循环是营养心脏自身的血液循环。心脏的血液供应来自左、右冠状动脉，其主干走行于心脏表面，小分支常以垂直于心脏表面的方向穿入心肌。这种分支方式使血管在心肌收缩时容易受到压迫。分支最终形成毛细血管网分布于心肌纤维之间，并与之走行相平行。心脏的毛细血管网分布极为丰富，通常毛细血管数量和心肌纤维数量之比为1：1，使心肌和冠状动脉之间的物质交换能很快地进行。当心肌发生病理性肥厚时，心肌纤维直径增大，但毛细血管数量并无相应增加，所以肥厚的心肌容易发生血液供应不足。冠状动脉的侧支细小、血流量少，当冠状动脉突然发生阻塞时，侧支循环往往需要经过相当长的时间才能建立，因此极易导致心肌梗死。但如果冠状动脉阻塞是缓慢形成的，则侧支可逐渐扩张，形成有效的侧支循环，起到代偿作用。冠脉造影是临床上诊断冠心病的金指标。

（二）冠状动脉循环的生理特点

1. 血压较高，血流量大 足够的冠状动脉血流量是心脏泵血功能的基本保证。冠状动脉直接开口于主动脉根部，循环途径短，血压高，血流快，血流量大。中等体重的正常成人安静时，其总冠状动脉血流量约为 225 mL/min，占心输出量的 4%～5%，而心脏仅占人体重的 0.5%左右。冠状动脉血流量的多少取决于心肌的活动，故左心室心肌血流量大于右心室。当剧烈运动心肌活动增强时，冠状动脉血流量可增至安静状态时的 4～5 倍。这一特点可适应心脏工作量大、耗氧量多的需要。

2. 血流量受心肌收缩的影响显著 由于冠状动脉的分支垂直穿行于心肌组织之中，因此，心肌节律性收缩对冠状动脉血流量影响较大，尤其对左冠状动脉血流的影响更为显著（图 4-25）。左心室收缩时可压迫肌纤维之间的小血管，使冠状动脉血流阻力增大，血流量明显减少；而左心室舒张时，小血管受压减轻，血流阻力减小，血流量增多；并且心室舒张期较心室收缩期长，因而心室舒张期左冠状动脉血流量明显多于心室收缩期。由于右心室肌肉较薄弱，故右冠状动脉血流量在心室收缩期和心室舒张期差不多。如果主动脉舒张压增高，冠状动脉血流量将显著增加；心率加快时，由于心室舒张期明显缩短，冠状动脉血流量将减少，可见影响冠状动脉血流量的重要因素是主动脉舒张压的高低和心室舒张期的长短。

3. 摄氧率高，耗氧率大 心肌富含肌红蛋白，摄氧能力强，同时由于心肌做功大，所以耗氧量大。心肌对缺血、缺氧很敏感。冠心病患者，可因冠状动脉痉挛，使心肌血液供给不足，引发心绞痛。如果冠状动脉

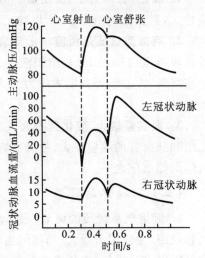

图 4-25 心动周期中左、右冠状动脉血流变化示意图

发生急性阻塞,来不及建立足够的侧支循环,可造成急性供血不足而引起心肌梗死,严重者数小时内心脏即停止跳动而死亡。

（三）冠状动脉循环的调节

冠状动脉血流量可受神经和体液因素的调节,但最重要的是受心肌自身代谢产物的调节。

1. 心肌代谢水平的影响　实验证明,心肌收缩的能量来源几乎只依靠有氧代谢。冠状动脉血流量与心肌代谢水平成正比。当心肌代谢增强,耗氧量增多时,心肌代谢产物如 H^+、CO_2、乳酸、缓激肽、腺苷增多,都可引起冠状动脉舒张,冠状动脉血流量明显增多,其中腺苷具有强烈的舒张冠状动脉的作用。

2. 神经调节　冠状动脉受交感神经和迷走神经支配,前者对冠状动脉的直接作用是使其收缩,后者使其舒张。但在整体条件下,神经因素对冠状动脉血流影响很快被代谢改变引起的血流变化掩盖。

3. 体液调节　肾上腺素和去甲肾上腺素,一方面直接作用于冠状动脉上的 α 和 β 受体,引起冠状动脉的收缩或舒张;另一方面通过增强心肌代谢水平,加大心肌耗氧量使冠状动脉血流量增加。血管紧张素 Ⅱ 和大剂量的血管升压素则可使冠状动脉收缩、血流量减少。甲状腺激素通过增强心肌代谢,可以使冠状动脉舒张、血流量增大。

二、肺循环

肺循环是指血液从右心室经肺动脉、肺泡周围毛细血管、肺静脉回到左心房的循环过程。肺循环的全部血管都位于胸腔内,易受胸膜腔负压的影响,从而形成了自身的特点。

（一）肺循环的生理特点

1. 路径短、阻力小、血压低　肺动脉及其分支短而粗,管腔大,管壁较主动脉的薄,顺应性大,对血流的阻力小,所以肺循环是一个低压系统,易受心功能的影响。

2. 有效滤过压是负值　正常情况下,肺毛细血管血压平均仅为 7 mmHg,远低于血浆胶体渗透压(25 mmHg),组织液生成的有效滤过压是负值,故肺组织无组织液生成。但左心衰竭时,左心室舒张期末压力增大,肺静脉和肺毛细血管血压升高,可生成组织液,形成肺水肿。

3. 血容量较大、变化范围大　肺的血容量约为 450 mL,约占全身血量的 9%。由于肺组织和肺血管的顺应性大,故肺血容量的变动范围较大,深吸气时则可增加到 1000 mL,是机体的储血库之一。

（二）肺循环的调节

1. 肺泡气氧分压的调节　急、慢性缺氧引起的肺泡气氧分压过低,能使肺泡周围的微动脉收缩,血流阻力增大,局部的血流量减少,使血液流经氧含量较高的肺泡,使肺内气体交换得以充分进行,避免影响体循环血液的氧含量。长期居住高海拔地区的人,由于空气中氧气稀薄,肺动脉高压常因此引发右心室肥厚。

2. 神经和体液调节　肺循环血管接受交感神经和迷走神经支配,交感神经兴奋使肺血管收缩,血流阻力增大,迷走神经兴奋使肺血管轻度舒张。

肾上腺素、去甲肾上腺素、血管紧张素Ⅱ,均能引起肺循环血管收缩;组胺、5-羟色胺能使肺循环的微静脉收缩,而乙酰胆碱则使肺血管舒张。

三、脑循环

脑的血液供应来自颈内动脉和椎动脉,在脑底部形成脑底动脉环,由此发出分支,供给脑的不同部位。脑静脉血先汇入静脉窦,再经颈内静脉回流入腔静脉。

(一)脑循环的特点

1. 血流量大、耗氧量多 正常成人在安静状态下,脑血流量约占心输出量的15%,耗氧量占全身总耗氧量的20%左右,而脑的重量只占体重的2%左右,因此,脑组织对缺氧、缺血的耐受性很低。在正常体温条件下,停止脑部供血数秒钟,意识即丧失,停止供血5~6 min,则大脑功能将出现不可逆性的损伤,因此在应激状态下,血液重新分配,优先保证脑的血液供给非常重要。

2. 血流量变化小 由于颅腔容积是固定的,因而脑组织、脑血管和脑脊液三者容积之和必须相对固定。而脑组织和脑脊液均不可压缩,故限制了脑血管的舒缩程度,其血流量的变化较其他器官小。

3. 存在血-脑脊液屏障和血-脑屏障 在毛细血管血液和脑脊液之间存在限制某些物质自由扩散的屏障,称为血-脑脊液屏障。在毛细血管血液和脑组织之间也存在类似的屏障,称为血-脑屏障。脂溶性物质如 O_2、CO_2、某些麻醉药物、乙醇等容易通过,但对水溶性物质来说,如葡萄糖、氨基酸的通透性大,而甘露醇、蔗糖和许多离子的通透性则很低,甚至不能通过。两种屏障的存在,对保持脑组织内环境的稳态和防止血液中的有害物质进入脑内具有重要意义。

(二)脑循环的调节

1. P_{CO_2} 增高、P_{O_2} 降低的影响 P_{CO_2} 增高和 P_{O_2} 降低都有直接的舒血管效应。但在整体情况下,P_{CO_2} 增高和 P_{O_2} 降低引起的化学感受性反射可引起血管收缩。由于化学感受性反射对脑血管的缩血管效应很小,所以,P_{CO_2} 增高和 P_{O_2} 降低对脑血管的直接舒血管效应非常明显。因此,在脑力劳动时,脑代谢增强,CO_2增多,使整个脑血流量增多,使活动最多的脑局部组织得到更多的血液供给;反之,过度通气使 CO_2 呼出过多时,脑血流量减少,可引起头晕。

2. 脑血流的自身调节 脑血流量取决于脑平均动脉压和脑血管的血流阻力的大小,当平均动脉压在 60~140 mmHg 的范围内变动时,脑血管可通过其自身调节机制使脑血流量保持稳定。在这一范围内,平均动脉压升高时,脑内微动脉收缩,血流阻力增大,脑血流量不会增多;反之,当平均动脉压降低时,脑内微动脉舒张,血流阻力减小,脑血流量不会减少。平均动脉压低于 60 mmHg,脑血流量明显减少,可引起脑功能障碍。若平均动脉压高于 140 mmHg,脑血流量增加,脑毛细血管血压过高,可导致脑水肿。

3. 神经调节 脑血管接受交感缩血管神经纤维和副交感舒血管神经纤维的支配,分别引起轻度的脑血管收缩和舒张,对脑血流量调节作用甚小。

小　结

心血管系统由心脏和血管组成,心脏是血液循环系统的动力源,它的节律性的收缩与舒张是推动血液在心脏和血管中周而复始地定向流动的原动力,血管是血液运行的管道和物质交换的场所,分为动脉、毛细血管和静脉三大类。

血液循环是指血液沿循环系统周而复始地定向流动,其原动力来自心脏的泵血功能。心脏的泵血过程即是心脏进行节律性的收缩与舒张的过程。心脏的一次收缩和舒张,构成一个心动周期。在一个心动周期中,心室的收缩与舒张是造成室内压变化,并导致心房与心室之间、心室与主动脉之间产生压力差的根本原因,而压力差又是引起瓣膜开闭的直接动力。瓣膜的开闭是血液呈单向流动的关键。心脏的泵血功能常用搏出量、射血分数、心输出量、心指数和心脏做功量来评价。心输出量取决于搏出量和心率,凡影响搏出量和心率的因素(如前负荷、后负荷、心肌收缩力等)均影响心输出量。

心脏泵血功能的实现是以心肌细胞的生物电活动为基础的。根据组织学和电生理学特点,可将心肌细胞分为两类:一类是构成心脏的特殊传导系统的自律细胞;另一类是构成心房壁和心室壁的普通心肌细胞,即非自律细胞或工作细胞。心室肌细胞的动作电位分为五个分期,即 0、1、2、3、4 期。其中 2 期是心室肌细胞动作电位的主要特征。窦房结自律细胞的动作电位分为 0、3、4 三个期,其最大的特点是 4 期膜内电位缓慢去极化,一旦达到阈电位(约 -40 mV),便产生一个新的动作电位。4 期自动去极化是自律性产生的电生理基础。

心肌细胞的生理特性包括自律性、兴奋性、传导性和收缩性。心脏自律组织中窦房结的自律性最高,因而是主导心脏产生兴奋和收缩的正常起搏点,以窦房结为起搏点的心脏节律,称为窦性心律。心肌细胞每发生一次兴奋,其兴奋性会发生周期性的变化,即经历有效不应期、相对不应期和超常期,然后恢复到原来状态。心肌细胞的有效不应期特别长,相当于整个收缩期和舒张早期,因而心肌不会产生完全强直收缩,这对心脏的泵血功能具有重要意义。

血压是指血管内流动的血液对单位面积血管壁的侧压力。动脉血压形成前提是足够的血液充盈、心室收缩射血和外周阻力。影响动脉血压的因素包括搏出量、心率、外周阻力、大动脉管壁的弹性储器作用、循环血量与血管容积,其中影响收缩压的主要是搏出量,影响舒张压的是外周阻力和心率。静脉血管是血液回心的管道,中心静脉压通常指右心房和胸腔内大静脉的血压,其高低与心脏射血能力和静脉回心血量有关。静脉回心血量受体循环平均充盈压、心脏收缩力、重力与体位、骨骼肌的挤压作用、呼吸运动等多种因素影响。微循环是指微动脉与微静脉之间的血液循环,包括三个通路:迂回通路是物质交换的场所;动-静脉短路分布于皮肤,可调节体温;直捷通路分布于骨骼肌,促进部分血液回静脉。组织液是血浆滤过毛细血管壁而生成的,其滤过和重吸收取决于有效滤过压,有效滤过压＝(毛细血管压＋组织液胶体渗透压)－(血浆胶体渗透压＋组织静水压),组织液过多将引起水肿。

心血管活动主要受神经调节和体液调节。延髓是调节心血管活动的基本中枢,心交感神经起正性变时、正性变力、正性变传导作用,心迷走神经与之拮抗,并在平静状态下占优势。颈动脉窦和主动脉弓压力感受性反射是最为重要的心血管反射,通过双向调节,维持动脉血压稳定在正常范围内,在对动脉血压进行快速调节的过程中起重要作用。心血管活动的体液调节主要包括肾上腺素(强心)和去甲肾上腺素(升压)、肾素-血管紧张素-醛固酮系统、血管升压素等。

冠状动脉是心脏的营养血管,冠状动脉循环具有血压较高、血流量大、受心肌收缩的影响显著、摄氧率高、耗氧率大等特点。主要受心肌自身的代谢水平调节。肺循环是一个低压系统,其血容量较大且变化范围大。肺循环血流量主要受肺泡气氧分压的调节。脑循环血流量大但变化小,耗氧量多,且存在血-脑脊液屏障和血-脑屏障,主要通过自身调节保持脑血流相对稳定,脑血管的舒缩活动主要受血液中化学因素如CO_2、O_2和H^+等的影响,其中CO_2起着主导作用。脑组织对缺血、缺氧耐受性差,在应激状态下,血液重新分配,优先保证脑的血液供给。

能力检测

一、名词解释

心动周期、搏出量、射血分数、心输出量、心指数、心肌前负荷、心肌后负荷、心肌收缩力、有效不应期、自动节律性、窦性节律、期前收缩、代偿间期、房室延搁、血压、平均动脉压、收缩压、舒张压、中心静脉压。

二、简答题

1. 请以左心室为例说明一个心动周期中心房、心室、主动脉压力、瓣膜开闭、血流方向和心室容积的变化。

2. 试述心输出量的影响因素及作用机制。

3. 简述第 1 心音和第 2 心音产生机制、听诊部位、特点及临床意义。

4. 分别以心室肌细胞、窦房结细胞为例,试述工作细胞和自律细胞的动作电位的分期及其形成机制。

5. 心肌细胞在一次兴奋后,兴奋性将发生哪些变化?简述其特点及影响因素。

6. 简述影响心肌自律性的因素。期前收缩和代偿间歇是怎样产生的?

7. 试述正常心脏内兴奋传导的途径、特点和房室延搁的生理意义。

8. 动脉血压是如何形成的?影响动脉血压的因素有哪些?

9. 影响静脉回心血量的因素有哪些?

10. 何为微循环?试述微循环的组成、血流通路及其生理功能。

11. 影响组织液生成的因素有哪些?举例说明心源性水肿的特点及产生机制。

12. 试述心交感神经和心迷走神经在心脏活动中的作用及其机制。

13. 正常情况下,机体主要通过何种调节方式维持动脉血压的相对稳定?

14. 急性失血时可出现哪些代偿性反应?

15. 试述肾上腺素和去甲肾上腺素在心血管活动中的生理作用。

(杨智航)

第五章
呼　吸

学习目标

掌握：肺通气的直接动力和原动力，胸膜腔内压的形成和意义，肺的弹性阻力，肺表面活性物质及其作用，肺泡通气量，肺换气及其影响因素，O_2 和 CO_2 在血液中的主要运输形式，血氧饱和度，氧解离曲线及其影响因素，化学感受性反射。

熟悉：呼吸运动；肺内压及其周期性变化，胸廓的弹性阻力、非弹性阻力，肺容积和肺容量，肺通气量和无效腔；气体交换的原理，组织换气的过程；肺牵张反射。

了解：呼吸的意义和呼吸的基本过程；肺和胸廓的顺应性；影响组织换气的因素；呼吸中枢与呼吸节律的形成。

机体在生命活动过程中，就需要不断地从外界环境中摄取 O_2，并把自身产生的 CO_2 排出体外。这种，机体与外界环境之间进行气体交换的过程，称为呼吸（respiration）。呼吸的生理意义在于维持体内 O_2 和 CO_2 含量的相对稳定，保证组织细胞新陈代谢的正常进行。

人体呼吸的全过程可分成以下四个相互衔接并同时进行的环节。①肺通气，即肺泡与外界环境之间的气体交换过程；②肺换气，即肺泡与肺毛细血管血液之间的气体交换过程；③气体在血液中的运输；④组织换气，即组织细胞与组织毛细血管血液之间的气体交换过程（有时也将细胞内的生物氧化过程包括在内），也称为内呼吸。肺通气与肺换气又合称为外呼吸，通常所说的呼吸一般是指外呼吸（图 5-1）。由此可见，呼吸是由呼吸系统和血液循环系统协同完成的。因此，其中任一环节发生障碍，均可引起机体缺 O_2 和 CO_2 潴留，从而影响组织细胞新陈代谢的正常进行和内环境的稳定，甚至危及生命。

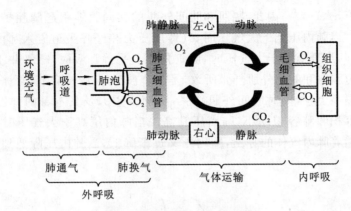

图 5-1 呼吸的全过程示意图

第一节 肺 通 气

肺通气(pulmonary ventilation)是指肺泡与外界环境之间的气体交换过程。肺通气是在肺通气的动力作用下克服肺通气的阻力来实现的。实现肺通气的结构基础包括呼吸道、肺泡、胸廓、呼吸肌和胸膜腔等。呼吸道是气体进出肺泡的通道,对吸入的气体具有加温、加湿、过滤、清洁以及发生防御反射等功能,呼吸道平滑肌的收缩和舒张可改变呼吸道的阻力并调节通气量。肺泡是气体交换的主要场所。胸廓的节律性运动是实现肺通气的动力来源。胸膜腔则是在肺与胸廓之间起耦联作用的结构。

一、肺通气的动力

根据流体力学的原理,气体总是从压力高的地方流向压力低的地方,所以,气体进出肺泡取决于肺与大气之间的压力差。肺扩张时,肺内压下降,当肺内压低于大气压时,气体进入肺内,称为吸气;肺回缩时,肺内压升高,当肺内压高于大气压时,气体流出肺外,称为呼气。肺本身并没有主动的伸缩能力,肺的扩张与缩小需要由胸廓来带动,而胸廓的扩大和缩小又是通过呼吸肌的舒缩活动来实现的。可见,肺与大气之间的压力差是实现肺通气的直接动力,而呼吸肌收缩和舒张造成的胸廓扩大与缩小则是肺通气的原动力。

(一) 呼吸运动

呼吸肌的收缩和舒张引起的胸廓节律性扩大和缩小,称为呼吸运动(respiratory movement),胸廓扩大称为吸气运动,而胸廓缩小则称为呼气运动。呼吸运动的频率可因年龄、肌肉活动和情绪变化等因素不同而发生变化,例如,新生儿呼吸频率比成人快,运动时呼吸频率加快。

1. 平静呼吸与用力呼吸 人体在正常安静状态下,呼吸运动平稳而均匀,频率为 12～18 次/min,这种运动称为平静呼吸(eupnea)。平静呼吸时,吸气是由主要吸气肌,即膈肌和肋间外肌的收缩引起的,是一个主动过程。当膈肌收缩时,膈顶下降,使胸腔的上下径增大(图 5-2(a)、(b)),同时肋间外肌收缩,肋骨上提并外展,胸骨上举,使胸腔的前后径和左右径增大(图 5-2(b)、(c))。因此,膈肌和肋间外肌的共同收缩引起胸腔扩大,肺也随之扩张,肺内压降低。当肺内压低于大气压时,气体顺压力差经呼吸道流入肺内。随着气体的进入,肺内压升高,当升至等于大气压时,吸气停止。平静呼吸时,呼气并不是由呼气肌收缩引起的,而是由膈肌和肋间外肌舒张所致,是一个被动过程。当膈肌舒张时,由于腹腔内压力的作用,使膈顶上移,同时肋间外肌舒张,胸廓因重力及其本身的弹性作用而发生回位,结果使胸腔容积和肺容积缩小,肺内压升高。当肺内压高于大气压时,气体从肺内流出,形成呼气。随着肺内气体的呼出,肺内压又逐渐降低,当肺内压降低到等于大气压时,呼气停止。

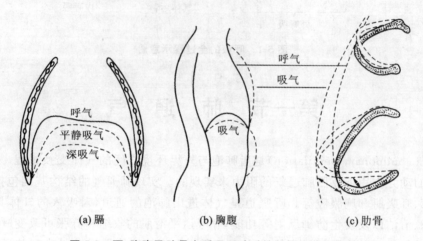

(a) 膈　　　　　　　　(b) 胸腹　　　　　　　　(c) 肋骨

图 5-2　膈、胸腹及肋骨在呼吸运动时的位置变化示意图

由此可见,平静呼吸时,吸气是主动的,呼气是被动的。由于胸腔呈圆锥形,下部容积明显大于上部容积,因此膈肌稍下降,就可使胸腔和肺的容积显著增大(图 5-2(a)、(b))。据估计,平静呼吸时,由于膈肌下降而增加的胸腔容积占肺通气总量的 4/5,所以膈肌的舒缩在肺通气中起主要作用。

当机体活动增强,如劳动或运动时,呼吸运动将加深加快,通气量增加,称为用力呼吸(labored breathing)或深呼吸。用力吸气时,除膈肌和肋间外肌加强收缩外,胸锁乳突肌和斜角肌等辅助吸气肌也参与收缩,使胸腔容积和肺容积进一步扩大,肺内压也比平静吸气时更低,因此更多的气体被吸入肺内。用力呼气时,除吸气肌舒张外,肋间内肌、腹壁肌肉等呼气肌也参与收缩,使胸廓和肺容积进一步缩小,肺内压比平静呼气时更高,因而呼出更多的气体。由此可见,用力呼吸时,吸气和呼气都是主动过程。在某些疾病(如心力衰竭等)或肺通气阻力增大等情况下,在用力呼吸的同时,可发生鼻翼扇动并伴有喘不过气来的主观感觉,称为呼吸困难。

知识链接

呼吸困难

呼吸困难是呼吸功能不全的一个主要症状。患者主观感觉空气不足,呼吸费力,以鼻翼扇动、张口耸肩为主要表现,同时伴有呼吸频率、深度和节律的改变,甚至出现发绀。引起呼吸困难的原因主要是呼吸系统和心血管系统疾病。呼吸系统疾病,如支气管哮喘、慢性阻塞性肺疾病、肿瘤、肺水肿等;心血管系统疾病,如有各种原因所致的心力衰竭、心包填塞等。

2. 胸式呼吸和腹式呼吸 根据参与呼吸的主要肌群不同,可将呼吸运动分为胸式呼吸和腹式呼吸。以肋间外肌舒缩活动为主的呼吸运动,称为胸式呼吸(thoracic breathing),主要表现为胸壁的明显起伏。胸式呼吸可见于妊娠晚期的孕妇以及膈肌运动受限(如腹膜炎、腹水和腹腔巨大肿瘤等)的患者。以膈肌舒缩活动为主的呼吸运动,称为腹式呼吸(abdominal breathing),主要表现为腹壁的明显起伏。腹式呼吸可见于正常的婴幼儿以及肋间外肌运动受限(如肋骨骨折、胸膜炎和胸水等)的患者。正常成人呼吸时,膈肌和肋间肌均参与收缩,胸壁和腹壁均有一定程度的起伏,呈胸式和腹式混合式呼吸。

(二) 肺内压

肺泡内的压力称为肺内压(intrapulmonary pressure)。在呼吸运动过程中,肺内压随着肺泡容积的变化而呈现周期性的变化(图 5-3)。平静吸气初,肺容积随胸腔容积的增大而增大,肺内压降低,约低于大气压 1 mmHg,外界气体经呼吸道进入肺泡。随着肺泡内气体逐渐增多,肺内压也逐渐升高,当肺内压与大气压相等时,吸气停止;呼气开始时,肺容积随着胸廓的回缩而减小,肺内压升高,约高于大气压 1 mmHg,肺泡内气体流向外界,随着肺内气体的呼出,肺内压降低,当肺内压与大气压相等时,呼气停止。呼吸运动过程中,肺内压的变化幅度与呼吸运动的深浅、缓急和呼吸道是否通畅等因素有关。平静呼吸或呼吸道通畅时,肺内压变化幅度较小,而用力呼吸或呼吸道阻塞时,肺内压的变化幅度较大。

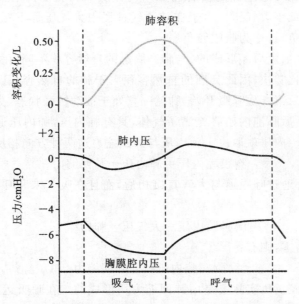

图 5-3 呼吸过程中肺容积、肺内压和胸膜腔内压的变化

知识链接

人 工 呼 吸

人工呼吸是根据肺通气的原理,用人为的方法建立肺内压与大气压之间的压力差,以维持自主呼吸,停止患者的被动呼吸。人工呼吸可分为正压呼吸和负压呼吸两类。正压呼吸就是将高压的新鲜空气由患者的呼吸道灌入患者的肺内,以形成被动吸气,再借助胸廓的弹性回位形成呼气。例如,口对口呼吸法以及临床上呼吸机正压通气都属于正压呼吸。负压呼吸就是通过人为改变胸腔和肺的容积以及肺内压,从而形成肺内压与大气压之间的压力差,以实现患者的被动呼吸。例如,节律性地举臂压背或挤压胸廓都属于负压呼吸。人工呼吸能否成功的前提条件是要保持呼吸道的畅通,人工呼吸的频率一般在 12～15 次/min。

(三)胸膜腔内压

在肺和胸廓之间存在一个潜在密闭的腔隙,称为胸膜腔,是由紧贴于肺表面的胸膜脏层和紧贴于胸廓内表面的胸膜壁层共同围成的腔隙。胸膜腔内没有气体,只有少量的浆液。浆液一方面起润滑作用,减小呼吸时两层胸膜间的摩擦;另一方面,由于浆液分子间的内聚力,使两层胸膜紧紧相贴,不易分开。因此,密闭的胸膜腔将肺和胸廓两个弹性体耦联在一起,使没有主动伸缩能力的肺能随胸廓容积的变化而变化,从而实现肺通气。

胸膜腔内的压力称为胸膜腔内压(intrapleural pressure),简称胸内压。胸膜腔内压可用检压计直接测定,也可通过测定食管内压来间接反映胸膜腔内压。正常人在平静呼吸时,胸膜腔内压始终低于大气压。由于在肺通气过程中大气压是不变的,因而可以看作为零,则胸膜腔内压为负压,称为胸膜腔负压。

胸膜腔内压是在出生后才形成的,与肺和胸廓的自然容积不同有关。在人的生长发育过程中,胸廓的发育比肺快,因此胸廓的自然容积大于肺的自然容积。由于两层胸膜紧密相贴,所以人从出生后第一次呼吸开始,肺就一直处于被动扩张状态,处于扩张状态的肺总是倾向于回缩。出生后肺泡内始终充满了气体,具有肺内压,肺内压通过脏层胸膜作用于胸膜腔。因此,胸膜腔内压就取决于肺内压与肺回缩力这两种方向相反的力的代数和,即

$$胸膜腔内压=肺内压-肺回缩力$$

由于每个肺泡都通过呼吸道与大气直接相通,而且在吸气末和呼气末,肺内压都与大气压相等,因而此时:

$$胸膜腔内压=大气压-肺回缩力$$

若将大气压视为零,则有:

$$胸膜腔内压=-肺回缩力$$

由此可见,胸膜腔负压实际上是由肺回缩力所形成的。在呼吸运动过程中,肺回缩力随着肺容积的变化而变化,因而胸膜腔负压也随之发生相应的周期性的变化。吸气时肺扩张,肺回缩力增大,胸膜腔负压也增大;呼气时肺缩小,肺回缩力减小,胸膜腔负压也减小(图 5-3)。通常在平静呼吸时,吸气末胸膜腔负压为 -10～-5 mmHg,呼气末为 -5～-3

mmHg。当紧闭声门用力吸气时，胸膜腔负压可达−90 mmHg，而紧闭声门用力呼气时，胸膜腔负压则可升高至−110 mmHg。

胸膜腔负压有着重要的生理意义。首先，由于胸膜腔负压的牵拉作用，可使肺总是处于扩张状态而不至于萎陷，并使肺能随着胸廓的扩大而扩大；其次，胸膜腔负压还增加了腔静脉和胸导管等大静脉与大淋巴管的管壁内、外压力差，从而有利于胸腔内静脉和淋巴的回流。当胸壁贯通伤或肺损伤累及脏层胸膜时，气体将顺压力差进入胸膜腔而造成气胸。气胸时，胸膜腔负压减小甚至消失，肺将因其本身的内向回缩力而塌陷，这时尽管呼吸运动仍在进行，肺却不能随着胸廓的运动而伸缩，从而严重影响了肺的通气功能，甚至危及患者生命。

二、肺通气的阻力

肺通气的动力必须克服肺通气的阻力才能实现肺通气，肺通气的阻力可分为弹性阻力和非弹性阻力两类。正常情况下，弹性阻力约占肺通气总阻力的70%，非弹性阻力约占肺通气总阻力的30%。肺通气阻力增大是临床上肺通气功能障碍最常见的原因。

（一）弹性阻力

弹性体在外力作用下发生变形时所产生的对抗外力作用的力，称为弹性阻力。弹性阻力的大小可用顺应性来表示。顺应性是指弹性体在外力作用下发生变形的难易程度。顺应性与弹性阻力成反变关系，即顺应性越大，弹性阻力就越小，在外力作用下容易发生变形；反之，顺应性越小，弹性阻力则越大，在外力作用下不易发生变形。

肺和胸廓都是弹性组织，在肺通气过程中都会产生弹性阻力，因此，肺通气的总弹性阻力等于肺和胸廓的弹性阻力之和。肺和胸廓的弹性阻力大小也都可以用顺应性来表示。肺和胸廓的顺应性常用单位压力变化（ΔP）所引起的容积变化（ΔV）来表示，即

$$顺应性 = \Delta V / \Delta P$$

1. 肺的弹性阻力　肺的弹性阻力来自两个方面：一是肺泡液-气界面的表面张力；二是肺弹性纤维的弹性回缩力。前者约占肺总弹性阻力的2/3，后者约占1/3。由于肺的弹性阻力总是指向肺泡的球心，使肺泡有缩小的倾向，因而肺的弹性阻力是一种单向阻力，只阻碍吸气过程，对呼气而言却是一种动力来源。

在肺泡的内表面覆盖着薄层液体，与肺泡内的气体形成液-气界面。因液体分子之间存在较大的吸引力，使液体表面产生趋向缩小的力，即表面张力（surface tension）。对于半球形的肺泡来说，表面张力沿曲面切线方向拉紧液面，合力构成指向肺泡中央的回缩力，使肺泡趋于缩小，因而阻碍肺泡的扩张，增加吸气的阻力。在肺泡液-气界面上存在肺表面活性物质，能大大降低表面张力，因而可以大大地减小吸气时的阻力。

肺表面活性物质主要由肺泡Ⅱ型上皮细胞合成和分泌，是一种复杂的脂蛋白混合物，其主要成分是二棕榈酰卵磷脂。肺表面活性物质的主要作用是降低肺泡液-气界面的表面张力，使肺泡的回缩力减小。这种作用具有重要的生理意义：①减小吸气时的阻力，有利于肺泡的扩张；②有助于维持大、小肺泡的容积以及肺内压的相对稳定；③减少肺部组织液生成，防止肺水肿的发生。在肺炎和肺血栓等病理情况下，肺泡Ⅱ型上皮细胞的功能降低，肺表面活性物质分泌减少，表面张力增大，肺的顺应性降低，患者可发生肺不张。早产儿可因

肺泡Ⅱ型上皮细胞发育不成熟,缺乏肺表面活性物质,导致肺不张和肺泡内表面透明质膜的形成,引起新生儿呼吸窘迫综合征,导致死亡。

肺组织含弹性纤维及胶原纤维,具有弹性回缩力。在一定范围内,肺被扩张得越大,弹性回缩力也越大,对吸气所形成的阻力也越大。肺气肿时,肺弹性纤维被破坏,肺泡弹性回缩力减小,顺应性增大,弹性阻力减小,致使呼气末肺内残余气量增大,不利于肺通气。而肺纤维化时肺的弹性回缩力增大,吸气时的阻力增大。

知识链接

肺表面活性物质的防御功能

肺表面活性物质除了能降低表面张力外,还与肺的防御功能有关。20 世纪 80 年代以来的研究表明,肺表面活性物质在提高肺组织中巨噬细胞的吞噬和杀菌能力、抗弹性蛋白酶的损伤、降低矿物质粉尘的毒性、抑制成纤维细胞的增殖以及促进吸入异物颗粒的排出等方面都具有重要的作用,从而对呼吸器官起到相应的保护作用。研究还发现,糖皮质激素、甲状腺激素、肾上腺素、胰岛素以及雌二醇等都能促进肺表面活性物质的合成,呼吸运动中肺的扩张更是促进和调节肺表面活性物质分泌的主要因素,因而都能促进肺的防御功能。

2. 胸廓的弹性阻力 胸廓是一个双向弹性组织,其弹性阻力来自胸廓的弹性成分。胸廓的弹性阻力的方向视胸廓所处的位置而改变。胸廓处于自然位置(如平静吸气末,肺容量约为肺总量的 67%)时,此时胸廓不变形,即弹性阻力为零;胸廓小于自然位置(如平静呼气或深呼气,肺容量小于肺总量的 67%)时,其弹性阻力向外,是吸气的动力、呼气的阻力;胸廓大于自然位置(如深吸气,肺容量大于肺总量的 67%)时,胸廓被牵引向外而扩大,其弹性阻力向内,成为吸气的阻力、呼气的动力。可见,与肺的弹性阻力不同,胸廓的弹性阻力既可能是吸气或呼气的阻力,也可能是吸气或呼气的动力。胸廓的弹性阻力可因肥胖、胸廓畸形、胸膜增厚或腹腔内占位性病变等因素而增大,但由此而引起的肺通气障碍并不多见,所以其临床意义相对较小。

(二)非弹性阻力

非弹性阻力包括气道阻力、惯性阻力和黏滞阻力。气道阻力是气体在呼吸道内流动时,气体分子之间以及气体分子与呼吸道管壁之间产生的摩擦力,是非弹性阻力的主要来源,占 80%～90%。气道阻力主要发生在鼻(约占总阻力的 50%)、声门(约占 25%)及气管和支气管(约占 15%)等部位,仅 10% 发生在口径小于 2 mm 的细支气管。非弹性阻力的特点在于:它们只是在呼吸运动过程中才存在,呼吸运动速度越快,非弹性阻力越大。

气道阻力受气流速度、气流形式和气道口径等因素的影响。气流速度快,则气道阻力大;气流速度慢,则气道阻力小。气流形式有层流和湍流,层流阻力小,湍流阻力大。在层流时,流体的阻力(R)与管道半径(r)的 4 次方成反比,即 $R \propto 1/r^4$。因此,气道口径是影响气道阻力最重要的因素。

呼吸肌及上呼吸道肌肉受躯体神经支配,故可随意改变呼吸形式、频率及气流方向而完成一些非呼吸功能,如说话、唱歌、闭气、咳嗽等。呼吸道平滑肌受交感神经和副交感神经的双重支配。交感神经的节后纤维释放去甲肾上腺素,作用于气道平滑肌上的 β_2 受体,使气道平滑肌舒张,管径变大,气道阻力减小。副交感神经的节后纤维释放乙酰胆碱,作用于气道平滑肌上的 M 受体,使气道平滑肌收缩,管径变小,气道阻力增大。现已证明,肺内还有肽能神经纤维及神经小体,释放的化学物质称为肺内神经肽,参与调控呼吸道平滑肌的舒缩、上皮损伤后的修复以及肺表面活性物质的释放等功能。

知识链接

支气管哮喘

支气管哮喘是由多种细胞特别是肥大细胞、嗜酸性粒细胞和 T 淋巴细胞参与的慢性气道炎症。当机体受过敏、寒冷及反复的呼吸道感染等因素刺激时,均可引起呼吸道黏膜水肿、分泌物增多、支气管平滑肌痉挛、气道阻力增大等。哮喘患者往往在夜间或凌晨发作,常以打喷嚏、流涕、咳嗽、气短和胸闷等为主要症状,来医院就诊时出现呼吸增快、大汗淋漓、发绀,表现为极度呼吸困难并伴有哮鸣音,且呼气比吸气更困难,甚至昏迷。临床上主要采取消除病因、脱离变应原、控制急性发作、应用支气管扩张剂和糖皮质激素等药物治疗。

三、肺通气功能的评价

肺通气是呼吸的一个重要环节,肺通气功能可用肺容积、肺容量及肺通气量等指标来衡量。

(一)肺容积和肺容量

肺容积和肺容量是评价肺通气功能的基础。

1. 肺容积 肺内气体的容积称为肺容积(pulmonary volume),可分为潮气量、补吸气量、补呼气量和余气量(图 5-4),它们互不重叠,全部相加后等于肺总量。

(1)潮气量(tidal volume,TV):每次呼吸时吸入或呼出的气体量。正常成人平静呼吸时的潮气量为 400~600 mL,平均为 500 mL。

(2)补吸气量(inspiratory reserve volume,IRV):平静吸气末,再尽力吸气所能吸入的气体量。正常成人的补吸气量为 1500~2000 mL。补吸气量反映吸气的储备量。

(3)补呼气量(expiratory reserve volume,ERV):平静呼气末,再尽力呼气所能呼出的气体量。正常成人的补呼气量为 900~1200 mL。补呼气量反映呼气的储备量。

(4)余气量(residual volume,RV):最大呼气末,肺内仍残留不能呼出的气体量。正常成人的余气量为 1000~1500 mL。余气量过大,表示肺通气功能不良。支气管哮喘和肺气肿患者的余气量会增大。

2. 肺容量 肺容量(pulmonary capacity)是指肺容积中两项或两项以上的联合气体量,包括深吸气量、功能余气量、肺活量和肺总量(图 5-4)。

(1)深吸气量:从平静呼气末做最大吸气时所能吸入的气体量,称为深吸气量(inspira-

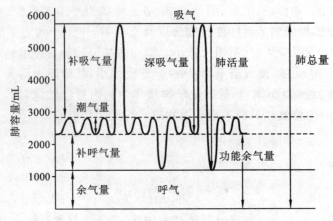

图 5-4 肺容积和肺容量示意图

tory capacity,IC),它是潮气量与补吸气量之和,是衡量最大通气潜力的一个重要指标。胸廓、胸膜、肺组织和呼吸肌等发生病变时,均可使深吸气量减少,最大通气潜力降低。

(2) 功能余气量:平静呼气末所余留在肺内的气体量,称为功能余气量(functional residual capacity,FRC)。功能余气量等于补呼气量与余气量之和,正常成人约 2500 mL。肺弹性回缩力降低(如肺气肿)时,功能余气量增加;肺弹性阻力增大(如肺纤维化)时,功能余气量减少。功能余气量的生理意义在于缓冲呼吸过程中肺泡气 O_2 分压和 CO_2 分压的变化幅度。由于功能余气量的缓冲作用,使吸气时肺内 O_2 分压不至于升得太高、CO_2 分压不至于降得太低,以保证肺换气的正常进行。如果余气量和功能余气量过多,吸入的新鲜空气被过度稀释,可使肺内气体交换的效率降低。

(3) 肺活量和用力呼气量:最大吸气后再做最大呼气,从肺内所能呼出的最大气体量称为肺活量(vital capacity,VC)。肺活量等于潮气量、补吸气量与补呼气量之和。肺活量有较大的个体差异,与身材大小、性别、年龄、体位、呼吸肌强弱等有关,正常成人男性平均约为 3500 mL,女性平均约为 2500 mL。肺活量反映了肺一次通气的最大能力,是测定肺通气功能的常用指标。

由于测定肺活量时不受呼气时间的限制,临床上肺弹性下降(如肺气肿)或呼吸道狭窄(如支气管哮喘)的患者,肺通气功能虽然已受到明显影响,但其肺活量仍可在正常范围之内。因此,肺活量不是衡量肺通气功能的理想指标,由此便提出了用力肺活量和用力呼气量的概念。一次最大吸气后,尽力尽快呼气所能呼出的最大气量叫用力肺活量(forced vital capacity,FVC)。正常时,用力肺活量略小于在没有时间限制的条件下测得的肺活量。用力呼气量(forced expiratory volume,FEV),过去称为时间肺活量(timed vital capacity,TVC)是指最大吸气后再尽力尽快呼气,分别测定第 1、2、3 秒末呼出的气体量占肺活量的百分比。正常人第 1、2、3 秒的用力呼气量分别为 83%、96% 和 99%,其中第 1 秒用力呼气量最有意义。用力呼气量是一种动态指标,它不仅能反映肺活量的大小,而且还能反映呼吸阻力的变化,因此是衡量肺通气功能的一项理想指标。肺弹性降低或阻塞性肺疾病时,用力呼气量可显著降低,第 1 秒用力呼气量可低于 60%。

(4) 肺总量(total lung capacity,TLC):肺所能容纳的最大气体量。肺总量等于肺活量与余气量之和,其大小因性别、年龄、身材、运动锻炼情况和体位改变而异,成人男性平均约

5000 mL,女性约 3500 mL。

（二）肺通气量和肺泡通气量

1. 肺通气量 每分钟吸入或呼出的气体总量，称为肺通气量（pulmonary ventilation volume），也称为每分通气量，等于潮气量与呼吸频率的乘积。正常成人安静时呼吸频率为 12～16 次/min，潮气量约 500 mL，则肺通气量为 6000～8000 mL。

肺通气量随性别、年龄、身材和活动量的不同而有差异。劳动或体育运动时，肺通气量增大。人体尽力做深而快的呼吸时，每分钟所能吸入或呼出的最大气体量，称为最大随意通气量。正常成年男性最大随意通气量为 100～120 L/min，女性为 70～80 L/min。最大随意通气量能反映肺通气功能的最大潜力，是估计一个人能进行多大运动量的生理指标。

2. 肺泡通气量 每分钟吸入肺泡的实际能与血液进行气体交换的有效通气量，称为肺泡通气量（alveolar ventilation）。在通气过程中，每次吸入的气体并不能完全进入肺泡内，一部分将留在鼻部与终末细支气管之间的呼吸道内，因其解剖特征而没有气体交换的功能，不能参与肺泡与血液之间的气体交换，所以，管腔内的气体对气体交换来说是无效的，故这部分呼吸道容积称为解剖无效腔，正常成人约为 150 mL。由于解剖无效腔的存在，吸气时，首先进入肺泡的气体是上次呼气末停留在解剖无效腔内的肺泡气，随后才有新吸入气体的前一部分进入肺泡，新吸入气体的后一部分则留在解剖无效腔内。呼气时，首先把留在解剖无效腔中气体呼出，随后才呼出肺泡中的气体，到呼气末还有部分肺泡气停留在解剖无效腔内，待下次吸气时将首先被吸入肺泡。也就是说，每次吸入肺的新鲜气体量中，除去停留在解剖无效腔中的部分，才是进入肺泡与血液进行气体交换的有效通气量。此外，进入肺泡的气体，也可能由于血液在肺内分布不均而不与血液进行气体交换。例如，当部分肺泡周围的血流不畅或阻塞时，这部分肺泡气便不能与血液进行气体交换。未能发生气体交换的这部分肺泡容量，称为肺泡无效腔。解剖无效腔与肺泡无效腔，合称为生理无效腔。正常人的肺泡无效腔接近于零，因此，健康人平卧时，生理无效腔等于或接近于解剖无效腔。当解剖无效腔增大（如支气管扩张症）或肺泡无效腔增大（如肺动脉部分梗死），都可降低肺换气率。由以上分析可知：

$$肺泡通气量＝（潮气量－无效腔气量）×呼吸频率$$

如果某人的呼吸频率为 12 次/min，潮气量为 500 mL，无效腔气量为 150 mL，则肺通气量为 6000 mL，而肺泡通气量则为 4200 mL，相当于肺通气量的 70%。当潮气量加倍而呼吸频率减半，或呼吸频率加倍而潮气量减半时，肺通气量不变，而肺泡通气量却发生了很大变化（表 5-1）。由此可以看出，在一定的范围内，深而慢的呼吸可增加肺泡通气量，有利于为机体提供足够的氧气，而浅而快的呼吸则降低肺泡通气量，不利于气体交换。因此，肺泡通气量是反映肺通气效率的重要指标，也是临床上用于鉴别阻塞性通气障碍与限制性通气障碍的常用指标。

表 5-1 不同呼吸形式时的肺通气量和肺泡通气量

呼吸形式	潮气量/mL	呼吸频率/(次/min)	肺通气量/(mL/min)	肺泡通气量/(mL/min)
平静呼吸	500	12	6000	4200

呼吸形式	潮气量/mL	呼吸频率/(次/min)	肺通气量/(mL/min)	肺泡通气量/(mL/min)
浅快呼吸	250	24	6000	2400
深慢呼吸	1000	6	6000	5100

第二节　呼吸气体的交换

呼吸气体的交换包括肺换气与组织换气两个过程。

一、气体交换的原理

肺换气与组织换气都是通过气体扩散的方式进行的。所谓扩散是指气体分子从分压高处向分压低处发生的净转移。单位时间内气体扩散的容积,称为气体扩散速率。它受下列多种因素的影响。

(一)气体的分压差

在混合气体中,某种气体所产生的压力称为该气体的分压(partial pressure,P)。气体的分压等于混合气体的总压力乘以该气体在混合气体中所占的容积百分比。空气是混合气体,在标准状态下其总压力约为 760 mmHg,O_2 约占 20.9%,CO_2 约占 0.04%,故空气中的 O_2 分压(P_{O_2})为 159 mmHg,CO_2 分压(P_{CO_2})为 0.3 mmHg。O_2 和 CO_2 在体内各部位的分压见表 5-2。

表 5-2　肺泡气、血液和组织内的 P_{O_2} 和 P_{CO_2}　　　　　　　单位:mmHg

分压	肺泡气	动脉血	静脉血	组织
P_{O_2}	104	100	40	30
P_{CO_2}	40	40	46	50

两个区域之间的某种气体分压的差值,称为该气体的分压差。气体的分压差是气体扩散的动力,分压差越大,气体扩散速率就越快。气体的分压差也决定了体内气体扩散的方向,每种气体的扩散总是顺着各自分压差的方向进行,与其他气体的分压高低无关。

(二)气体的分子量和溶解度

气体扩散速率与气体分子量的平方根成反比,因此,分子量小的气体扩散较快。如果扩散发生在气-液界面上,气体扩散速率还与气体在溶液中的溶解度成正比。溶解度是单位分压下溶解于单位容积溶液中的气体量。溶解度大的气体扩散快。正常情况下,肺泡气与静脉血之间的 O_2 和 CO_2 的分压差之比为 10:1,溶解度之比为 1:24,分子量的平方根之比为 1:1.14。综合以上因素,CO_2 的扩散速率大约是 O_2 扩散速率的 2 倍,所以临床上缺 O_2 比 CO_2 潴留更易发生,呼吸困难的患者也常常首先表现为缺氧。

此外,气体扩散速率还与温度和扩散面积成正比,与扩散距离成反比。

二、气体交换的过程

（一）肺换气

来自肺动脉的混合静脉血流经肺组织时，由于肺泡气中的 P_{O_2} 高于静脉血的 P_{O_2}，而静脉血的 P_{CO_2} 又高于肺泡气中的 P_{CO_2}（表 5-2），因此在各自分压差的作用下，O_2 便从肺泡扩散到静脉血，而 CO_2 则从静脉血扩散到肺泡，完成肺换气过程（图 5-5）。经过肺换气，流经肺组织的静脉血就变成了 P_{O_2} 相对较高、P_{CO_2} 相对较低的动脉血。实验表明，肺换气的速度非常快，安静时血液流经肺毛细血管的时间约为 0.7 s，而气体交换仅需 0.3 s 即可完成。可见，肺换气具有很大的储备能力。

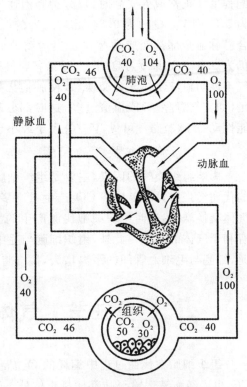

图 5-5 气体交换示意图
图中数字为气体分压，单位是 mmHg

（二）组织换气

在组织内，由于细胞的有氧代谢，不断地消耗 O_2 并产生 CO_2，致使组织内的 P_{O_2} 低于动脉血，而 P_{CO_2} 则高于动脉血（表 5-2）。因此，当动脉血流经组织时，O_2 便顺分压差由血液经毛细血管壁和组织液扩散到组织细胞内，而 CO_2 则由组织细胞经组织液和毛细血管壁扩散到血液，从而完成组织换气过程（图 5-5）。经过组织换气后，动脉血又变成了 P_{O_2} 相对较低、P_{CO_2} 相对较高的静脉血。

三、影响气体交换的因素

肺换气和组织换气除受气体本身的分压差、分子量及溶解度等因素的影响外，还受到体内其他因素的影响。

（一）影响肺换气的因素

1. 呼吸膜的厚度和面积 肺泡与肺毛细血管血液之间气体交换所通过的膜性结构称为呼吸膜。正常成人呼吸膜的平均厚度不到 1 μm，通透性很大；呼吸膜的面积也很大，平静呼吸时，可供气体交换的面积约为 40 m^2，而劳动或体育运动时，由于肺毛细血管开放数量增多，用于气体交换的面积可增大到 70 m^2。呼吸膜巨大的面积及良好的通透性，保证了肺泡与血液之间能迅速地进行气体交换。临床上某些病理情况可导致呼吸膜的面积减小（如肺气肿、肺不张、肺实变或肺梗死等）或呼吸膜的厚度增加（如肺炎、肺水肿、肺纤维化等），这都将导致气体扩散量减少，引起低氧血症。

2. 通气/血流 通气/血流（ventilation/perfusion）是指每分钟肺泡通气量（V_A）与每分钟肺血流量（Q）之间的比值，简称 V_A/Q。该比值反映了肺泡通气量与肺血流量之间的匹配程度。正常成人安静时,每分钟肺泡通气量约为 4.2 L,每分钟肺血流量(即心输出量)约为 5 L,则 V_A/Q 约为 0.84,此时二者的匹配最为合适,肺换气效率最高,即流经肺部的混合静脉血全部都变成动脉血。当运动或劳动时,肺通气量和肺血流量都相应增加,V_A/Q 仍为 0.84。如果 V_A/Q 增大,意味着通气过度或血流减少(如肺血管栓塞),这时部分肺泡气不能与血液气体充分交换,致使肺泡无效腔增大;反之,如果 V_A/Q 减小,意味着通气不足(如支气管痉挛)或血流过多,这时部分静脉血中的气体得不到充分交换,犹如发生了功能性动-静脉短路。可见,V_A/Q 大于或小于 0.84,都会影响肺换气的效率,导致机体缺 O_2。

（二）影响组织换气的因素

影响组织换气的因素,主要是组织细胞的代谢强度和组织血流量的多少。当组织细胞的代谢增强时,耗 O_2 量和 CO_2 产生量增多,使动脉血与组织间的 O_2 及 CO_2 的分压差增大,气体交换增多,同时组织细胞代谢产生的酸性产物,使毛细血管大量开放,血流量增多,也有利于气体的交换。此外,组织细胞与毛细血管间的距离也可影响气体交换。如组织水肿时,细胞与毛细血管间的距离增大,换气将减少。

第三节　气体在血液中的运输

组织细胞在代谢过程中消耗的 O_2 需经血液由肺部运输而来,而在代谢过程中产生的 CO_2 也需经血液运输至肺部而排出体外。因此,O_2 和 CO_2 的运输都是以血液为媒介的。O_2 和 CO_2 在血液中的运输有物理溶解和化学结合两种方式,其中化学结合是运输的主要形式。虽然以物理溶解形式运输的气体量很少,却有很重要的生理意义:一是气体必须先溶解到血浆中才能转化为化学结合的形式;二是肺换气和组织换气都只能以游离的单分子气体形式进行。物理溶解和化学结合之间可以相互转化并处于动态平衡。

一、氧的运输

血液中以物理溶解形式运输的 O_2 量约占血液运输 O_2 总量的 1.5%,以化学结合的形式运输的 O_2 量约占血液运输 O_2 总量的 98.5%。

（一）O_2 与血红蛋白的结合

O_2 能进入到红细胞内与血红蛋白(hemoglobin,Hb)结合,形成氧合血红蛋白(oxy-hemoglobin,HbO_2),这是 O_2 在血液中运输的化学结合形式。

O_2 与 Hb 分子中 Fe^{2+} 的化学结合能力很强,Fe^{2+} 与 O_2 结合后仍为二价铁,故不属于氧化,而是一种可逆结合,称为氧合。氧合的特点是既能结合也能迅速解离,其结合与解离取决于 P_{O_2} 的高低。当血液流经肺时,因肺泡气 P_{O_2} 高,O_2 从肺泡扩散入血液,与红细胞内的 Hb 结合形成 HbO_2;血液流经组织时,因组织中 P_{O_2} 低,HbO_2 解离出 O_2,成为去氧 Hb。以上过程可用下式表示:

$$Hb + O_2 \underset{P_{O_2}低(组织)}{\overset{P_{O_2}高(肺)}{\rightleftharpoons}} HbO_2$$

HbO_2 呈鲜红色,去氧 Hb 呈紫蓝色。当血液中去氧 Hb 含量达 50 g/L 以上时,在毛细血管丰富的表浅部位如口唇、甲床等处可出现青紫色,称为发绀。发绀是机体缺 O_2 的指征之一。值得注意的是,严重贫血的患者,其机体虽然存在缺 O_2,但由于其去氧 Hb 含量达不到 50 g/L,因而并不出现发绀。相反,红细胞增多症的患者,因其去氧 Hb 总量高于正常,即使机体不缺 O_2,也可出现发绀。此外,由于 CO 与 Hb 的亲和力是 O_2 的 250 倍,因此当 CO 中毒时,大量形成一氧化碳血红蛋白(HbCO),使 Hb 失去与 O_2 结合的能力,也可造成人体严重缺 O_2,但此时去氧 Hb 并不增多,患者可不出现发绀,而是出现一氧化碳血红蛋白特有的樱桃红色。

知识链接

一氧化碳(CO)中毒

在空气不流通的环境中生火易产生较高浓度的 CO。CO 与 Hb 的亲和力比 O_2 与 Hb 的亲和力大 250 倍,人体吸入较低浓度的 CO,血液中即可产生大量的 HbCO。血液中 HbCO 的存在能使氧解离曲线左移,血氧不能释放,所以 CO 中毒主要是组织缺 O_2,患者口唇呈樱桃红色。脑组织细胞对缺氧较其他组织细胞更加敏感,脑电图可见弥漫性低波幅慢波,瞳孔对光反射和角膜反射迟钝。预防 CO 中毒的注意事项:不能关闭门窗在室内生火,一旦发生 CO 中毒,要尽快将患者移至通风处,给患者吸入纯 O_2,有助于快速置换与 Hb 结合的 CO;吸入含 5% CO_2 混合气体将刺激呼吸中枢增加肺泡通气,也有助于排出 CO。

(二)血氧饱和度

血液含氧量的多少通常用血氧饱和度表示。在足够的 P_{O_2}($\geqslant$100 mmHg)下,1 g Hb 最多可结合 1.34 mL 的 O_2。由于血液中的 O_2 绝大部分与 Hb 结合,因此,通常将每升血液中 Hb 所能结合的最大 O_2 量,称为血氧容量或氧容量。血氧容量主要取决于 Hb 的浓度。若 Hb 浓度以 150 g/L 血液计算,血氧容量应为 201 mL/L 血液。但实际上,血液中的含 O_2 量并非都能达到最大值。每升血液中的实际含 O_2 量,称为血氧含量或氧含量。血氧含量主要受 P_{O_2} 的影响。正常情况下,动脉血 P_{O_2} 较高,血氧含量约为 194 mL/L;静脉血 P_{O_2} 较低,血氧含量只有 144 mL/L。血氧含量占血氧容量的百分比,称为血氧饱和度或氧饱和度。动脉血氧饱和度约为 98%,静脉血氧饱和度约为 75%。

(三)氧解离曲线及其影响因素

1. 氧解离曲线 表示 P_{O_2} 与血氧饱和度之间关系的曲线,称为氧解离曲线(oxygen dissociation curve),简称氧离曲线(图 5-6)。在一定范围内,血氧饱和度与 P_{O_2} 呈正相关,但并非完全呈线性关系,而是呈近似 S 形的曲线。氧解离曲线可分为以下三段,各段具有不同的特点和功能意义。

(1)氧解离曲线的上段:相当于 P_{O_2} 在 60~100 mmHg 之间的血氧饱和度,是反映 Hb 与 O_2 结合的部分。这段曲线的特点是比较平坦,表明 P_{O_2} 的变化对 Hb 氧饱和度影响不大。如:P_{O_2} 为 100 mmHg 时,Hb 氧饱和度约为 98%;当 P_{O_2} 降至 60 mmHg 时,Hb 氧饱和度仍可保持在 90% 左右的水平。氧解离曲线的这一特性,使生活在高原地区的人们及处于特殊环境下工作的人员或患有某些呼吸疾病造成 V_A/Q 减小时,只要 P_{O_2} 不低于 60 mmHg,Hb 氧饱和度便可维持在 90% 以上,保证血液仍可携带足够量的 O_2,不至于出现明显的低氧血症。

(2)氧解离曲线的中段:相当于 P_{O_2} 在 40~60 mmHg 之间的 Hb 氧饱和度。这段曲线较陡,是反映 HbO_2 释放 O_2 的阶段,该段曲线说明,在这个范围内,P_{O_2} 轻度下降 Hb 氧饱和度就会出现较明显的降低,释放出较多的 O_2。例如,安静状态时,组织 P_{O_2} 约为 30 mmHg,当动脉血流经组织后,Hb 氧饱和度由 98% 降至 75%,Hb 氧含量由 194 mL/L 降至 144 mL/L,即每 1 L 血液约释放 50 mL 的 O_2,保证组织代谢所需。

(3)氧解离曲线的下段:相当于 P_{O_2} 在 15~40 mmHg 之间的血氧饱和度。这段曲线最陡的一段,也是 HbO_2 与 O_2 解离的部分。表明 P_{O_2} 稍有下降,Hb 氧饱和度就明显降低,即有较多的 O_2 从 HbO_2 中解离出来。其意义是,保证组织在活动加强时有足够的 O_2 供组织细胞摄取。如剧烈运动时,组织耗 O_2 量增加,P_{O_2} 可降至 15 mmHg。血液流经这样的组织时,Hb 氧饱和度可降到 22% 左右,Hb 氧含量只有 44 mL/L,这样每 1 L 血液可为组织释放 150 mL 的 O_2,为安静时的 3 倍,保证了组织活动加强时仍有足够的 O_2 可被利用。可见,该段曲线代表了 O_2 的储备。氧解离曲线的这一特性还提示,当动脉血 P_{O_2} 较低时,只要吸入少量的 O_2,就可以明显提高血氧饱和度。这就为慢性阻塞性肺疾病所致的低氧血症患者,进行低流量持续吸 O_2 治疗提供了理论基础。

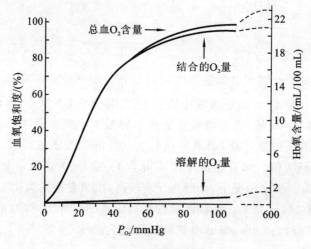

图 5-6 氧解离曲线

2. 影响氧解离曲线的因素 氧解离曲线主要受血液 pH 值、P_{CO_2} 和温度等因素的影响(图 5-7)。当血液中 P_{CO_2} 升高、pH 值降低、温度升高时,氧解离曲线右移,即 Hb 与 O_2 的亲和力降低,促使更多的 HbO_2 解离,为组织提供更多的 O_2。此外,红细胞无氧酵解的产物 2,3-二磷酸甘油酸(2,3-DPG)生成增多时,也能使氧解离曲线右移。相反,当血液中 P_{CO_2} 降低、pH 值升高、温度下降和 2,3-DPG 生成减少时,则使氧解离曲线左移,不利于 O_2 的释放。

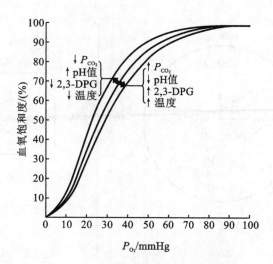

图 5-7　影响氧解离曲线的主要因素

二、二氧化碳的运输

血液中 CO_2 运输以物理溶解的形式约占 CO_2 运输总量的 5%，其余 95% 以化学结合的形式运输。在化学结合中，以碳酸氢盐形式运输的占 88%，以氨基甲酰血红蛋白形式运输的占 7%。

（一）碳酸氢盐的形式

组织细胞生成的 CO_2 扩散入血浆，溶解于血浆后迅速进入红细胞，在碳酸酐酶的催化下，CO_2 与 H_2O 反应生成 H_2CO_3，H_2CO_3 再解离成 H^+ 和 HCO_3^-。生成的小部分 HCO_3^- 与细胞内的 K^+ 结合生成 $KHCO_3$，大部分扩散至血浆与 Na^+ 结合生成 $NaHCO_3$。同时，血浆中的 Cl^- 则向红细胞内转移，以使红细胞内、外保持电荷平衡，这种现象称为 Cl^- 转移。红细胞中生成的 HCO_3^- 与血浆中 Cl^- 互换的结果，避免了 HCO_3^- 在细胞内的堆积，有利于 CO_2 的运输。因为红细胞膜不允许正离子自由通过，所以 H_2CO_3 解离出的 H^+ 便不能伴随 HCO_3^- 外移，而与 HbO_2 结合，形成酸性 $Hb(HHb)$，同时释放出 O_2（图 5-8）。由此可见，进入血浆的 CO_2 最后主要以 $NaHCO_3$ 的形式在血浆中运输，但 HCO_3^- 是在红细胞内生成的，所以 CO_2 的运输也依赖于红细胞。

当静脉血流至肺部时，由于肺泡内 P_{CO_2} 较低，上述反应向相反方向进行，即 HCO_3^- 自血浆进入红细胞，在碳酸酐酶的催化下形成 H_2CO_3，H_2CO_3 再解离出 CO_2。CO_2 从红细胞扩散入血浆，然后扩散入肺泡，排出体外。

（二）氨基甲酰血红蛋白的形式

进入红细胞中的 CO_2 还能直接与 Hb 的氨基结合，形成氨基甲酰血红蛋白（HHbNH-COOH）。这一反应无需酶的参与，而且迅速、可逆。该反应主要受氧合作用的影响。去氧 Hb 酸性低，容易与 CO_2 结合，而 HbO_2 酸性增强，其与 CO_2 结合形成氨基甲酰血红蛋白的能力比去氧 Hb 小。因此，在组织处，HbO_2 中 O_2 的释放可促进 Hb 与 CO_2 的结合，形成大量的氨基甲酰血红蛋白；在肺部，由于 HbO_2 的形成，则促使氨基甲酰血红蛋白释放 CO_2，

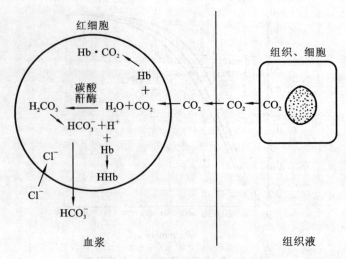

图 5-8　CO_2 在血液中的运输示意图

再扩散入肺泡。

　　以氨基甲酰血红蛋白形式运输的 CO_2 量,虽然只占 CO_2 运输总量的 7%,但肺部排出的 CO_2 中约有 18% 是由氨基甲酰血红蛋白释放的,可见这种形式的运输对 CO_2 的排出具有重要的意义。

第四节　呼吸运动的调节

　　呼吸运动是一种自动的节律性活动,其深度和频率随内环境和外环境的变化而变化,并在一定限度内受主观意识的控制,从而使肺通气量与机体的代谢水平相适应,保持内环境中 O_2 和 CO_2 含量的相对恒定。这种节律性呼吸运动的产生,以及频率和深度的适应性变化,是通过机体的调节实现的。机体对呼吸运动的调节包括中枢神经性调节、呼吸的反射性调节等。

一、呼吸中枢与呼吸节律的形成

(一) 呼吸中枢

　　呼吸中枢(respiratory center)是指中枢神经系统内产生和调节呼吸运动的神经元群。呼吸中枢广泛分布在大脑皮质、间脑、脑桥、延髓、脊髓等各级部位。呼吸中枢的不同部位对呼吸的调节作用不同。正常的节律性呼吸运动是在各级呼吸中枢相互协调和相互配合下实现的。

　　1. 脊髓呼吸中枢　脊髓中支配呼吸运动的神经元位于颈胸段的脊髓前角,它们分别通过膈神经和肋间神经支配膈肌和肋间肌的活动,以进行呼吸运动。若切断动物延髓和脊髓之间的联系,则呼吸运动立即停止。说明脊髓的呼吸运动神经元是在高位中枢的控制下进行活动的。

　　2. 延髓呼吸中枢　延髓是调节呼吸运动的基本中枢。在延髓,与呼吸运动有关的神经元分为背侧呼吸组和腹侧呼吸组。背侧呼吸组大多数属吸气神经元,主要作用是使吸气肌收缩而引起吸气。腹侧呼吸组有多种类型的神经元,主要作用是使呼气肌收缩而引起主动呼气。

3. 脑桥呼吸中枢 在脑桥上部存在呼吸调整中枢,它可抑制延髓吸气中枢的活动,促使吸气向呼气转化,防止吸气过长。动物实验证明,保留脑桥与延髓的正常联系,动物可维持基本正常的呼吸节律,说明脑桥也是维持节律性呼吸的重要部位。

知识链接

三级呼吸中枢理论

20世纪20—50年代,英国生理学家Lumsden用横切脑干的方法,对猫进行实验研究时观察到,在不同平面上横切脑干,可使呼吸运动产生不同的变化。如:在中脑与脑桥之间横断脑干,动物的呼吸运动没有明显变化;在脑桥上、中部之间切断脑干,动物出现长吸式呼吸;在脑桥与延髓之间横切脑干,可出现喘息式呼吸;在延髓与脊髓之间横切脑干后,则呼吸运动停止。据此,Lumsden提出了所谓的三级呼吸中枢理论,即在延髓内,有喘气中枢,是产生呼吸节律的基本中枢;在脑桥下部,有长吸中枢,对吸气活动的产生有易化作用;在脑桥的上部,有呼吸调整中枢,对长吸中枢产生周期性抑制作用,三级中枢的共同作用,形成了正常的呼吸节律。这一学说对后来的研究工作影响很深,有关脑干呼吸中枢的研究大多在此基础上得到进一步的补充或纠正。

4. 高级中枢 大脑皮质、边缘系统、下丘脑等对呼吸运动均有调节作用,尤其是大脑皮质,可在一定程度上随意控制呼吸的频率和深度,并能通过条件反射改变呼吸的深度和频率。

(二)呼吸节律的形成

呼吸肌属于骨骼肌,由躯体神经支配,但在一般情况下,呼吸运动是不受意识支配的。这种自主的呼吸节律是如何形成的,确切的机制尚不完全清楚。目前关于呼吸节律形成机制的学说之一是神经元网络学说。该学说认为,呼吸节律的产生依赖于延髓内呼吸神经元之间的相互联系和相互作用。在延髓内存在一些起中枢吸气活动发生器和吸气切断机制作用的神经元。中枢吸气活动发生器神经元兴奋时,其冲动沿轴突传出至脊髓吸气肌运动神经元,引起吸气过程。与此同时,中枢吸气活动发生器神经元的兴奋还能通过以下三条途径使延髓吸气切断机制神经元兴奋:①增强脑桥呼吸调整中枢的活动;②增加肺牵张感受器传入冲动;③直接兴奋吸气切断机制神经元。当吸气切断机制神经元兴奋时,其以负反馈形式抑制中枢吸气活动发生器神经元的活动,使吸气及时终止,转为呼气(图5-9)。

二、呼吸运动的反射性调节

中枢神经系统接受各种感受器传入冲动,实现对呼吸运动调节的过程,称为呼吸运动的反射性调节,主要包括化学感受性反射和肺牵张反射两类。

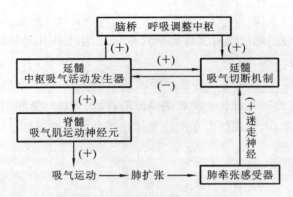

图 5-9 呼吸节律形成机制示意图

（＋）表示兴奋；（－）表示抑制

（一）化学感受性反射

动脉血或脑脊液中 P_{O_2}、P_{CO_2} 和 H^+ 浓度的变化，通过化学感受器反射性地改变呼吸运动，称为化学感受性反射。化学感受性反射是一种经常发挥作用的调节活动，对维持血液中 P_{O_2}、P_{CO_2} 及 H^+ 水平有着十分重要的作用。

1. 化学感受器　根据所在部位的不同，化学感受器分为外周化学感受器和中枢化学感受器。

（1）外周化学感受器：颈动脉体和主动脉体。动脉血中 P_{CO_2} 升高、P_{O_2} 降低或 H^+ 浓度升高均可使外周化学感受器兴奋，其冲动分别经窦神经和主动脉神经传入延髓呼吸中枢，反射性地引起呼吸加深、加快。在呼吸运动的调节中，颈动脉体的作用大于主动脉体。

（2）中枢化学感受器：位于延髓腹外侧的浅表部位，对脑脊液或局部细胞外液中 H^+ 浓度的变化敏感，而对动脉血中 P_{O_2} 的变化不敏感。

2. CO_2、H^+ 和低 O_2 对呼吸运动的调节

（1）CO_2 对呼吸运动的调节：CO_2 是调节呼吸运动最重要的生理性化学因素。血液中保持一定浓度的 CO_2，对于维持呼吸中枢的兴奋性是必要的。过度通气可引起呼吸暂停，就是由于 CO_2 排出过多，以致对呼吸中枢的兴奋作用减弱造成的。在一定范围内，动脉血 P_{CO_2} 的升高，可以加强对呼吸的刺激作用，使呼吸加深、加快，肺通气量增加（图 5-10）。肺通气量增加可使 CO_2 排出增加，使 P_{CO_2} 重新接近正常水平。但当 P_{CO_2} 过高时，反而抑制中枢神经系统包括呼吸中枢的活动，引起呼吸困难、头痛、头昏等症状，还可能导致昏迷甚至呼吸停止，临床上称为 CO_2 麻醉。

CO_2 兴奋呼吸的作用，是通过刺激中枢化学感受器和外周化学感受器两条途径实现的，但以前者为主。实验表明，P_{CO_2} 升高时，通过中枢化学感受器引起的通气增强约占总效应的 80%。由于血液中的 CO_2 能迅速通过血脑屏障，在碳酸酐酶作用下与 H_2O 反应成 H_2CO_3，继而解离出 H^+，因此，P_{CO_2} 升高，是通过 H^+ 的作用使中枢化学感受器兴奋。

（2）低 O_2 对呼吸运动的调节：P_{O_2} 降低时，可引起呼吸加深、加快，肺通气量增加。但需 P_{O_2} 降低到 80 mmHg 以下时，才有明显效应。因此，在海平面地区，P_{O_2} 的改变对正常呼吸的调节作用不大，但高原或高空区，由于大气压较在海平面的低，P_{O_2} 明显降低，可通过刺激外周化学感受器，反射性地引起呼吸加深、加快。

实验证明,低氧对呼吸中枢的兴奋作用完全是通过刺激外周化学感受器来实现的。而低氧对呼吸中枢的直接作用是抑制性的。这种抑制效应随低氧程度的加深而逐渐加强。轻度低氧时,刺激外周化学感受器而兴奋呼吸中枢的作用占优势,表现为呼吸运动加深、加快,吸入更多的 O_2 来纠正机体缺氧;重度低氧(当 P_{O_2} 降低到 40 mmHg 以下)时,外周化学感受器的反射性兴奋效应不足以抵消低氧对呼吸中枢的直接抑制作用,将出现呼吸抑制,甚至呼吸停止。

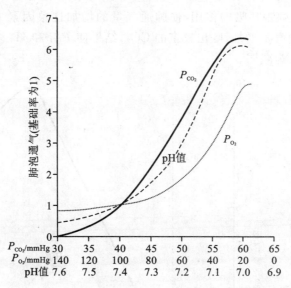

图 5-10 改变动脉血中 P_{O_2}、P_{CO_2}、pH 值三因素之一,而维持另外两个因素正常时的肺泡通气反应

知识链接

低氧对呼吸的影响在临床实践中的应用

临床上对慢性肺功能障碍(如肺气肿、慢性肺源性心脏病等)的患者,常常给予吸氧治疗,通过吸氧提高 Hb 氧饱和度,改善组织低氧状况。由于患者长期呼吸功能障碍,既有低氧,又有 CO_2 潴留。长期的 CO_2 潴留,使中枢化学感受器对 CO_2 刺激的敏感性已降低,而外周化学感受器对低氧刺激的适应则很慢。在这种情况下,低氧就成了驱动呼吸运动的主要刺激因素。所以,对这种患者不宜快速给氧,应注意控制吸氧流量,采取低流量、低浓度持续给氧,以免突然解除低氧的刺激作用而导致呼吸抑制。

(3)H^+ 对呼吸运动的调节:当动脉血中 H^+ 浓度升高时,可使呼吸加深、加快,肺通气量增加;反之,则呼吸运动受到抑制,肺通气量减少(图 5-10)。虽然中枢化学感受器对 H^+ 的敏感性很高,但由于血液中的 H^+ 不易透过血脑屏障,因此,血液中的 H^+ 对呼吸运动的影响主要是通过刺激外周化学感受器来实现的。

上面分别讨论了 CO_2、低氧及 H^+ 浓度对呼吸运动的影响。然而在整体内,不可能出现只有一个因素改变的情况,一种因素的改变往往会引起另外一种或两种因素的相继改变,或是几种因素同时改变。在体内,这三者之间相互影响,互为因果。对肺通气的调节作用既可因发生总和而加大,也可因相互抵消而减弱。图 5-11 为一种因素改变而对另两种因素不加控制时肺通气量的变化情况。可以看出,CO_2 增加肺通气量的作用最强,而且比其单因素作用时还要强;H^+ 的作用次之;低氧的作用最弱。例如,当 P_{CO_2} 升高时,H^+ 浓度也随之升高,两者的作用发生总和,使肺通气反应比单纯 P_{CO_2} 升高时大大增强;当动脉血中 H^+ 浓度增加时,因肺通气量增大而使 CO_2 排出增多,导致 P_{CO_2} 下降,H^+ 浓度也有所降低,因此可部分抵消 H^+ 刺激呼吸的作用,使肺通气量的增加比单因素 H^+ 浓度升高时小;当 P_{O_2} 下降时,也因肺通气量增加,呼出较多的 CO_2,结果使 P_{CO_2} 和 H^+ 浓度下降,从而使低氧对呼吸的刺激作用大为减弱。

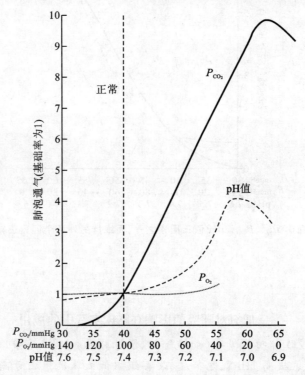

图 5-11　改变动脉血中 P_{CO_2}、P_{O_2}、pH 值三因素之一而不控制另外两个因素时的肺泡通气反应

(二) 肺牵张反射

肺牵张反射(pulmonary stretch reflex)又称黑-伯反射,是由肺扩张或肺缩小引起的吸气抑制或吸气兴奋的反射。它包括肺扩张反射和肺缩小反射两种成分。

1. 肺扩张反射　肺扩张反射是肺扩张时抑制吸气活动的反射。感受器位于从气管到细支气管的平滑肌中,对牵拉刺激敏感,适应慢。当吸气时,肺扩张,牵拉呼吸道,使呼吸道扩张,使感受器受到扩张刺激而兴奋,冲动沿迷走神经传入延髓,通过吸气切断机制使吸气神经元抑制,结果吸气停止,转入呼气。肺扩张反射的生理意义是防止吸气过深、过长,加速吸气向呼气转换,以保持较快的呼吸频率。切断动物颈部双侧迷走神经后,可见其吸气明显延长,吸气加深,表现为深而慢的呼吸。

肺扩张反射有很明显的种属差异,在动物尤其是家兔这一反射最为敏感。人类呼吸中枢对迷走传入冲动有较高阈值。正常成年人只有在深吸气（潮气量超过 1500 mL）时，才能引起肺扩张反射。因此，成年人在平静呼吸时，肺扩张反射并不发挥重要的调节作用。病理情况下，如肺炎、肺水肿、肺充血等，由于肺顺应性降低，肺不易扩张，吸气时对气道的牵张刺激较强，可引起这一反射，使呼吸变快、变浅。

2. 肺缩小反射　肺缩小时引起吸气的反射称为肺缩小反射。该反射在平静呼吸的调节中不起作用，只在肺极度缩小时才出现，可对阻止呼气过深和肺不张等起一定的作用。

（三）其他反射

呼吸的反射性调节除上面介绍的化学感受性反射和肺牵张反射外，还有呼吸肌本体感受性反射以及防御性呼吸反射（如咳嗽反射、喷嚏反射）等，这里不作介绍。

知识链接

慢性肺源性心脏病

慢性肺源性心脏病（简称慢性肺心病）是我国呼吸系统的常见病，患病年龄多在 40 岁以上，吸烟者比不吸烟者患病率明显增高。呼吸是由呼吸系统和血液循环系统协同完成的。慢性肺心病是由于肺组织、肺血管或胸廓的慢性病变引起肺组织结构和（或）功能异常，导致肺血管阻力增加，肺动脉压力增高，使右心室扩张和（或）肥厚，伴或不伴右心衰竭的心脏病。患者主要临床表现：右心扩大、肥厚，反复发生气道感染和低氧血症；因反复气道感染，支气管黏膜充血、水肿或分泌物积聚于支气管管腔内而引起咳嗽、咳痰；由于支气管的慢性炎症，破坏小支气管管壁软骨，失去支气管正常的支架作用而陷闭，使气管狭窄，形成不完全阻塞，阻碍气体排出，肺泡内积聚大量气体，使肺泡明显膨胀和压力升高，继而受损肺泡融合成肺大泡或肺气肿；肺内压力升高、缺氧；肺血管因缺氧收缩、痉挛、受压损毁，肺毛细血管床减损，肺循环阻力增大，右心发挥代偿作用而引起右心室肥厚，随着病情进展，肺动脉压持续升高，超过右心的代偿能力，右心失代偿而致右心衰竭。减少吸烟或不吸烟是预防此病的有效措施，治疗原则是控制感染、氧疗及控制心力衰竭。

小　结

呼吸是机体与外界环境之间进行气体交换的过程。人体呼吸的全过程可分为肺通气、肺换气、气体在血液中的运输以及组织换气四个连续而又同时进行的环节。肺与大气之间的压力差是肺通气的直接动力，而呼吸肌的收缩与舒张引起的胸廓扩大和缩小则是肺通气的原动力。胸膜腔负压是肺被动扩张的条件。肺通气的动力必须克服阻力才能实现肺通气。肺通气的阻力分为弹性阻力和非弹性阻力两类。弹性阻力又包括肺的弹性阻力和胸廓的弹性阻力两部分。肺的弹性阻力来源于肺泡液-气界面的表面张力（为主）和肺弹性纤维的弹性回缩力，肺表面活性物质能降低表面张力，减小吸气时的阻力。胸廓的弹性阻力根据呼吸运动的幅度不同，可以是吸气或呼气的阻力,也可以是吸气或呼气的动力。非弹性阻力包括气道阻力、黏滞阻力和惯性阻力,其中最重要的是气道阻力。气道口径是影响气道阻力的最重要因素。用力呼气量是评价肺通气功能较好的指标,肺泡通气量是反映肺通气效率的较好指标。

气体交换的速率与气体的分压差、溶解度、温度和呼吸膜的面积成正比,与呼吸膜的厚度及气体分子量的平方根成反比。此外,肺换气还必须与肺血流量相匹配。气体在血液中的运输有物理溶解和化学结合两种方式。物理溶解是 O_2 和 CO_2 出入血液的必经形式,化学结合是 O_2 和 CO_2 运输的主要形式,O_2 化学结合运输的形式是 HbO_2,CO_2 化学结合的主要形式是碳酸氢盐。

正常的节律性呼吸运动是在各级呼吸中枢相互协调和相互配合下实现的。呼吸的基本中枢在延髓。呼吸运动的反射性调节主要包括化学感受性反射和肺牵张反射。化学感受性反射是一种经常发挥作用的调节活动,对维持血液中 P_{O_2}、P_{CO_2} 及 H^+ 浓度有着十分重要的作用。化学感受性反射的感受器分为外周和中枢化学感受器,动脉血中 P_{CO_2} 升高、P_{O_2} 降低或 H^+ 浓度升高时可兴奋外周化学感受器,CO_2 还可兴奋中枢化学感受器,使呼吸加深、加快。CO_2 是呼吸的生理性刺激物,是调节呼吸运动最重要的化学因素。

能力检测

一、名词解释

呼吸运动、潮气量、肺活量、用力呼气量、肺泡通气量、通气/血流、血氧饱和度、氧解离曲线、肺牵张反射。

二、简答题

1. 试述肺表面活性物质的来源、成分及生理作用。

2. 胸膜腔负压是怎样形成的?有何生理意义?

3. 为何长跑时宜做深而慢的呼吸?

4. 影响肺换气的因素有哪些?为什么通气/血流增大或减小都使换气效率降低?

5. 试述 CO_2、H^+ 和低氧对呼吸运动的调节。

6. 切断家兔颈部双侧迷走神经后,其呼吸运动有何变化?为什么?

(陈湘秋)

第六章
消化和吸收

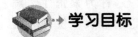 **学习目标**

掌握:消化和吸收的概念,消化道的自主神经支配,胃的运动形式及意义,胃的排空及其控制,胃液的性质、成分、作用及分泌的调节,小肠的运动形式及意义,胰液、胆汁的性质、成分和作用,营养物质的吸收部位。

熟悉:消化道平滑肌的特性,主要胃肠激素及其作用,胆汁分泌和排出的调节,小肠运动的调节,主要物质在小肠内的吸收。

了解:口腔内消化,小肠液的性质、成分和作用,大肠的运动形式,大肠液的作用及排便反射。

第一节　概　　述

人体在新陈代谢过程中,不仅要通过呼吸从外界获得足够的氧气,而且还必须不断地摄取各种营养物质,从而为机体提供各种生命活动所需的物质和能量。来自于食物的营养物质包括蛋白质、脂肪、糖类、无机盐、维生素和水,其中蛋白质、脂肪和糖类都是结构复杂的大分子物质,它们必须在消化道内分解成结构简单的、可溶性的小分子物质,如氨基酸、脂肪酸、甘油和葡萄糖等,才能被机体吸收和利用,而无机盐、维生素和水则不需要分解就可直接被吸收利用。食物在消化道内被分解成可被吸收的小分子物质的过程,称为消化(digestion)。食物经消化后形成的小分子物质以及水、无机盐和维生素通过消化道黏膜上皮细胞进入血液和淋巴的过程,称为吸收(absorption)。消化和吸收是两个相辅相成、紧密联系的过程。

消化的方式有以下两种。一种是机械性消化(mechanical digestion),即通过消化道肌肉的舒缩活动,将食物磨碎,同时与消化液充分混合,并将食物不断地向消化道远端推送的过程;另一种是化学性消化(chemical digestion),即由消化腺分泌的消化液将食物中的大分子物质分解成可被吸收的小分子物质的过程。主要的消化液有唾液、胃液、胰液、胆汁和小肠液等。消化液中含有对蛋白质、脂肪和糖类进行化学分解的各种消化酶。机械性消化和化学性消化是同时进行的,两者紧密结合、相互促进,共同完成对各种食物的消化。

一、消化道平滑肌的生理特性

消化道中,除了口腔、咽、食管上段的肌肉和肛门外括约肌是骨骼肌外,其余部分均由平滑肌组成。消化道平滑肌除了具有肌肉组织的共同特性,同时还有它自身的特点。

(一)消化道平滑肌的一般生理特性

1. 兴奋性低、舒缩缓慢 消化道平滑肌的兴奋性较骨骼肌和心肌低,其收缩的潜伏期、收缩期和舒张期均很长,而且变异很大。这可使食物在消化道内停留较长的时间,以便被充分消化和吸收。

2. 具有紧张性 消化道平滑肌经常保持一种微弱的持续收缩状态,称为紧张性。紧张性使消化道管腔内经常保持一定的基础压力,并使胃、肠等维持一定的形状和位置。消化道的各种运动都是在此紧张性的基础上进行的。

3. 富有伸展性 消化道平滑肌能适应实际的需要而做较大的伸展。这一特性具有重要意义,它可以使中空的消化器官(尤其是胃)能容纳大量的食物而不发生明显的压力改变。

4. 自动节律性 消化道平滑肌在离体后置于适宜的环境中,仍能进行节律性舒缩。但与心肌相比,其节律缓慢且不规则。

5. 对化学、温度变化和牵张刺激敏感 消化道平滑肌对电刺激不敏感,但对化学、温度变化和牵张刺激则特别敏感。例如,微量的乙酰胆碱、温度升高或牵拉均能引起其明显收缩。

(二)消化道平滑肌的电生理特性

消化道平滑肌的电活动要比骨骼肌复杂得多,其主要有三种电变化,即静息电位、慢波和动作电位。

1. 静息电位 消化道平滑肌的静息电位为 $-60 \sim -50$ mV,其特点是电位较低而且不稳定,波动较大。静息电位主要由 K^+ 外流形成,还与 Na^+、Cl^-、Ca^{2+} 以及生电性钠泵的活动有关。

2. 慢波 消化道平滑肌在静息电位基础上自动产生节律性的电位波动,其频率较慢,称为慢波(slow wave),又称基本电节律(basic electrical rhythm,BER)。慢波的幅度为 5 ~ 15 mV,持续几秒至十几秒。慢波的频率随所在消化道部位的不同而异,在人类,胃的慢波频率为 3 次/min,十二指肠为 $11 \sim 12$ 次/min,回肠末端为 $8 \sim 9$ 次/min。慢波起源于消化道的纵行肌和环行肌之间的 Cajal 间质细胞。慢波本身不能引起肌肉收缩。

3. 动作电位 在慢波的基础上,当慢波去极化达到阈电位(约 -40 mV)时,便可产生动作电位。每一次动作电位的持续时间为 $10 \sim 20$ ms,其上升支主要是大量 Ca^{2+} 内流引起的,而下降支则主要是由 K^+ 外流引起的。

慢波、动作电位和平滑肌收缩三者之间是紧密联系的。在慢波去极化的基础上产生动作电位,由动作电位再引起平滑肌收缩,动作电位频率较高时引起的平滑肌收缩也较强(图6-1)。因此,慢波是平滑肌收缩的起步电位,是决定肌肉收缩频率、传播方向和速度的控制波。

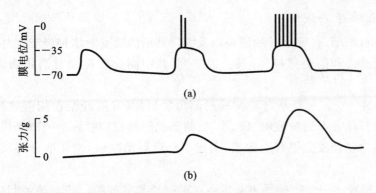

图 6-1　消化道平滑肌的电活动示意图

（a）细胞内电极记录的慢波，在第 2、3 个慢波的基础上出现数目不同的动作电位；
（b）同步记录的肌肉收缩曲线，收缩波只出现在有动作电位时，动作电位数目越多，收缩幅度越大

二、消化道的神经支配及其作用

支配消化道的神经有内在神经系统和外来神经系统两大部分，它们相互协调，共同调节胃肠的功能。

（一）内在神经系统

消化道的内在神经系统又称为肠神经系统，分布在食管中段至肛门的绝大部分消化道壁内，故也称壁内神经丛，包括位于黏膜层和环形肌之间的黏膜下神经丛（麦氏神经丛）和位于环行肌和纵行肌之间的肌间神经丛（欧式神经丛）。内在神经系统中含有感觉神经元、中间神经元和运动神经元，通过纤维联系，将消化道壁内的各种感受器、效应器和壁内神经元联系在一起，成为一个复杂的网络整合系统，可独立完成局部反射活动（图 6-2）。但在整体内，内在神经系统的活动受外来神经的调节。内在神经系统在调节胃肠运动和分泌以及胃肠血流中起重要作用。

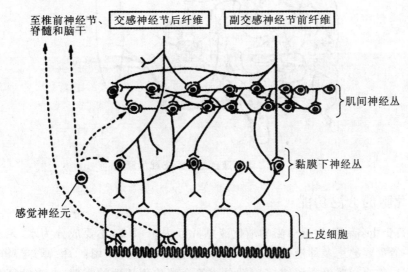

图 6-2　消化道内在神经系统与外来神经的联系示意图

（二）外来神经系统

消化道除口腔、咽、食管上段的肌肉以及肛门外括约肌受躯体神经支配外,其余受自主神经(包括交感神经和副交感神经)系统的支配,其中副交感神经对消化功能的影响更大(图6-3)。

1. 交感神经 交感神经从脊髓胸腰段侧角发出,其节前纤维在相应的神经节内更换神经元后,节后纤维分布到唾液腺、胃、小肠、结肠、肝、胆囊和胰腺。一般来说,交感神经兴奋时,节后纤维末梢释放去甲肾上腺素,引起消化道运动减弱,消化液分泌减少,而消化道括约肌则收缩。

2. 副交感神经 副交感神经主要包括迷走神经和盆神经。迷走神经起自延髓的迷走神经背核,支配食管下段、胃、小肠、结肠右2/3、肝、胆囊和胰腺。盆神经起自脊髓骶段,支配远端结肠和直肠。副交感神经的节前纤维进入胃肠组织后,与壁内神经丛的神经元发生联系,节后纤维分布至消化道平滑肌和腺体。副交感神经兴奋时,除少数纤维外,大多数节后纤维释放乙酰胆碱,使消化道运动增强,消化液分泌增多,而消化道括约肌却松弛。

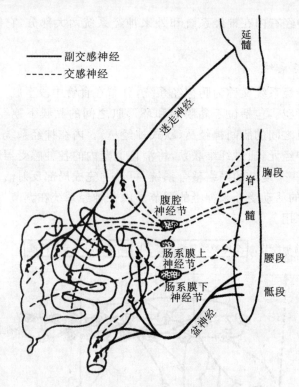

图6-3 胃肠道自主神经支配示意图

三、消化腺的分泌功能

成年人每日由各种消化腺分泌的消化液总量可达6～8 L,主要成分为水、无机盐和多种有机物,其中最重要的是多种消化酶(表6-1)。消化液的主要作用:①稀释并溶解食物,以利于消化和吸收;②改变消化道内的pH值,使之符合消化酶活性的需要;③水解复杂的食物成分,使之便于吸收;④保护消化道黏膜,防止机械性因素、化学性因素和生物性因素的损伤。

表 6-1 主要消化液的分泌量、pH 值和主要成分

消化液	分泌量/(L/d)	pH 值	主要成分
唾液	1.0～1.5	6.6～7.1	唾液淀粉酶、黏液
胃液	1.5～2.5	0.9～1.5	盐酸、胃蛋白酶(原)、内因子、黏液
胰液	1.0～2.0	7.8～8.4	碳酸氢盐、胰淀粉酶、胰脂肪酶、胰蛋白酶(原)、糜蛋白酶(原)
胆汁	0.8～1.0	6.8～7.4	胆盐、胆固醇、胆色素
小肠液	1.0～3.0	7.6	肠激酶、黏液

　　消化液的分泌是腺细胞的主动活动过程,包括从血液中摄取原料、在细胞内合成分泌物以及将分泌物由细胞排出等一系列复杂的过程。

四、消化道的内分泌功能

　　消化道不仅是消化器官,而且还是目前已知体内最大的内分泌器官。由消化道的内分泌细胞合成并分泌的激素,统称为胃肠激素(gut hormone)。这类激素在化学结构上都属于肽类物质,因此又称为胃肠肽。迄今已明确的胃肠肽大约有 30 余种,其中最主要的有促胃液素(gastrin)、促胰液素(secretin)、缩胆囊素(cholecystokinin,CCK)和抑胃肽(gastric inhibitory peptide,GIP)等(表 6-2)。

表 6-2 主要胃肠激素的分泌细胞和分布部位

胃肠激素	分泌细胞	分布部位
促胃液素	G 细胞	胃窦、十二指肠
促胰液素	S 细胞	小肠上部
缩胆囊素	I 细胞	小肠上部
抑胃肽	K 细胞	小肠上部

(一)胃肠激素的生理作用

　　胃肠激素绝大多数通过血液循环到达靶细胞而发挥作用,其生理作用主要表现在以下三个方面。①调节消化腺的分泌和消化道的运动。②调节其他激素的释放,如抑胃肽有促进胰岛素分泌的作用。③营养作用,指一些胃肠激素具有促进消化道组织生长和代谢的作用。现将促胃液素、促胰液素、缩胆囊素的主要生理作用及引起分泌的主要因素归纳于表6-3。

表 6-3 三种胃肠道激素的主要生理作用及引起分泌的主要因素

胃肠激素	引起分泌的主要因素	主要生理作用
促胃液素	迷走神经兴奋、蛋白质消化产物	促进胃液(以胃酸和胃蛋白酶原为主)、胰液、胆汁分泌,加强胃肠运动和胆囊收缩,促进消化道黏膜生长

续表

胃肠激素	引起分泌的主要因素	主要生理作用
促胰液素	盐酸、蛋白质消化产物、脂肪酸	促进胰液(以分泌 H_2O 和 HCO_3^- 为主)、胆汁、小肠液分泌,加强胆囊收缩,抑制胃肠运动和胃液分泌
缩胆囊素	蛋白质消化产物、脂肪酸、盐酸、脂肪	促进胃液、胰液(以消化酶为主)、胆汁、小肠液分泌,加强胃肠运动和胆囊收缩

（二）脑-肠肽

研究发现,许多胃肠肽既存在于消化道内,也存在于中枢神经系统内,这些双重分布的肽总称为脑-肠肽(brain-gut peptides)。迄今已被确认的脑-肠肽至少有 20 余种,如促胃液素、缩胆囊素、生长抑素、P 物质等。脑-肠肽概念的提出,揭示了神经系统和消化系统之间存在着密切的内在联系。

第二节 口腔内消化

人体的消化过程是从口腔开始的。食物在口腔内停留的时间很短,一般为 15~20 s。在这里,食物经过咀嚼而被磨碎,并与唾液充分混合后形成食团以便于吞咽。食物中的淀粉部分被分解为麦芽糖。

一、咀嚼与吞咽

（一）咀嚼

咀嚼是由咀嚼肌群有顺序地收缩所完成的复杂的反射性动作,其主要作用如下。①切碎、研磨和搅拌食物,使之与唾液充分混合形成食团,便于吞咽。②使食物与唾液淀粉酶充分接触,利于对淀粉的化学性消化。③反射性地引起胃肠、胰、肝和胆囊等消化器官的活动,为食物的进一步消化做好准备。

（二）吞咽

吞咽是指食团由口腔经咽和食管进入胃的过程,它是一种复杂的受意识支配的反射动作。根据食团在吞咽时所经过的部位不同,可将吞咽动作分为以下三期。①第一期:食团由口腔进入咽。这是在大脑皮层控制下进行的随意动作,主要依靠舌的翻卷运动将食团推向咽部。②第二期:食团由咽进入食管上端。这是通过食团刺激软腭所引起的一系列快速反射动作。此期呼吸被反射性抑制。③第三期:食团由食管下行至胃。这是由食管肌肉的顺序收缩来完成的。食管肌肉的顺序收缩又称蠕动(peristalsis),它是一种向前推进的波形运动。食团的下端是一舒张波,上端是一收缩波,于是食团很自然地被推送而向前方运动(图 6-4)。蠕动是消化道平滑肌的基本运动形式之一。吞咽反射的基本中枢在延髓。第二、三期都是不随意反射活动。因此,当吞咽中枢受损时,可导致吞咽功能障碍。

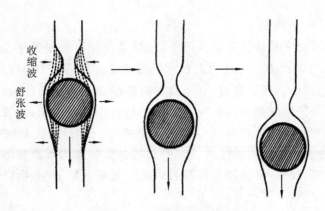

图 6-4　食管蠕动示意图

知识链接

吞 咽 困 难

　　吞咽困难是指吞咽时,食物(或水)从口腔至贲门运送过程中受到阻碍而产生的咽部、胸骨后或剑突部位的黏着、停滞、梗塞或疼痛感的症状。吞咽困难可分为机械性吞咽困难与运动性吞咽困难两类。机械性吞咽困难是指吞咽食物通过的食管管腔狭窄或食团体积过大引起的吞咽困难。食管炎症、肿瘤等食管病变以及咽后壁脓肿、纵隔肿物等外部肿块压迫食管均可造成食管管腔狭窄,从而产生机械性吞咽困难。运动性吞咽困难是指各种原因引起的吞咽运动和吞咽反射运动的障碍,以致食管不能正常蠕动而不能将食物从口腔顺利运送到胃。吞咽性神经抑制失常引起的食管贲门失弛缓症、食管平滑肌蠕动失常所致的蠕动减弱、原发性或继发性食管痉挛以及多发性肌炎、强直性肌营养不良等,均可以导致运动性吞咽困难。

二、唾液及其分泌

　　唾液(saliva)是口腔内三对大唾液腺(腮腺、颌下腺和舌下腺)以及众多散在的小唾液腺分泌的混合液。

(一) 唾液的性质、成分和作用

　　唾液是无色、无味、近中性(pH 值为 6.6～7.1)的低渗液体,正常成人每日分泌量为 1.0～1.5 L。唾液中的水分约占 99%;有机物主要是黏蛋白、唾液淀粉酶、免疫球蛋白、溶菌酶、激肽释放酶等;无机物主要有 Na^+、K^+、Ca^{2+}、Cl^-、HCO_3^- 等。此外,唾液中还有一定量的气体,如 O_2、N_2 和 CO_2。

　　唾液具有以下多种生理作用:①湿润口腔,利于吞咽和说话;②溶解食物,易于引起味觉;③清洁和保护口腔,如清除食物残渣、冲淡有害物质以及杀菌作用等;④唾液淀粉酶可将食物中的淀粉分解成麦芽糖,故含淀粉多的食物在口腔中咀嚼时有甜味;⑤具有排泄作用,可使进入体内的某些异物(如汞、铅)随唾液排出。

（二）唾液分泌的调节

唾液分泌的调节完全是神经反射性调节,包括条件反射和非条件反射。在进食之前,食物的形状、颜色、气味和进食环境的刺激所引起的唾液分泌属于条件反射性分泌,"望梅止渴"就是一个典型例子。在进食过程中,食物对口腔黏膜的机械性和化学性刺激所引起的唾液分泌属于非条件反射性分泌。唾液分泌的初级中枢在延髓,高级中枢在下丘脑、大脑皮层等处。支配唾液腺的传出神经包括副交感神经(在第Ⅶ、Ⅸ对脑神经中)和交感神经,以前者的作用为主。副交感神经兴奋时引起量多而稀薄的唾液分泌,这一作用是通过末梢释放乙酰胆碱实现的。交感神经兴奋时也可引起唾液的分泌,但以颌下腺分泌为主,分泌的唾液量少而黏稠。

第三节　胃内消化

胃是消化道中最膨大的部分,通常可以分为胃底、胃体和胃窦三部分。成人胃容量一般为 $1\sim2\ L$。食物入胃后即受到胃液的化学性消化和胃运动的机械性消化,使食物被胃液水解和胃运动所研磨,形成食糜。然后,食糜少量而间歇性地通过幽门排入十二指肠。

一、胃的运动

（一）胃的运动形式

1. 紧张性收缩　胃壁平滑肌经常处于一定程度的缓慢、微弱而持续的收缩状态,称为紧张性收缩。紧张性收缩是消化道平滑肌共有的运动形式,其生理意义如下。①有助于保持胃的正常形态和位置。②有利于胃液渗入食糜内部而进行化学性消化。③促进胃内的食糜向十二指肠方向推送。如果胃的紧张性收缩过低,则易导致胃下垂或胃扩张。

2. 容受性舒张　咀嚼和吞咽时,食物刺激口腔、咽和食管等处的感受器后,可通过迷走神经反射性地引起胃底和胃体的平滑肌舒张,称为容受性舒张(receptive relaxation)。容受性舒张可使胃容量由空腹时的 $50\ mL$ 左右增大到进食后的 $1\sim2\ L$,其生理意义在于使胃容量与进入胃内的食物量相适应,而胃内压无明显变化,从而防止食物过早、过快地排入十二指肠,有利于食物在胃内充分消化。

3. 蠕动　食物入胃后约 $5\ min$,胃即开始蠕动。蠕动波从胃的中部开始,并有节律地向幽门方向推进。蠕动波频率约为 3 次/min,每个蠕动波约需 $1\ min$ 到达幽门。因此,进食后胃的蠕动通常是一波未平,一波又起。蠕动波开始时较弱,在向幽门推进的过程中逐渐增强,当接近幽门时明显增强,可将 $1\sim2\ mL$ 的食糜排入十二指肠。一旦蠕动波先于食物到达胃窦,引起胃窦末端的有力收缩,部分胃内容物将被反向推回到胃窦近侧和胃体,使胃窦内尚未变为食糜的固体食物继续被混合和消化。胃蠕动的生理意义是搅拌和磨碎食物,使胃液与食物充分混合,以利于化学性消化,并以一定速度将食糜由胃排入十二指肠。

（二）胃的排空及其控制

1. 胃排空的过程　食糜由胃排入十二指肠的过程,称为胃的排空(gastric emptying)。

一般食物入胃后 5 min 左右开始胃的排空。胃运动所引起的胃内压升高是胃排空的动力，而幽门及十二指肠的收缩则是胃排空的阻力。胃排空的速度与食物的物理性状和化学组成有关。一般来说：稀的流体食物比稠的固体食物排空快；碎小的颗粒食物比大块食物排空快；等渗液体比高渗液体排空快。三种主要营养物质中，糖类的排空最快，蛋白质次之，而脂肪的排空最慢。混合性食物由胃完全排空通常需要 4～6 h。

2. 胃排空的控制 胃的排空是间断进行的，主要受胃和十二指肠两方面因素的控制。

（1）胃内促进排空的因素：胃排空的速率通常与胃内食物量的平方根成正比，胃内的食物量越大，对胃壁的扩张刺激就越强，通过壁内神经丛反射和迷走-迷走反射，引起胃运动的增强，从而促进排空。此外，胃内容物（主要是蛋白质消化产物）可刺激胃窦 G 细胞释放促胃液素，后者也促进胃的收缩运动，使胃内压高于十二指肠内压，推送少量食糜进入十二指肠（排空）。

（2）十二指肠内抑制排空的因素：胃的运动受肠-胃反射的抑制，当食糜进入十二指肠后，可刺激十二指肠壁上的化学、渗透压以及机械感受器，反射性地抑制胃的排空，这称为肠-胃反射。食糜中的盐酸、脂肪和高渗溶液还可刺激小肠黏膜释放促胰液素、缩胆囊素、抑胃肽等，从而抑制胃的运动，延缓胃的排空。

随着进入十二指肠的盐酸被中和，食物的消化产物被吸收，抑制胃运动的因素逐渐减弱，促进胃运动的因素又占优势，使胃运动又开始逐渐增强，推送另一部分食糜进入十二指肠（再排空）。如此往复，直至食糜从胃全部排入十二指肠。由此可见，胃排空是在胃内因素和十二指肠因素的控制下间断进行的，并与十二指肠内的消化和吸收相适应。如果控制胃排空的机制发生障碍，可导致胃排空过快或过慢，长期出现这种情况易引起十二指肠溃疡或胃溃疡。

（三）呕吐

呕吐是将胃及肠内容物从口腔强力驱出的过程。当舌根、咽部、胃肠、胆总管、泌尿生殖器官以及前庭器官等处的感受器受刺激时，均可以引起呕吐。呕吐前常出现恶心、流涎、呼吸急迫、心跳加快而不规则等自主神经兴奋的症状。呕吐时，胃和食管下端舒张，膈肌和腹肌强烈收缩，将胃内容物从口腔驱出。

呕吐是一种反射活动。传入冲动沿迷走神经、交感神经、舌咽神经、前庭神经等传入位于延髓的呕吐中枢。传出冲动沿迷走神经、交感神经、膈神经和脊神经等传至胃、小肠、膈肌、腹壁肌等处，引起呕吐。

呕吐可将胃内有害物质在未被吸收前排出体外，因此具有保护作用。但是持续剧烈的呕吐不仅影响进食和正常消化活动，而且使大量的消化液丢失，导致体内水、电解质和酸碱平衡紊乱。

二、胃液及其分泌

（一）胃液的性质、成分和作用

纯净的胃液是一种无色透明的酸性液体，pH 值为 0.9～1.5。正常成人每日分泌量为 1.5～2.5 L。胃液中除含有大量水分外，主要成分有盐酸、胃蛋白酶原、内因子、黏液和碳酸氢盐等。

1. 盐酸 盐酸又称为胃酸,由泌酸腺中的壁细胞所分泌。胃液中盐酸的排出量通常以单位时间内分泌的物质的量来表示。正常人空腹时,盐酸排出量为 0~5 mmol/h,称为基础酸排出量。在食物或药物(如组胺)的刺激下,盐酸排出量明显增加,其最大排出量可达 20~25 mmol/h。

(1) 盐酸分泌的机制:胃液中 H^+ 的最大浓度可达 150 mmol/L,比血浆中的 H^+ 浓度高约 300 万倍。显然,壁细胞分泌盐酸是逆浓度梯度进行的,需要消耗能量。壁细胞中的 H^+ 来源于胞质内水的解离,生成 H^+ 和 OH^-。H^+ 被壁细胞顶端膜上的 H^+-K^+ 依赖式 ATP 酶(质子泵)主动转运到分泌小管腔内,留在胞质内的 OH^- 在碳酸酐酶的催化下,与细胞代谢产生的和从血浆中摄取的 CO_2 反应生成 HCO_3^-。HCO_3^- 通过壁细胞基底侧膜上的 Cl^--HCO_3^- 逆向转运体,与来自血浆中的 Cl^- 进行交换。Cl^- 再通过壁细胞顶端膜上的氯通道进入分泌小管腔内,与小管内的 H^+ 形成 HCl(图 6-5)。

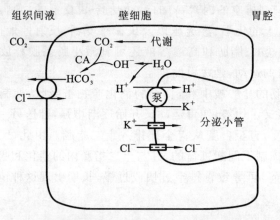

组织间液　　　壁细胞　　　　　胃腔

图 6-5　壁细胞分泌盐酸的基本过程示意图
CA. 碳酸酐酶

(2) 盐酸的主要作用:①能杀灭随食物进入胃内的细菌;②使食物中的蛋白质变性而易于分解;③激活胃蛋白酶原,使之转变为有活性的胃蛋白酶,并为其提供适宜的酸性环境;④盐酸进入小肠后,可间接促进胰液、胆汁和小肠液的分泌;⑤盐酸在小肠内所造成的酸性环境有利于小肠对钙和铁的吸收。盐酸分泌过少或缺乏时,可引起腹胀、腹泻等消化不良症状。盐酸分泌过多又可能对胃和十二指肠黏膜产生侵蚀作用,成为消化性溃疡的病因之一。

2. 胃蛋白酶原 胃蛋白酶原主要由泌酸腺中的主细胞所合成,并以无活性的酶原形式储存在细胞内。在盐酸的作用下或在 pH<5.0 的酸性环境中,无活性的胃蛋白酶原可转变为有活性的胃蛋白酶(最适 pH 值为 2.0~3.5)。已激活的胃蛋白酶也可以促进上述转变(自身激活)。胃蛋白酶可水解食物中的蛋白质,生成胨、胨和少量多肽及氨基酸。此外,胃蛋白酶还有凝乳作用,有助于乳汁的消化。

3. 内因子 内因子(intrinsic factor)是壁细胞分泌的一种糖蛋白。它能与维生素 B_{12} 结合,形成内因子-维生素 B_{12} 复合物,保护维生素 B_{12} 不被小肠内水解酶破坏,并能与回肠黏膜细胞上的特异性受体结合,促进维生素 B_{12} 的吸收。若内因子缺乏,体内维生素 B_{12} 也减少,使红细胞成熟发生障碍,出现巨幼红细胞性贫血。

4. 黏液和碳酸氢盐　黏液是胃液的主要成分之一，由泌酸腺中的黏液颈细胞、贲门腺、幽门腺和胃黏膜表面上皮细胞共同分泌。黏液中的主要成分为糖蛋白，具有较强的黏滞性和形成凝胶的特性。它覆盖在胃黏膜表面，形成厚约 $500~\mu m$ 的凝胶保护层，具有润滑和保护胃黏膜的作用。黏液和胃黏膜上皮细胞分泌的 HCO_3^- 共同形成一个防御屏障，称为黏液-碳酸氢盐屏障（图 6-6）。当胃腔内的 H^+ 向胃黏膜扩散时，H^+ 与 HCO_3^- 在黏液层中相遇而发生中和作用，使胃黏液层形成一个 pH 值梯度，即靠胃腔侧面的 pH 值较低，而靠近胃壁上皮细胞侧仍然呈中性或弱碱性，从而有效地防止了盐酸和胃蛋白酶对胃黏膜的侵蚀。许多物质如高浓度盐酸、乙醇、胆盐及阿司匹林等可破坏此屏障，引发胃炎、胃溃疡等疾病。

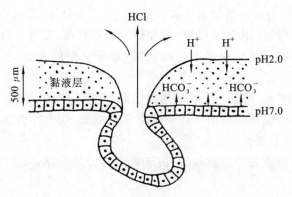

图 6-6　黏液-碳酸氢盐屏障示意图

（二）胃液分泌的调节

在消化间期（空腹时）胃液的分泌量很少，称为消化间期胃液分泌；进食后，在神经和体液因素的调节下引起胃液大量分泌，称为消化期胃液分泌。

1. 刺激胃酸分泌的主要内源性物质

（1）乙酰胆碱：支配胃的大部分迷走神经节后纤维末梢释放的递质是乙酰胆碱，其可直接作用于壁细胞上的胆碱能受体（M 受体），刺激胃酸分泌。该作用可被 M 受体阻断剂（如阿托品）阻断。

（2）促胃液素：由胃窦和十二指肠黏膜 G 细胞分泌的一种肽类激素。促胃液素主要作用于胃黏膜壁细胞，刺激胃酸分泌。

（3）组胺：正常情况下，胃黏膜中的肥大细胞或肠嗜铬样细胞经常分泌少量组胺，通过局部扩散到达邻近的壁细胞，与细胞膜上的 II 型组胺受体（H_2 受体）结合，刺激胃酸分泌。

2. 消化期胃液分泌的调节　根据接受食物刺激的部位不同，将消化期胃液分泌人为地分为头期、胃期和肠期。实际上这三期几乎是同时开始、互相重叠的，其中头期和胃期分泌更为重要。

（1）头期胃液分泌：食物入胃前，刺激头部的感受器（如口腔、咽、眼、耳、鼻等）而引起的胃液分泌。引起头期胃液分泌的机制包括非条件反射和条件反射。非条件反射是由食物对口腔、咽等处感受器刺激，经由第 V、VII、IX、X 对脑神经传入反射中枢。条件反射是由食物的形象、颜色、气味等刺激眼、耳、鼻等感觉器官，分别由第 I、II、VIII 对脑神经传入反射中枢。反射中枢位于延髓、下丘脑、边缘叶和大脑皮层。迷走神经是两种反射共同的传出神经,其末梢释放乙酰胆碱,一方面直接刺激胃腺分泌胃液;另一方面可刺激G细胞释放促胃液素,后者经血液循环到达胃腺而刺激胃液分泌。在头期胃液分泌过程中,迷走神经的直接作用更为重要,阿托品可阻断此作用。

头期胃液分泌的特点是分泌量大,占进食后总分泌量的30%;酸度和胃蛋白酶原含量都很高,并受食欲及情绪的影响。

(2)胃期胃液分泌:食物进入胃后继续引起的胃液分泌。引起胃期胃液分泌的机制如下:①食物扩张刺激胃体和胃底部的感受器,通过迷走-迷走神经长反射和壁内神经丛的短反射,直接或间接通过促胃液素引起胃液分泌;②食物扩张刺激胃幽门部感受器,通过壁内神经丛作用于G细胞,引起促胃液素释放,进而促进胃液分泌;③食物的化学成分(主要是蛋白质消化产物)可直接作用于G细胞,引起促胃液素释放,促进胃液分泌。

胃期胃液分泌的特点是分泌量大,占进食后总分泌量的60%,酸度高,但胃蛋白酶原的含量较头期少。

(3)肠期胃液分泌:食物进入小肠后继续引起的胃液分泌。肠期胃液分泌的机制主要是通过食物的机械扩张刺激以及消化产物的化学性刺激,使十二指肠黏膜的G细胞释放促胃液素,从而促进胃液分泌。

肠期胃液分泌的特点是分泌量较少,占进食后总分泌量的10%,酸度和胃蛋白酶原的含量均较少。

3. 抑制胃液分泌的因素 消化期胃液分泌不仅受上述兴奋性因素的作用,还会受许多抑制性因素的调节。抑制性因素在头期和胃期主要有盐酸和胃黏膜释放的前列腺素(PG),在肠期主要有盐酸、脂肪和高张溶液。盐酸是胃腺分泌的产物,但它又可反过来抑制胃腺分泌,这是胃腺分泌的一种负反馈调节机制;进入十二指肠的脂肪和高张溶液主要通过刺激小肠黏膜产生某些抑制性激素,进而抑制胃液的分泌。因此,正常胃液分泌是兴奋性因素和抑制性因素共同作用的结果。

知识链接

幽门螺杆菌与消化性溃疡

1982年,澳大利亚两位科学家Marshall与Warren从慢性胃炎和消化性溃疡患者的胃黏膜中发现了一种新的螺旋形细菌,后来命名为幽门螺杆菌。现已证明,幽门螺杆菌与消化性溃疡的发生有着密切的关系,超过90%的十二指肠溃疡和80%左右的胃溃疡,都是由幽门螺杆菌感染所导致的。幽门螺杆菌及其作用的发现,打破了当时已经流行多年的人们对消化性溃疡发病机制的错误认识,被誉为是消化病学研究领域里程碑式的革命。由于他们的发现,消化性溃疡(溃疡病)从原先难以治愈、反复发作的慢性病,变成了一种采用短疗程的抗生素和抑酸剂就可治愈的疾病,大幅度增加了消化性溃疡患者获得彻底治愈的机会,为改善人类生活质量作出了贡献。2005年度诺贝尔生理学医学奖授予这两位科学家以表彰他们的功绩和创新精神。

第四节 小肠内消化

食物由胃进入十二指肠后,即开始了小肠内的消化,这是整个消化过程中最重要的阶段。食物在小肠内通过胰液、胆汁、小肠液的化学性消化和小肠运动的机械性消化,最终转变为可被吸收的小分子物质。经过消化的营养物质也主要在小肠被吸收,剩余的食物残渣进入大肠。因此,小肠是消化与吸收的主要部位。食物在小肠内停留的时间随食物的性质不同而有差异,一般为 3~8 h。

一、小肠的运动

小肠的运动是靠肠壁的内、外两层平滑肌完成的,其外层是纵行肌,内层是环行肌。

(一) 小肠的运动形式

1. 紧张性收缩 小肠平滑肌的紧张性收缩是小肠其他运动形式得以顺利进行的基础,其生理意义是可保持肠道的一定形状和肠腔内的压力,有助于肠内容物的混合,使食糜与肠黏膜密切接触,有利于吸收的进行。

2. 分节运动 分节运动(segmental motility)是一种以小肠壁环形肌为主的节律性收缩和舒张运动。在食糜所在的一段肠管上,环行肌在许多点同时收缩,把食糜分割成许多节段,随后,原收缩处舒张,而原舒张处收缩,将原来的食糜节段分成两半,而相邻的两半则合成一个新的节段,如此反复交替进行(图 6-7)。分节运动在空腹时几乎不存在,进食后才逐渐变强。小肠各段分节运动的频率不同,即小肠上部频率较高,小肠下部频率较低,这有助于将食糜由小肠上段向下推进。

分节运动的主要生理意义如下。①使食糜与消化液充分混合,有利于化学性消化。②使食糜与小肠壁紧密接触,有利于营养物质的吸收。③挤压肠壁以促进血液和淋巴的回流,有利于吸收。

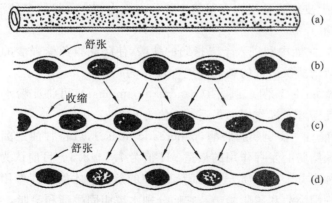

图 6-7 小肠的分节运动示意图

(a)肠管表面观;(b)(c)(d)肠管纵切面观,表示不同阶段的食糜节段分割和合拢组合情况

3. 蠕动 小肠的任何部位均可发生蠕动,近端的蠕动速度大于远端。小肠的蠕动波

很弱,每个蠕动波仅把食糜推进一小段距离(约数厘米)后即自行消失。蠕动的生理意义在于使经过分节运动的食糜向前推进,到达一个新肠段后再开始分节运动,如此重复进行。

蠕动的速度很慢,为 0.5~2.0 cm/s。但在做吞咽动作和食糜进入十二指肠时,可引起一种速度很快(2.0~25.0 cm/s)、传播距离较远的蠕动,称为蠕动冲。它可将食糜从小肠起始端迅速推动到小肠末端,甚至到达大肠。

(二)回盲括约肌的作用

在回肠末端与盲肠交界处的环行肌明显加厚,起着括约肌的作用,称为回盲括约肌。回盲括约肌在平时处于轻度的收缩状态,可以防止回肠内容物向结肠排放。当蠕动波到达回肠末端时,回盲括约肌舒张,食糜由回肠进入盲肠。回盲括约肌的作用如下:①使回肠内容物不致过快进入大肠,使食糜在小肠内被充分消化和吸收;②具有活瓣样作用,可阻止盲肠内容物倒流入回肠。

(三)小肠运动的调节

1. 壁内神经丛的作用　食糜对小肠的机械性刺激和化学性刺激,均可通过壁内神经丛反射使小肠的蠕动加强。

2. 外来神经调节　一般来说,副交感神经兴奋可加强小肠的运动,而交感神经兴奋则抑制小肠的运动。

3. 体液调节　胃肠激素可调节小肠的运动,如促胃液素、缩胆囊素等能促进小肠的运动,而促胰液素、生长抑素等则抑制小肠的运动。

二、胰液及其分泌

胰液由胰腺的腺泡细胞和小导管上皮细胞所分泌,具有很强的消化能力。

(一)胰液的性质、成分和作用

1. 胰液的性质和成分　胰液是无色的碱性液体,pH 值为 7.8~8.4,渗透压与血浆相等。成人每日分泌量为 1~2 L。胰液的成分包括水、无机物和有机物。无机物中主要是碳酸氢盐,由小导管上皮细胞分泌。有机物主要是由腺泡细胞分泌的多种消化酶。

2. 胰液的作用

(1) 碳酸氢盐:它能中和进入十二指肠的盐酸,使肠黏膜免受强酸的侵蚀,同时为小肠内各种消化酶的活动提供适宜的碱性环境(pH 值为 7~8)。

(2) 糖类水解酶:主要是胰淀粉酶(pancreatic amylase),可将淀粉水解为糊精、麦芽糖及麦芽寡糖。胰淀粉酶发挥作用的最适 pH 值为 6.7~7.0。

(3) 脂类水解酶:主要是胰脂肪酶(pancreatic lipase),可将甘油三酯分解成甘油一脂、甘油和脂肪酸。胰脂肪酶发挥作用的最适 pH 值为 7.5~8.5。目前认为,胰脂肪酶只有在胰腺分泌的另一种小分子蛋白质——辅脂酶存在的条件下才能发挥作用。此外,胰液中还含有一定量的胆固醇酯酶和磷脂酶 A_2,它们分别水解胆固醇酯和磷脂。

(4) 蛋白质水解酶:主要有胰蛋白酶(trypsin)和糜蛋白酶(chymotrypsin)两种,它们都是以无活性的酶原形式存在于胰液中。胰蛋白酶原可以被小肠液中的肠激酶、盐酸以及胰蛋白酶本身等激活而成胰蛋白酶。胰蛋白酶又可使糜蛋白酶原激活成糜蛋白酶。这两种酶都能使蛋白质分解成䏡和胨,当两者共同作用于蛋白质时,可使蛋白质分解成多肽和氨基酸。此外,糜蛋白酶还有较强的凝乳作用。

(5) 其他酶类:胰液中还含有羟基肽酶、核糖核酸酶、脱氧核糖核酸酶等水解酶。羟基肽酶可作用于多肽末端的肽键,分解成为氨基酸;核糖核酸酶和脱氧核糖核酸酶则可使相应的核酸部分水解为单核苷酸。

从上可见,胰液中含有水解三种主要营养物质的消化酶,因而是消化力最强和最重要的消化液。如果胰液分泌障碍,即使其他消化腺的分泌都正常,也会引起蛋白质和脂肪的消化和吸收障碍,造成营养不良。由于大量的蛋白质和脂肪随粪便排出,造成胰性腹泻。脂肪吸收障碍可使脂溶性维生素的吸收出现障碍,导致相应的维生素缺乏。

正常情况下,胰液中的蛋白质水解酶并不消化胰腺本身,这是因为除胰蛋白酶以酶原的形式分泌外,还和胰液中含有胰蛋白酶抑制因子有关,其作用是能与胰蛋白酶和糜蛋白酶结合而形成无活性的化合物,从而防止胰腺自身被消化。当暴饮、暴食引起胰液大量分泌时,可因胰管内压力升高导致腺泡和小导管破裂,胰蛋白酶原大量溢入胰腺间质而被组织液激活。此时,胰蛋白酶抑制因子已不能抵抗大量胰蛋白酶对胰腺本身的消化,从而发生急性胰腺炎。

(二) 胰液分泌的调节

在非消化期间,胰液分泌极少。进食后可引起胰液大量分泌。胰液的分泌受神经和体液因素的双重调节。

1. 神经调节 食物的色、香、味以及食物对消化道的刺激,都可通过神经反射(包括条件反射和非条件反射)引起胰液分泌。反射的传出神经是迷走神经,其末梢释放乙酰胆碱,一方面直接作用于胰腺的腺泡细胞,引起胰液分泌;另一方面通过刺激促胃液素释放,间接引起胰液分泌。迷走神经兴奋引起胰液分泌的特点:水和碳酸氢盐含量较少,而酶的含量很丰富。

2. 体液调节 调节胰液分泌的体液因素主要是促胰液素和缩胆囊素。

(1) 促胰液素:由小肠上段黏膜中的 S 细胞分泌。盐酸是引起促胰液素分泌的最强刺激因素,其次是蛋白质消化产物和脂肪酸,糖类则无刺激作用。促胰液素主要作用于胰腺的小导管上皮细胞,使水和碳酸氢盐的分泌量显著增加,而酶的含量不高。

(2) 缩胆囊素:由小肠黏膜中的 I 细胞分泌。引起缩胆囊素分泌的刺激因素按强弱顺序依次为蛋白质消化产物、脂肪酸、盐酸和脂肪,糖类则无刺激作用。缩胆囊素的主要作用:①促进胰腺的腺泡细胞分泌多种消化酶;②使胆囊平滑肌强烈收缩,促进胆囊胆汁的排出。

三、胆汁及其分泌

胆汁由肝细胞不断生成,并经肝管、胆总管排入十二指肠,或由肝管转入胆囊管而储存于胆囊中,当机体需要时再排入十二指肠。

(一) 胆汁的性质、成分和作用

1. 胆汁的性质和成分 胆汁是一种味苦而黏稠的液体,肝细胞初分泌的胆汁呈金黄色,pH 值约为 7.4;在胆囊中储存的胆汁因被浓缩而颜色变深,pH 值约为 6.8。正常成人每日分泌胆汁 0.8~1 L。胆汁中除含有水和 Na^+、K^+、Ca^{2+}、碳酸氢盐等无机成分外,有机成分主要有胆盐、胆固醇、胆色素和卵磷脂等。胆盐是胆汁中参与消化吸收的主要成分。正常情况下,胆汁中的胆盐、胆固醇和卵磷脂之间保持适当的比例是维持胆固醇呈溶解状态的必要条件。当胆固醇过多或胆盐减少时,胆固醇容易沉积而形成胆结石。

2. 胆汁的作用　胆汁中不含消化酶,但是胆汁对脂肪的消化和吸收具有重要意义。

(1)乳化脂肪:胆汁中的胆盐、胆固醇和卵磷脂可作为乳化剂,降低脂肪的表面张力,使脂肪乳化成微滴,从而增加了胰脂肪酶的作用面积,加快了对脂肪的消化分解。

(2)促进脂肪的吸收:胆盐能与脂肪酸、甘油一酯、胆固醇等形成水溶性复合物(混合微胶粒),将不溶于水的脂肪酸、甘油一酯等脂肪分解产物运送到小肠黏膜表面,从而促进它们的吸收。

(3)促进脂溶性维生素的吸收:由于胆汁能促进脂肪的吸收,所以对脂溶性维生素 A、D、E、K 的吸收也有促进作用。

(4)其他作用:胆汁在十二指肠内可中和盐酸;胆盐被重吸收后可直接刺激肝细胞合成和分泌胆汁。

(二)胆汁分泌和排出的调节

胆汁的分泌和排出受神经和体液因素的调节,但以体液调节为主。

1. 神经调节　进食动作或食物对胃和小肠黏膜的刺激,均可通过迷走神经引起胆汁的少量分泌和排放,胆囊亦轻度收缩。此外,迷走神经还可通过使促胃液素释放而间接引起胆汁分泌和胆囊收缩。

2. 体液调节

(1)缩胆囊素:可引起胆囊的强烈收缩和 Oddi 括约肌舒张,促进胆汁的排出。

(2)促胰液素:主要作用于胆管系统,使胆汁的分泌量和 HCO_3^- 含量增加,而胆盐的分泌并不增加。

(3)促胃液素:可通过血液循环直接作用于肝细胞和胆囊,促进胆汁分泌和胆囊收缩。此外,促胃液素也可通过刺激盐酸分泌,间接引起十二指肠黏膜分泌促胰液素,后者刺激胆汁分泌。

(4)胆盐:胆盐排入十二指肠后,约有 95% 在回肠末端被吸收入血,经门静脉返回到肝脏再合成胆汁,然后又被排入小肠,这个过程称为胆盐的肠-肝循环(图 6-8)。返回肝的胆盐对胆汁分泌具有很强的促进作用,故临床上常将胆盐作为利胆剂。

四、小肠液及其分泌

小肠液由十二指肠腺和小肠腺分泌。十二指肠腺位于十二指肠黏膜下层中,主要分泌黏稠的碱性液体;小肠腺位于整个小肠黏膜层内,其分泌液构成小肠液的主要部分。

(一)小肠液的性质、成分和作用

小肠液呈弱碱性,pH 值约为 7.6,渗透压与血浆相近。成人小肠液每日分泌量为 1~3 L。小肠液中除水和无机盐外,还有肠激酶、黏蛋白、免疫球蛋白、溶菌酶等。此外,小肠液中还含有脱落的肠黏膜上皮细胞释放的肽酶、麦芽糖酶和蔗糖酶等,但这些酶对食物在小肠内的消化不起作用。

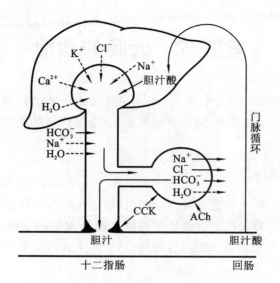

图 6-8 胆盐的肠-肝循环

小肠液的主要作用如下：①稀释消化产物，降低其渗透压，有利于营养物质的吸收；②保护十二指肠黏膜免受胃酸的侵蚀；③肠激酶可激活胰蛋白酶原，使之变为有活性的胰蛋白酶，有利于蛋白质的消化。此外，小肠还可分泌溶菌酶，溶解肠壁内的细菌。

（二）小肠液分泌的调节

一般认为，食物及其消化产物对肠黏膜局部的机械和化学刺激，通过壁内神经丛的局部反射可引起小肠液分泌，而外来神经的作用不明显。在体液因素中，促胃液素、促胰液素、缩胆囊素和血管活性肠肽等胃肠激素都能刺激小肠液的分泌。

综上所述，食物的消化从口腔开始，由于唾液中只含唾液淀粉酶，胃液中只含胃蛋白酶，胰液中含有消化分解脂肪的酶，所以，淀粉水解从口腔开始，蛋白质水解从胃内开始，脂肪水解从小肠开始。食物的消化进行到小肠阶段基本完成。现将各种营养物质的化学消化归纳在表 6-4 中。

表 6-4 各种营养物质的化学消化

营养物质	消化部位	消化酶	消化分解产物
蛋白质	胃、小肠	胃蛋白酶、胰蛋白酶和糜蛋白酶	䏡、胨、多肽和氨基酸
多肽	小肠黏膜纹状缘	多肽酶	二肽和三肽
二肽和三肽	小肠上皮细胞内	二肽酶和三肽酶	氨基酸
淀粉	口腔、胃和小肠	唾液淀粉酶和胰淀粉酶	麦芽糖
双糖	小肠黏膜纹状缘	蔗糖酶、乳糖酶和麦芽糖酶	葡萄糖、半乳糖和果糖
脂肪	小肠	胰脂肪酶	甘油、脂肪酸、甘油一酯

第五节　大肠的功能

人类的大肠没有重要的消化作用。大肠的主要功能是吸收水、无机盐以及结肠内微生物合成的 B 族维生素和维生素 K,储存食物残渣,并通过细菌对食物残渣的分解,最后形成粪便排出体外。

一、大肠的运动形式

大肠的运动少而缓慢,对刺激的反应也较迟钝,这些特点都与大肠的功能相适应。

1. 袋状往返运动　袋状往返运动是空腹时大肠最常见的一种运动形式,由环行肌的不规则收缩所引起,它使结肠袋中的内容物向前、后两个方向做短距离的位移,而不能向前推进。

2. 分节推进或多袋推进运动　这是一个结肠袋或一段结肠收缩,将肠内容物推移到下一段的运动。

3. 蠕动　蠕动是由一些稳定向前推进的收缩波所组成,其蠕动速度较慢。大肠还有一种进行快而传播远的蠕动,称为集团蠕动。集团蠕动常发生在进食后,一般开始于横结肠,可以将一部分大肠内容物推送至降结肠或乙状结肠,从而引发便意。

现将消化道的运动形式及意义归纳为表 6-5。

表 6-5　消化道的运动形式及意义

运 动 方 式		生 理 意 义
口腔	咀嚼	切割、磨碎食物,使其与唾液充分混合;促进唾液、胃液等消化液分泌
	吞咽	将食物由口腔推入胃
胃	紧张性收缩	使消化器官保持一定的位置和形态,有助于食物推进和化学消化
	容受性舒张	容纳和储存食物
	蠕动	推进食物;使食物充分与消化液混合,有利于化学消化和吸收
小肠	紧张性收缩	小肠其他运动形式的基础
	分节运动	促进食糜与消化液混合,有利于化学消化;促进血液和淋巴回流,有助于吸收
	蠕动	缓慢推进肠内容物
	蠕动冲	快速推进肠内容物
大肠	袋状往返运动	使结肠内容物做双向短距离位移
	多袋推进运动	推进肠内容物
	蠕动	推进肠内容物
	集团蠕动	快速推进肠内容物

二、排便与排便反射

食物残渣在大肠内停留的时间较长,一般在十余小时,在这一过程中,部分水分和无机盐会被吸收,同时经过细菌的发酵和腐败作用,借助于黏液的连接作用形成粪便。粪便中有食物残渣、脱落的肠上皮细胞及大量的细菌,细菌占固体粪便总量的 20%～30%。此外,粪便中还有胆色素衍生物、黏液、钙、镁、汞等重金属盐。

粪便主要储存于结肠下部,平时直肠内无粪便,通过肠的蠕动,当粪便被推送到直肠时,可引起排便反射,把粪便排出体外。

排便的初级中枢位于脊髓腰骶段。进入直肠的粪便通过扩张肠道,刺激直肠壁压力感受器,通过其换能作用,以神经冲动的形式沿盆神经和腹下神经把信息传入脊髓的初级排便中枢,同时上传至大脑皮层高位中枢,产生便意。当环境允许时,高位中枢发出兴奋性冲动,通过脊髓的初级排便中枢传出神经冲动沿盆神经至降结肠、乙状结肠和直肠,使其平滑肌收缩,肛门内括约肌舒张;同时,阴部神经的传出冲动减少,肛门外括约肌也舒张,从而使粪便排出体外。此外,支配腹肌和膈肌的神经亦兴奋,使腹肌和膈肌产生强烈收缩,腹内压增加而促进粪便的排出;若环境不允许,高位中枢下传抑制性信息,阻止排便。

排便反射受大脑皮层的意识控制,如果经常有意地抑制排便,可使直肠对粪便的压力刺激变得不敏感,阈值提高,则粪便在大肠内停留时间过长,水分被吸收过多,粪便变得干硬而不易排出,导致便秘。经常便秘可引起痔疮、肛裂等疾病,因此应养成每天定时排便的良好习惯。此外,若饮食过程中摄入体内的纤维素过少,也会产生便秘,因此应合理膳食,适当增加纤维素的摄取。食物中纤维素对胃肠功能的影响主要有以下几个方面:①大部分多糖纤维能与水结合而形成凝胶,从而限制了水的吸收,并使肠内容物容积膨胀加大;②纤维素多能刺激肠运动,缩短粪便在肠内停留时间和增加粪便容积;③纤维素可降低食物中热量的比率,减少含能物质的摄取,从而有助于纠正不正常的肥胖。适当增加纤维素的摄取有增进健康以及预防便秘、痔疮、结肠癌等疾病的作用。

三、大肠液的分泌及大肠内细菌的活动

大肠液是由大肠黏膜表面的柱状上皮细胞和杯状细胞分泌的,pH 值为 8.3～8.4,其主要成分为黏液和碳酸氢盐。大肠液的主要作用是保护肠黏膜免受机械损伤和润滑粪便。

大肠内有大量细菌,它们主要来自食物和空气。大肠内细菌含有能分解食物残渣的酶。细菌对糖和脂肪的分解称为发酵,其产物有二氧化碳、乳酸、沼气、脂肪酸、甘油、胆碱等。细菌对蛋白质的分解称为腐败,其产物有氨、硫化氢、组胺、吲哚等。另外,大肠内的细菌可利用肠内简单的物质合成 B 族维生素和维生素 K,这些维生素经肠壁吸收后可被机体利用。如果长期使用肠道抗菌药物,可抑制肠道细菌,引起 B 族维生素和维生素 K 缺乏所产生的临床问题,如血液凝固障碍、消化不良等。

第六节 吸 收

一、吸收的部位及机制

(一) 吸收的部位

消化道各段对物质的吸收能力和吸收速度并不相同。口腔和食管基本上没有吸收功

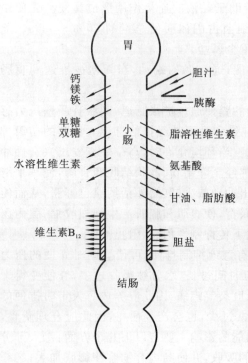

图 6-9　各种营养物质在小肠的吸收
　　　部位示意图

能；胃的吸收能力很弱，仅吸收乙醇、少量水和无机盐；小肠吸收的物质种类多、量大，是吸收的主要部位（图 6-9）。一般认为，糖类、蛋白质和脂肪消化产物大部分在十二指肠和空肠被吸收，胆盐和维生素 B_{12} 在回肠被吸收。大肠主要吸收食物残渣中剩余的水分和无机盐。

小肠之所以成为吸收的主要部位，是因为其具备以下几个方面的有利条件。①小肠有巨大的吸收面积。正常成人的小肠长 3～4 m，其黏膜有许多环状皱褶，皱褶上有大量绒毛，绒毛的每个柱状上皮细胞的顶端又有许多微绒毛，这些结构的存在使小肠的吸收面积增大了约 600 倍，总面积可达 200 m^2（图 6-10）；②食物在小肠内已被分解为可被吸收的小分子物质；③食物在小肠内停留的时间较长，一般为 3～8 h；④小肠绒毛内有丰富的毛细血管和毛细淋巴管，从而有利于吸收。

（二）吸收的机制

小肠内各种营养物质的吸收机制有多种，包括被动转运、主动转运、入胞和出胞作用（见第二章）。

二、小肠内主要营养物质的吸收

（一）水的吸收

正常成人每日摄取水 1～2 L，消化腺分泌的液体为 6～8 L，所以每日由胃肠吸收的水多达 8 L。水的吸收是以渗透方式被动进行的，各种溶质，特别是 NaCl 的主动吸收所产生的渗透压梯度是水吸收的主要动力。急性呕吐、腹泻时，人体可丢失大量水分，引起不同程度的脱水。

（二）无机盐的吸收

一般来说，单价碱性盐类，如钠、钾、铵盐的吸收很快，多价碱性盐类则吸收很慢，而能与钙结合形成沉淀的盐（如草酸钙）则不能被吸收。

1. 钠的吸收　正常成人每日摄入的钠和消化腺分泌的钠有 95%～99% 都被吸收入血液。钠的吸收是主动的，与小肠黏膜上皮细胞基侧膜上钠泵的活动分不开。由于钠泵不断将细胞内的 Na^+ 泵入组织间隙，使细胞内 Na^+ 浓度降低，加上细胞内电位比顶端膜外低，因此，肠腔内的 Na^+ 顺电化学梯度以易化扩散方式进入到细胞内。然后再由钠泵转运出细胞，进入血液。

2. 铁的吸收　人每日吸收的铁约为 1 mg，仅为食物中含铁量的 1/10 左右。铁的吸收量与人体对铁的需要有关，当机体缺铁时，铁的吸收就增加。铁的吸收部位主要在十二指

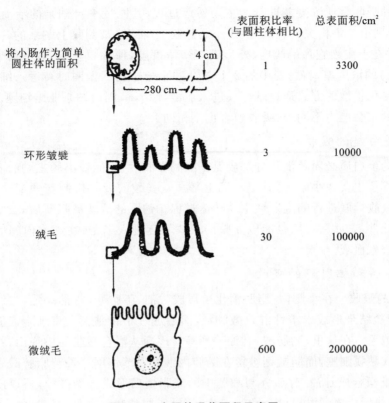

图 6-10 小肠的吸收面积示意图

肠和空肠上段,属于主动转运。铁与肠黏膜上皮细胞顶端膜上的转铁蛋白形成复合物,以入胞的方式进入细胞内。随后,进入细胞内的一部分 Fe^{2+} 在基底侧膜通过主动转运入血液,而大部分 Fe^{2+} 则被氧化成 Fe^{3+},并与细胞内的脱铁铁蛋白结合成铁蛋白,储存在细胞内以防止铁的过量吸收。

食物中的铁多为 Fe^{3+},不易被吸收,须还原为 Fe^{2+} 才能被吸收。酸性环境有利于铁的溶解,故能促进铁的吸收。维生素 C 能使 Fe^{3+} 还原成 Fe^{2+},促进其吸收。临床上给贫血的患者补充铁时,常选用硫酸亚铁,并应注意配合口服维生素 C 或补充稀盐酸。

3. 钙的吸收 钙主要在小肠上段,尤其是十二指肠被吸收,其机制是通过主动转运完成的。小肠黏膜上皮细胞的微绒毛上有钙结合蛋白,能与钙结合并将其转运到细胞内。进入细胞内的钙通过位于基底侧膜上的钙泵或 Na^+-Ca^{2+} 交换体被转运出细胞,然后再进入血液。

正常成人每日钙的需要量为 $800\sim1500$ mg,但食物中的钙仅有一小部分被吸收,并且钙只有转变成离子状态才能被吸收。维生素 D 能促进钙的吸收。肠腔中酸性环境增加钙的溶解,故有利于钙的吸收。凡能与钙结合生成沉淀的物质(如草酸)都能阻止钙的吸收。

（三）糖的吸收

糖类一般须被分解成单糖后才能被小肠吸收。肠道中被吸收的单糖主要是葡萄糖,另外还有少量半乳糖和果糖。单糖的吸收速度各不相同,在己糖中,以半乳糖和葡萄糖的吸收最快,果糖次之,甘露糖最慢。

葡萄糖的吸收是逆浓度差进行的主动转运过程,其能量来自钠泵的活动,属于继发性主动转运(详见第二章相关内容)。由于小肠黏膜上皮细胞基侧膜上钠泵的转运,造成细胞内低 Na^+,并在上皮细胞顶端膜内、外形成 Na^+ 浓度差,顶端膜上的 Na^+-葡萄糖同向转运体就利用 Na^+ 的浓度差,将肠腔中的 2 个 Na^+ 和 1 分子葡萄糖同时转运入细胞内。随后,葡萄糖再以易化扩散的方式通过基底膜进入血液,而 Na^+ 则由钠泵驱出细胞。因为各种单糖与转运体的结合能力不同,故吸收速率也不相同。

(四)蛋白质的吸收

食物中的蛋白质必须经消化分解成氨基酸和寡肽后,才能被小肠主动吸收入血液。氨基酸的吸收部位主要在小肠,尤其是小肠上部。氨基酸的吸收机制与葡萄糖的吸收相似,也是与钠的吸收耦联进行的继发性主动转运过程。钠泵的活动被阻断后,氨基酸的转运便不能进行。此外,二肽和三肽也能以完整的形式转运进入细胞,在细胞内酶的作用下水解成氨基酸再进入血液。

(五)脂肪和胆固醇的吸收

1. 脂肪的吸收 在小肠内,脂肪消化后形成甘油、脂肪酸、甘油一酯,它们大多不溶于水,必须与胆盐结合形成水溶性混合微胶粒,然后透过小肠黏膜上皮细胞表面的静水层到达细胞的微绒毛。在这里,脂肪酸、甘油一酯等又逐渐从混合微胶粒中释出,并通过微绒毛的细胞膜进入黏膜细胞,而胆盐则被留在肠腔内继续发挥作用。长链脂肪酸和甘油一酯进入细胞后又重新合成甘油三酯,并与细胞中的载脂蛋白形成乳糜微粒,再以出胞的方式进入细胞间隙,然后扩散到淋巴(图 6-11)。中、短链脂肪酸和甘油是水溶性的,可直接吸收进入血液。由于人体摄入的动、植物油中长链脂肪酸较多,所以脂肪的吸收以淋巴途径为主。

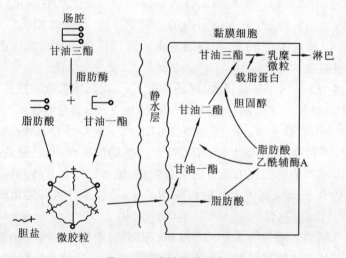

图 6-11 脂肪吸收示意图

2. 胆固醇的吸收 进入肠道的胆固醇主要来自食物和肝细胞分泌的胆汁。来自胆汁的胆固醇是游离的,而食物中的胆固醇部分是酯化的。酯化的胆固醇必须在肠腔中经胆固醇酯酶水解为游离胆固醇后才能被吸收。游离胆固醇通过形成混合微胶粒,在小肠上部被吸收。吸收后的胆固醇大部分在小肠上皮细胞中又重新被酯化,生成胆固醇酯,最后与载脂蛋白一起组成乳糜微粒,经由淋巴系统进入血液循环。

(六)维生素的吸收

维生素分为脂溶性维生素和水溶性维生素。脂溶性维生素 A、D、E、K 的吸收机制与脂肪消化产物相同。大多数水溶性维生素是通过 Na^+ 同向转运体被吸收的,但维生素 B_{12} 必须先与内因子结合成复合物,然后再被回肠上皮细胞主动吸收。

主要营养物质的吸收机制和吸收途径见表 6-6。

表 6-6 主要营养物质的吸收机制和吸收途径

营养物质	吸收机制	吸收途径
水	被动转运(依靠渗透压)	血液
无机盐	大多数主动转运	血液
葡萄糖	继发性主动转运(钠泵提供能量)	血液
氨基酸	继发性主动转运(钠泵提供能量)	血液
长链脂肪酸和甘油一酯	被动转运(需胆盐帮助)	淋巴
中、短链脂肪酸和甘油	被动转运	血液
水溶性维生素	被动转运(以扩散的方式)	血液
脂溶性维生素	被动转运(需胆盐帮助)	淋巴或血液

小 结

消化系统的功能主要是通过消化和吸收为机体代谢提供所需的各种物质和能量。消化的方式有两种,即机械性消化和化学性消化。消化道平滑肌除了具有兴奋性、紧张性、伸展性和自动节律性外,还具有基本电节律等电生理特性。基本电节律是平滑肌收缩的起步电位,是决定肌肉收缩频率、传播方向和速度的控制波。消化道除口腔、咽、食管上段的肌肉和肛门外括约肌受躯体神经支配外,其余部位均受外来的自主神经和位于消化道壁内的内在神经丛支配。此外,胃肠黏膜的内分泌细胞还分泌促胃液素、缩胆囊素、促胰液素、抑胃肽等胃肠激素,对胃肠活动进行精细而持久的调节。

口腔内的食物通过咀嚼而被磨碎,并与唾液充分混合后形成食团,然后通过吞咽动作被送入胃内。胃是储存并定期排空食物的消化器官,主要通过容受性舒张、紧张性收缩和蠕动等运动来完成。食糜由胃排入十二指肠的过程,称为胃的排空。胃内容物和促胃液素促进胃的排空,而小肠黏膜释放的激素和肠-胃反射则抑制胃的排空。胃液的主要成分是盐酸、胃蛋白酶原、内因子、黏液和碳酸氢盐等,可发挥消化和保护作用。消化期的胃液分泌分为头期、胃期和肠期,头期属神经-体液性调节,胃期包括神经和体液调节,肠期主要靠体液调节。

小肠内消化是整个消化过程中最重要的阶段。小肠的运动形式主要有紧张性收缩、分节运动和蠕动,通过这些运动实现小肠的机械性消化。小肠内含有的消化液有胰液、胆汁和小肠液,其中胰液是最重要的消化液。这三种消化液共同发挥作用,完成对食物成分的最后加工。

　　小肠是各种营养物质吸收的主要部位,这是因为食物在小肠内已被分解成小分子物质,加之小肠具有吸收面积大、富含毛细血管和淋巴管以及食物在小肠内停留时间长等诸多有利条件。糖类、蛋白质、脂肪以及水、无机盐、维生素等物质依其各自的特点经血液途径或淋巴途径被吸收。

能力检测

一、名词解释

消化、吸收、慢波、胃肠激素、脑肠肽、容受性舒张、胃的排空、分节运动、胆盐的肠-肝循环。

二、简答题

1. 简述主要胃肠激素的生理作用。

2. 交感神经和副交感神经对消化器官生理活动的调节有何区别?

3. 胃有哪些运动形式? 各有何生理意义?

4. 试述胃液的主要成分、作用及分泌的调节。

5. 小肠有哪些运动形式? 各有何生理意义?

6. 胰液、胆汁的主要成分有哪些? 各有何生理作用?

7. 为什么说小肠是吸收的主要部位?

(王光亮　刘明慧　孟建红)

第七章
能量代谢和体温

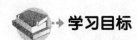

学习目标

掌握：食物热价、氧热价、呼吸商的概念，影响能量代谢的主要因素，基础代谢和基础代谢率的概念，体温的概念及其正常变动，体温调节机制。

熟悉：人体的产热和散热过程。

了解：机体能量的来源和去路，能量代谢的测定方法。

第一节　能　量　代　谢

机体的生存有赖于不断地与外界环境进行物质交换和能量交换，即新陈代谢，它是生命活动的最基本特征之一。通常把物质代谢过程中所伴随的能量释放、转移、储存和利用称为能量代谢（energy metabolism）。

一、机体能量的来源和去路

（一）能量的来源

机体通过摄食、消化吸收过程摄入营养物质，如糖、蛋白质、脂肪等，这些物质都蕴藏有能量，它们在体内经过一系列的生物氧化过程，最终产生 CO_2 和 H_2O，同时释放出能量。

一般情况下，机体所需能量的 70% 由糖提供，随供氧情况的不同，糖的供能方式分为有氧氧化和无氧酵解两种，绝大多数为有氧氧化。不同组织赖以获取能量的糖代谢途径有所不同。脑组织主要依赖葡萄糖的有氧氧化供能，故对机体缺氧很敏感，对血糖的依赖性也高。当机体缺氧或血糖过低（低于正常值的 1/3）时，可发生意识不清，甚至昏迷。而成熟红细胞只能依靠糖的无氧酵解获取能量，原因是其缺乏有氧氧化的酶系。

脂肪是体内重要的储能和供能物质，体内脂肪的储存量比糖多，1 g 脂肪氧化释放的能量约为糖的 2 倍。通常成人储备的肝糖原在饥饿 24 h 后即被消耗殆尽，而储存的脂肪所提供的能量可供机体多达 10 天至 2 个月之久。因此脂肪成为短期饥饿的主要供能物质。

蛋白质在体内主要是构成机体组织的原料,只有在特殊情况下,如长期饥饿使体内糖原、脂肪储备耗竭时,机体才依靠蛋白质分解产生的氨基酸供能。

(二)能量的去路

糖、蛋白质、脂肪在体内氧化释放出能量,约有 50% 以热能形式维持体温,并不断地放散至体外;其余部分是化学能,化学能转移到 ATP(或磷酸肌酸)的高能磷酸键中储存。ATP 是体内重要的储能和直接供能物质。机体利用 ATP 水解释放的能量,可以完成各种功能活动,如物质转运、神经传导、吸收、分泌、生物合成、肌肉收缩等。其中,除骨骼肌收缩时所完成的一部分机械外功以外,其他功能活动最终都要转化为热能,参与体温的维持(图7-1)。

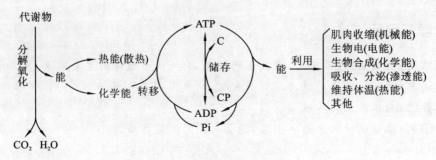

图 7-1　体内能量的转移、储存和利用
C. 肌酸;CP. 磷酸肌酸;Pi. 无机磷酸

磷酸肌酸(creatine phosphate,CP)由肌酸和磷酸合成,体内含量较高,是 ATP 含量的 3~8 倍,主要存在于肌肉和脑组织中。当物质氧化释放的能量有剩余时,在肌酸激酶催化下,ATP 将高能磷酸键转给肌酸,合成 CP;反之,当 ATP 消耗过多时,CP 又将其储存的能量转给 ADP,生成 ATP,以补充 ATP 的消耗(图 7-1)。因此,CP 是体内 ATP 的储存库,是体内能量转化和利用的关键环节。

二、能量代谢的测定

(一)与能量代谢测定有关的几个概念

1. 食物的热价　1 g 食物氧化时所释放出来的热量,称为食物的热价(thermal equivalent of food)。食物的热价通常用焦耳(J)或卡(cal)作为计量单位,1 cal＝4.187J。食物的热价有生物热价和物理热价之分,它们分别指食物在体内氧化和体外燃烧时释放的热量。糖和脂肪的生物热价和物理热价相同。由于蛋白质在体内不能完全被氧化,有一部分包含在尿素、尿酸和肌酐等分子中的能量从尿中排泄,还有很少量的含氮产物在粪便中排出,因此其生物热价小于物理热价。

2. 食物的氧热价　食物氧化要消耗 O_2,O_2 的消耗和物质氧化的产热量之间存在定比关系。通常把某种食物氧化时消耗 1 L O_2 所产生的热量,称为该种食物的氧热价(thermal equivalent of oxygen)。由于各种营养物质中所含碳、氢、氧等的比例不同,因此氧热价也不同。

3. 呼吸商 营养物质在细胞内氧化供能的过程中,机体需要通过呼吸从外界环境中摄取 O_2,以满足生理活动的需要,同时将 CO_2 排除体外。一定时间内机体呼出的 CO_2 的量与吸入的 O_2 的量的比值,称为呼吸商(respiratory quotient,RQ)。由于各种营养物质中 O_2 的含量不同,因此,呼吸商也有差异(表 7-1)。

表 7-1 三种营养物质氧化时的几种数据

营养物质	产热量/(kJ/g)			耗氧量/(L/g)	CO_2产量/(L/g)	氧热价/(kJ/L)	呼吸商
	物理热价(用弹式热量计测得)	生物热价(体内生物氧化)	营养学热价				
糖	17.2	17.2	16.7	0.83	0.83	21.1	1.00
脂肪	39.8	39.8	37.7	2.03	1.43	19.7	0.71
蛋白质	23.4	18.0	16.7	0.95	0.76	18.8	0.80

营养学通常采用概数来计算食物的热价

一般认为呼吸商能较准确地反映出体内糖、脂肪和蛋白质三种物质氧化分解的比例,从而推测机体在一定时间内主要以消耗何种能量物质供能。若某人的呼吸商接近于1.00,说明此人在该段时间内消耗的能量主要来自糖代谢。糖尿病患者因糖的利用障碍,机体主要依靠脂肪分解供能,其呼吸商低,接近于 0.71;长期饥饿时,能量主要来自自身蛋白质的分解,其呼吸商接近于 0.80。正常人摄入混合食物时,呼吸商一般在 0.85 左右。但实际上,根据 CO_2 产生量和耗 O_2 量计算出的呼吸商并不一定与理论计算值完全吻合,这是由于机体的组织细胞可同时氧化分解三种能量物质,而且三种能量物质之间可以相互转变。如糖在转化为脂肪时,原来糖分子中的 O_2 即有剩余,这些剩余的 O_2 可以参加机体代谢过程中的氧化反应,相应地减少了从外界摄取的 O_2 量,因而呼吸商变大,甚至超过 1.00。反之,如果脂肪转化为糖,呼吸商也可能低于 0.71。这是由于脂肪分子中含 O_2 比例小,当转化为糖时,需要更多的 O_2 进入分子结构,因而机体摄取和消耗外界的 O_2 量增多,使呼吸商变小。另外,还有其他一些代谢反应也能影响呼吸商。如肌肉剧烈运动时,由于 O_2 供不应求,糖酵解增强,产生大量乳酸进入血液,乳酸和体内碳酸盐作用的结果,产生大量 CO_2 由肺排出,从而使呼吸商增大。在肺过度通气、酸中毒等情况下,机体内的 CO_2 大量排出,可使呼吸商大于 1.00。相反,肺通气不足、碱中毒等情况下,呼吸商则变小。

4. 非蛋白呼吸商 一般情况下体内能量主要来自于糖和脂肪的氧化,蛋白质的代谢可忽略不计。由糖和脂肪氧化时产生的 CO_2 量与耗 O_2 量的比值,称为非蛋白呼吸商(non-protein respiratory quotient,NPRQ)。不同的非蛋白呼吸商所对应的糖和脂肪各自氧化的百分比及相应的氧热价见表 7-2。

表 7-2 不同的非蛋白呼吸商所对应的糖和脂肪各自氧化的百分比及相应的氧热价

非蛋白呼吸商	氧化百分比		氧热价/(kJ/L)
	糖/(%)	脂肪/(%)	
0.71	1.10	98.90	19.64
0.75	15.60	84.40	19.84
0.80	33.40	66.60	20.10

续表

非蛋白呼吸商	氧化百分比		氧热价/(kJ/L)
	糖/(%)	脂肪/(%)	
0.82	40.30	59.70	20.20
0.85	50.70	49.30	20.36
0.90	67.50	32.50	20.61
0.95	84.00	16.00	20.87
1.00	100.00	0.00	21.13

(二) 能量代谢的测定方法

能量代谢的测定是根据能量守恒定律,即能量由一种形式转化为另一种形式的过程中,既不增加,也不减少。机体遵循这一规律,在整个能量转化的过程中,机体所利用的蕴藏于食物中的化学能应等于最终转化成的热量和所做的外功。如果排除机体所做的外功,机体消耗的全部能量最终都以热量的形式散发于体外。因此,只需要测定单位时间内机体的产热量即可推算出机体的能量代谢情况。

测定整个机体在单位时间内发散的总热量,通常用两种方法:直接测热法和间接测热法。

1. 直接测热法 就是将受试者居于一个特殊的隔热小房间内,收集受试者处于安静条件下一定时间内发散出来的总热量,称为直接测热法(direct calorimetry)(图 7-2)。此方法设备复杂,操作烦琐,使用不便,故极少应用,一般都采用间接测热法。

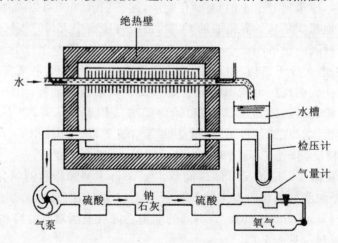

图 7-2 直接测热法

2. 间接测热法 根据化学中的定比定律,即在一般化学反应中,反应物的量与产物的量之间呈一定的比例关系。例如葡萄糖氧化时,反应式为

$$C_6H_{12}O_6 + 6O_2 \longrightarrow 6CO_2 + 6H_2O + 热量$$

无论糖在体外燃烧或是在体内氧化,1 mol 的葡萄糖都要消耗 6 mol 的 O_2,产生 6 mol 的 CO_2 和 6 mol 的 H_2O,同时释放一定的热量,这就是一种定比关系。间接测热法(indirect calorimetry)就是利用这种定比关系,测定机体在一定时间内的耗 O_2 量和 CO_2 排出量

来计算机体的产热量。

由于经典的测算方法较为复杂,因此在实际工作中,常采用简化的计算方法,即测定一定时间内机体的耗 O_2 量和 CO_2 排出量,并求出呼吸商(混合呼吸商),然后在非蛋白呼吸商表(表 7-2)中查出该呼吸商的氧热价,这里用非蛋白呼吸商代替混合呼吸商,将耗 O_2 量乘以氧热价,得出机体在该时间内的产热量。

根据统计资料,我国进食混合膳食的人,其能量主要来源于糖和脂肪,基础状态下的非蛋白呼吸商约为 0.82,与此对应的氧热价为 20.20 kJ/L,将测定的耗氧量与氧热价相乘,即可得出机体在该段时间内的产热量。此方法测得的数值与间接测热法的理论值很接近。

三、影响能量代谢的主要因素

(一)肌肉活动

肌肉是机体主要的产热器官。肌肉活动对能量代谢的影响最为显著。机体任何轻微的活动都可提高能量代谢率。人在运动或劳动时耗能显著增加,因为肌肉活动需要补给能量,而能量则来自大量营养物质的氧化,导致机体耗 O_2 量的增加。机体耗 O_2 量的增加与肌肉活动的强度呈正比关系,耗 O_2 量最多可达安静时的 $10\sim20$ 倍。从表 7-3 可以看出劳动强度或运动时的能量代谢率的变化情况。

表 7-3　机体不同状态时的能量代谢率

机体的状态	产热量/(kJ/(m² · min))
躺卧	2.73
开会	3.40
擦窗子	8.30
洗衣	9.89
扫地	11.37
打排球	17.05
打篮球	24.22
踢足球	24.98

(二)精神活动

人在平静地思考问题时,能量代谢受到的影响并不大,产热量增加一般不超过 4%。但在精神处于紧张状态,如烦恼、恐惧或强烈情绪激动时,由于随之出现的无意识的肌紧张以及刺激代谢的激素(如甲状腺激素、肾上腺素等)释放增多等原因,产热量可以显著增加。因此,在测定能量代谢时,受试者必须去除精神紧张的影响。

(三)食物的特殊动力效应

在安静状态下摄入食物后,人体释放的热量比摄入的食物本身氧化后所产生的热量要多。这种食物能使机体产生"额外"热量的现象称为食物的特殊动力效应(specific dynamic action of food)。如摄入能产 100 kJ 热量的蛋白质后,人体实际产热量为 130 kJ,额外多产生了 30 kJ 热量,表明进食蛋白质后,机体产热量超过了蛋白质氧化后产热量的 30%。糖类和脂肪的食物特殊动力效应分别为 6% 和 4% 左右,进食混合食物可使产热量增加 10% 左右。这种额外增加的热量不能被利用来做功,只能用于维持体温。因此,在计算所需能量供给时,应另外加上这份额外消耗的能量。

食物特殊动力作用的机制尚未完全了解。这种现象在进食后 1 h 左右开始,并延续到 7~8 h。有人将氨基酸注入静脉内,可出现与经口给予相同的代谢率增值现象,但在切除肝脏后此现象即消失。这些事实使人们推想,食后的"额外"热量可能来源于肝处理蛋白质分解产物或合成糖原等过程时"额外"消耗的能量。

(四) 环境温度

人(裸体或只着薄衣)安静时的能量代谢,在 20~30 ℃的环境中最为稳定。实验证明,当环境温度低于 20 ℃时,代谢率开始有所增加,在 10 ℃以下,代谢率便显著增加。环境温度低时代谢率增加,主要是由于寒冷刺激,反射地引起寒战以及肌肉紧张增强所致。在 20 ~30 ℃时代谢稳定,主要是由于肌肉松弛的结果。当环境温度为 30~45 ℃时,代谢率又会逐渐增加。这可能和体内生化反应加快、发汗功能旺盛以及循环、呼吸功能增强等因素有关。

四、基础代谢

基础代谢(basal metabolism)是指基础状态下的能量代谢。所谓基础状态,是指人处于清醒、静卧、未做肌肉活动、无精神紧张、进食后 12 h 以上、室温保持在 20~25 ℃的状态。在这种状态下,体内能量的消耗只用于维持一些基本的生命活动,能量代谢比较稳定,所以把这种状态下单位时间内的能量代谢称为基础代谢率(basal metabolism rate,BMR)。应该指出,BMR 比一般安静时的代谢率要低些,但并不是最低的,因为熟睡时的代谢率更低(比安静时低 8%~10%),但做梦时可增高。

基础代谢率以每小时、每平方米体表面积的产热量为单位,通常以 kJ/(m² · h)来表示。受试者体表面积的测定烦琐而不易进行,鉴于体表面积与身高、体重之间有一定的相关关系,因此,有人对一定的人群做过测定后,从身高、体重推算出体表面积计算的经验公式。我国人的体表面积可根据下列 Stevenson 公式来计算:

$$体表面积(m^2)=0.0061×身长(cm)+0.0128×体重(kg)-0.1529$$

另外,体表面积还可根据图 7-3 直接读出。其用法是,将受试者的身高和体重在相应两条标尺的两点连成一直线,该直线与中间的体表面积标尺的交点就是该人的体表面积。例如,身高 180 cm,体重 70 kg 的人的体表面积约为 1.84 m²。

实际测定结果表明,基础代谢率随性别、年龄等不同而有生理变化。当情况相同时,男性的基础代谢率平均值比女性的高;幼年人比成年人的高;年龄越大,基础代谢率越低。关于我国正常人基础代谢率的水平,男、女各年龄组的平均值如表 7-4 所示。

一般来说,基础代谢率的实际数值与表 7-4 我国正常人的基础代谢率平均值比较,相差在 ±15% 之内,无论较高或较低,都属正常。当相差之数超过 ±20% 时,才有可能是病理变化。在各种疾病中,甲状腺功能的改变总是伴有基础代谢率的异常变化。甲状腺功能低下时,基础代谢将比正常值低 20%~40%;甲状腺功能亢进时的基础代谢率将比正常值高 25%~80%。因此,基础代谢率的测量是临床上诊断甲状腺疾病的重要辅助方法。其

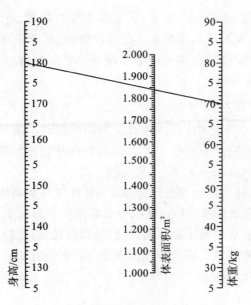

图 7-3 体表面积测算用图

表 7-4 我国人正常的基础代谢率平均值

年龄/岁	11~15	16~17	18~19	20~30	31~40	41~50	50 以上
男性[kJ/(m² · h)]	195.5	193.4	166.2	157.8	158.6	154.0	149.0
女性[kJ/(m² · h)]	172.5	181.7	154.0	146.5	146.9	142.4	138.6

他如肾上腺皮质和垂体的功能低下时,基础代谢率也要降低。

当人体发热时,基础代谢率将升高。一般说来,体温每升高 1 ℃,基础代谢率可升高 13%。其他如糖尿病、红细胞增多症、白血病以及伴有呼吸困难的心脏病等,也伴有基础代谢率的升高。

第二节 体 温

一、人体的正常体温及其生理变动

人和高等动物都具有一定的温度,这就是体温(body temperature)。它是机体在代谢过程中不断产生热能的结果。体温分为体核温度(机体深部组织的温度)和体表温度(皮肤和皮下组织的温度)。体核温度相对稳定,各部位之间差异较小;体表温度不稳定,各部位之间差异较大。生理学上体温指的是机体深部的平均温度,即体核温度。

(一)体温的正常值

临床上通常用口腔温度、直肠温度和腋窝温度来代表体温。直肠温度的正常值为 36.9~37.9 ℃,但易受下肢温度影响。当下肢冰冷时,由于下肢血液回流至髂静脉时的血液温度较低,会降低直肠温度,因此测量直肠温度时应将温度计插入直肠 6 cm 以上;口腔温度(舌下部)的正常值为 36.7~37.7 ℃,但它易受经口呼吸、进食和喝水等影响;腋窝温度的正常值为 36.0~37.4 ℃。由于腋窝不是密闭体腔,易受环境温度、出汗和测量姿势的影响,不易正确测定。测量腋窝温度时应令被测者上臂紧贴胸廓,使腋窝紧闭形成人工体腔,且测量时间不少于 10 min。

(二) 体温的生理变动

1. 昼夜变化 在一昼夜之中,人体体温呈周期性波动。清晨 2—6 时体温最低,午后 1—6 时最高。波动的幅值一般不超过 1 ℃。体温的这种昼夜周期性波动称为昼夜节律或日周期,它受体内生物钟(biological clock)的控制。

2. 性别 女性的体温平均比男性高 0.3 ℃,且女性的基础体温(basal body temperature)随月经周期而发生变动(图 7-4)。基础体温是指在基础状态下的体温,通常在清晨起床前测定。月经期及月经后的前半期体温较低,排卵日最低,在排卵后体温升高,并一直持续至下次月经开始。这种现象很可能与性激素的分泌有关。实验证明,这种变动与血中孕激素及其代谢产物的变化相吻合。

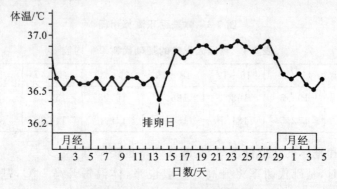

图 7-4 女子的基础体温曲线

3. 年龄 体温也与年龄有关。一般说来,儿童的体温较高,老年人的体温较低。新生儿,特别是早产儿,由于体温调节机制发育还不完善,调节体温的能力差,所以他们的体温容易受环境温度的影响而变动。因此对新生儿应加强护理。

4. 肌肉活动 肌肉活动时代谢加强,产热量因而增加,结果可导致体温升高。所以,临床上应让患者安静一段时间以后再测体温。测定小儿体温时应防止其哭闹。

此外,情绪激动、精神紧张、进食等情况对体温都会有影响,环境温度的变化对体温也有影响。所以在测定体温时,要考虑到这些情况。此外,麻醉药物也能降低体温,故应注意手术麻醉时和术后患者的保温。

二、人体的产热与散热

正常体温的维持,有赖于机体的产热过程和散热过程的动态平衡。新陈代谢过程中,不断地产生热量,用于维持体温。同时,体内热量又由血液带到体表,通过辐射、传导和对流以及蒸发等方式不断地向外界放散,产热量和散热量达到平衡,体温就维持在一定水平。

(一) 产热过程

1. 主要产热器官 机体所有组织器官均处在合成和分解代谢过程中,因而都产生热量,但它们的产热量有所不同。安静时由脏器官产热,其中以肝脏代谢最为旺盛,产热量最高。运动或劳动时骨骼肌是产热的主要器官,由于骨骼肌的总重量占全身体重的 40% 左右,具有巨大的产热潜力,当剧烈运动时其产热量占总产热量的 90% 左右。

2. 产热形式 热量的产生取决于机体的代谢率。机体有多种产热形式,如基础代谢产热、骨骼肌运动产热、食物的特殊动力效应产热、寒战产热(shivering thermogenesis)和非寒战产热(non-shivering thermogenesis)等。人安静时在寒冷环境中主要依靠寒战来增加产热量,寒战的特点是屈肌和伸肌同时收缩,所以基本上不做功,但产热量很高。发生寒战时,代谢率可增加 4～5 倍。非寒战产热又称代谢产热,是一种主要通过提高褐色脂肪组织代谢率来增加产热的形式。褐色脂肪组织是近年发现的一种脂肪组织,主要分布在人体的肩胛骨下、颈背部、腋窝、纵隔及肾脏周围。在人类褐色脂肪组织只存在于新生儿体内。由于新生儿体温调节功能尚不完善,不能发生寒战反应,所以非寒战产热对新生儿的意义尤为重要。

(二)散热过程

1. 散热器官 机体的主要散热器官是皮肤。此外,一部分热量还可通过呼吸、排粪和排尿散失。当外界环境温度低于体表温度时,可通过皮肤以辐射(radiation)、传导(conduction)、对流(convection)和蒸发(evaporation)方式进行散热。当环境温度接近或高于皮肤温度时,则只能以蒸发方式散热。所以皮肤是机体热量散失的重要途径,可占全部散热量的 75%～85%。散热过多或散热困难都将严重影响体温恒定。

2. 散热方式

(1)辐射:机体的体热以热射线的形式传给外界温度较低物体的一种散热方式。辐射散热量取决于皮肤和环境之间的温度差以及机体有效辐射面积等因素。气温与皮肤的温度差越大,或是机体有效辐射面积越大,辐射的散热量就越多。四肢表面积比较大,因此在辐射散热中有重要作用。在常温下安静时,辐射的散热量占总散热量的 60%。

(2)传导:机体的热量直接传给同它接触的较冷物体的一种散热方式。机体深部的热量以传导方式传到机体表面的皮肤,再由后者直接传给同它相接触的物体,如床或衣服等。但由于这些物质是热的不良导体,所以体热因传导而散失的量不大,传导不是散热的主要形式。水的导热度较大,根据这个道理可利用冰袋、冰帽给高热患者降温。

(3)对流:机体通过与体表接触的气体流动来进行热量交换的一种散热方式。人体周围总是绕有一薄层同皮肤接触的空气,人体的热量传给这一层空气,由于空气不断流动(对流),便将体热发散到空间。对流是传导散热的一种特殊形式。通过对流所散失的热量的多少,受风速影响极大。风速越大,对流散热量也越多;相反,风速越小,对流散热量也越少。

(4)蒸发:水分从体表气化时吸收热量而散发体热的一种方式。在正常体温条件下,蒸发 1 g 水分可使机体散失 2.43 kJ 热量。当环境温度为 21 ℃时,大部分的体热(70%)靠辐射、传导和对流的方式散热,小部分的体热(29%)则由蒸发散热;当环境温度升高时,皮肤和环境之间的温度差变小,辐射、传导和对流的散热量减小,而蒸发的散热作用则增强;当环境温度等于或高于皮肤温度时,辐射、传导和对流的散热方式就不起作用,此时蒸发就成为机体唯一的散热方式。

人体蒸发有以下两种形式:①不感蒸发。人体即使处在低温中,没有汗液分泌时,皮肤和呼吸道都不断有水分渗出而被蒸发掉,这种水分蒸发称为不感蒸发(insensible perspiration),其中皮肤的水分蒸发又称为不显汗,即这种水分蒸发不为人们所觉察,并与汗腺的活动无关。在室温 30 ℃ 以下时,不感蒸发的水分相当恒定,有 12～15 g/(h·m²)水分被蒸发掉,其中一半是呼吸道蒸发的水分;另一半的水分是由皮肤的组织间隙直接渗出而蒸发的。人体 24 h 的不感蒸发量为 400～600 mL。婴幼儿的不感蒸发的速率比成人的大,因此,在缺水时婴幼儿更容易造成严重脱水。②发汗。汗腺分泌汗液的活动称为发汗(sweating)。发汗是可以意识到的有明显的汗液分泌,因此,汗液的蒸发又称为可感蒸发(sensible evaporation)。人在安静状态下,当环境温度达 30 ℃ 左右时便开始发汗。如果空气湿度大,而且着衣较多时,气温达 25 ℃ 便可引起人体发汗。人进行劳动或运动时,气温虽在 20 ℃ 以下,亦可出现发汗,而且汗量往往较多。

汗液中水分占 99%,而固体成分则不到 1%,在固体成分中,大部分为氯化钠,也有少量氯化钾、尿素等。同血浆相比,汗液的特点如下:氯化钠的浓度一般低于血浆;刚刚从汗腺细胞分泌出来的汗液,与血浆是等渗的,但在流经汗腺管腔时,由于 Na⁺ 和 Cl⁻ 被重吸收,所以,最后排出的汗液是低渗的,当机体因大量发汗而造成脱水时,可导致高渗性脱水。但在高温作业等大量出汗的人,汗液中可丧失较多的氯化钠,因此应注意补充氯化钠。

发汗是反射活动。发汗中枢分布在从脊髓到大脑皮层的中枢神经系统中。人体汗腺接受交感胆碱能纤维支配,所以乙酰胆碱对有促进汗腺分泌作用。除受神经调节外,发汗速度还受环境温度和湿度的影响。环境温度越高,发汗速度越快。如果在高温环境中时间太长,发汗速度会因汗腺疲劳而明显减慢。湿度大,汗液不易被蒸发,体热不易散失,进而出现体温升高。而高体温又可进一步加速体内的代谢过程,最后导致体温调节中枢的功能障碍,汗腺功能衰竭和(或)水、电解质丢失过多,甚至意识丧失,循环功能紊乱及组织损伤等中暑(heat stroke)的症状与体征。除了高温环境、烈日暴晒外,空气湿度大且通风不良、劳动强度过大、工作时间过长、睡眠不足或患其他疾病等均为中暑的诱因。中暑是一种可危及生命的急性疾病,因此,对中暑者应积极抢救治疗。

此外,当人精神紧张或情绪激动时,亦可引起发汗,称为精神性发汗。主要见于掌心、脚底和腋窝。精神性发汗的中枢可能在大脑皮层运动区,精神性发汗与体温调节的关系不大。

三、体温调节

人和其他恒温动物,都有完善的体温调节机制,包括自主性体温调节和行为性体温调节。

自主性体温调节(autonomic thermoregulation)是指在体温调节中枢的控制下,在外界环境温度改变时,人体通过调节产热过程和散热过程来维持体温相对稳定。如在寒冷环境下,机体产热增加和散热减少;在炎热环境下,机体产热减少和散热增加,这样使体温保持相对稳定。行为性体温调节(behavioral thermoregulation)是指人体为维持体温而采取的各种行为,如增减衣着、使用空调来御寒及祛暑等。它以自主性体温调节为基础,是对自主性体温调节的补充。

自主性体温调节是依靠体温反馈控制系统实现的。如图 7-5 所示,下丘脑体温调节中枢(包括调定点)属于控制系统。它的传出信息控制着受控系统的活动,如肝、骨骼肌等产热器官的活动改变,以及皮肤血管、汗腺等散热器官的活动改变,使受控对象——机体深部温度维持一定水平。而体温(输出变量)总是会受到内、外环境因素的干扰,此时则通过温度感受器——皮肤及深部温度感受器(包括中枢温度感受器)将干扰信息反馈于调定点,经过下丘脑体温调节中枢的整合,再调整受控系统的活动,建立起当时条件下的体热平衡,从而维持体温的稳定。

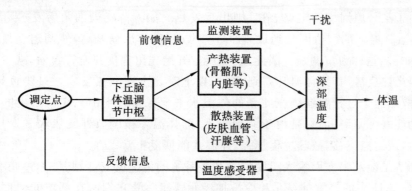

图 7-5 体温反馈控制系统示意图

(一)温度感受器

对温度敏感的感受器称为温度感受器,按其存在的部位分为外周温度感受器和中枢温度感受器。

1. 外周温度感受器 存在于人体皮肤、黏膜和内脏中,为游离的神经末梢,包括冷感受器和热感受器。当局部温度升高时,热感受器兴奋;而当皮肤温度下降时,则冷感受器兴奋。这两种感受器各自对一定的温度敏感。如:皮肤温度在 30 ℃以下时,使人产生冷感;而皮肤温度在 35 ℃左右时,则使人产生热感。一般来说,皮肤的冷感受器较多,为热感受器的 5~11 倍,提示皮肤温度感受器主要感受冷刺激,以防止体温下降。

2. 中枢温度感受器 中枢温度感受器是指在脊髓、延髓、脑干网状结构及下丘脑等处的温度敏感神经元,包括热敏神经元(warm-sensitive neuron)和冷敏神经元(cold-sensitive neuron)。前者的放电频率随局部温度的升高而增加,而后者的放电频率则随着脑组织的降温而增加。在视前区-下丘脑前部(preoptic anterior hypothalamus,PO/AH)中热敏神经元较多;而在脑干网状结构和下丘脑的弓状核中,冷敏神经元较多。

(二)体温调节中枢

通过对多种恒温动物脑的分段切除实验看到,切除大脑皮层及部分皮层下结构后,只要保持下丘脑及其以下的神经结构完整,动物虽然在行为方面可能出现一些欠缺,但仍具有维持恒定体温的能力。如进一步破坏下丘脑,则动物不再具有维持体温相对恒定的能力。这些事实说明,调节体温的基本中枢在下丘脑。

(三)体温调节机制——调定点学说

关于体温调节机制,目前多用体温调定点学说来解释。该学说认为:体温的调节类似于恒温器的调节，PO/AH 中温度敏感神经元可能是起调定点作用的结构基础。这些神经元设定了一个温度规定数值(如 37 ℃)，此值即为调定点。体温调节中枢就按照这个设定温度进行体温调节，如果偏离此规定数值，则由反馈系统将偏离信息输送到控制系统，然后经过对受控系统的调整来维持体温的恒定。即当体温处于调定点水平时，机体的产热和散热过程取得平衡，体温就维持在调定点水平；当体温高于调定点水平时，热敏神经元的活动增强，使散热大于产热，从而使体温回降到调定点水平；反之，则产热大于散热，使体温恢复调定点水平。

如果由于某种原因使调定点上移，则出现发热。如人体感染细菌后发热，是由于 PO/AH 中的热敏神经元的阈值因受到致热原(pyrogen)的作用而升高，使调定点被重新设置，如上移到 39 ℃，这称为重调定。因此，发热反应开始先出现皮肤血管收缩，减少散热，随即出现寒战等产热反应，直到体温升高到 39 ℃以上时才出现散热反应。只要致热因素不消除，产热与散热两个过程就继续在此新的体温水平上保持着平衡。应该指出的是，发热时体温调节功能并无阻碍，而只是由于调定点上移，体温才被调节到发热水平。只有在致热原被消除后，调定点下移，散热过程加强，体温才能恢复正常。

体温调节是涉及多方面输入温度信息和多系统的传出反应，因此是一种高级的中枢整合作用。PO/AH 中的热敏神经元和冷敏神经元既能感受它们所在部位的温度变化，又能对传入的温度信息进行整合。因此，当外界环境温度改变时，一方面可通过皮肤的热、冷感受器的刺激，将温度变化的信息沿躯体传入神经经脊髓到达下丘脑的体温调节中枢；另一方面外界温度改变可通过血液引起深部温度改变，并直接作用于下丘脑前部；此外，脊髓和下丘脑以外的中枢温度感受器也将温度信息传给下丘脑前部。通过下丘脑前部和中枢其他部位的整合作用，由下述三条途径发出指令调节体温：①通过交感神经系统调节皮肤血管舒缩反应和汗腺分泌；②通过躯体神经改变骨骼肌的活动，如在寒冷环境时的寒战等；③通过甲状腺和肾上腺髓质的激素分泌活动的改变来调节机体的代谢率。通过上述的复杂调节过程，使机体在外界温度改变时能维持体温相对稳定。

知识链接

人工低温的临床应用

人工低温在临床工作中已被广泛应用。人工低温主要通过物理和药物等方法，使人体温度处于一种人为可调控的低温范围内，如低温麻醉、人工冬眠、生物材料的低温保存等。

低温麻醉就是在全身麻醉下，采用物理的方法将患者体温降至 29～30 ℃，可安全阻断循环 6～8 min，对心、肺、脑、肾等各主要脏器无明显损害。人工冬眠是使用氯丙嗪、异丙嗪、哌替啶组成的合剂，配合物理降温，使机体进入人工冬眠状态，此时机体对各种病理刺激的反应减弱，各组织特别是脑组织对缺氧的耐受力增强，使某些危急病例得以度过危险的缺氧和缺能阶段。在生物材料的低温保存领域，我国近期发展迅速，如骨髓低温保存已在全国各地开展。据报道，大剂量化疗后，输注冷藏自体骨髓可治疗晚期实体性癌和白血病。血液成分低温保存，有利于成分输血。近年来，还开展了组织和器官低温保存的研究,目前已建成低温皮肤库,成为抢救烧伤等患者的主要皮源。此外还开展角膜、血管、骨等组织低温保存的研究。

小 结

能量代谢是物质代谢过程中所伴随的能量释放、转移、储存和利用的过程。机体能量来源于糖、蛋白质、脂肪在体内的氧化。这些物质氧化时释放的能量,最终去路有三条途径:①转化为热能;②转化为化学能储备;③转化为机械能用于做功。由此,根据能量守恒定律和化学中的定比定律,可以采用直接测热法和间接测热法测定机体的能量代谢率。能量代谢要受到肌肉活动、精神活动、食物的特殊动力效应和环境温度的影响。其中,肌肉活动的影响最为显著。基础状态下的能量代谢称为基础代谢,基础状态下单位时间内的能量代谢称为基础代谢率。

体温指的是机体深部的平均温度。临床上通常用口腔温度、直肠温度和腋窝温度来代表体温。直肠温度的正常值为 $36.9 \sim 37.9$ ℃,口腔温度(舌下部)的正常值为 $36.7 \sim 37.7$ ℃,腋窝温度的正常值为 $36.0 \sim 37.4$ ℃。人体体温的恒定是体温调节中枢调节机体产热和散热过程的结果。安静时机体的产热器官是肝脏,运动时是骨骼肌。机体的主要散热器官是皮肤。当外界环境温度低于体表温度时,可通过皮肤以辐射、传导和对流等方式进行散热。当环境温度接近或高于皮肤温度时,则只能以蒸发方式散热。人的体温调节基本中枢位于下丘脑。温度感受器通过有关传导通路把温度信息传达到体温调节中枢,经过中枢整合后,通过自主神经系统调节皮肤血流量和汗腺活动等;通过躯体神经调节骨骼肌的活动;通过内分泌系统调节机体的代谢率,使体温维持相对恒定。

能力检测

一、名词解释

能量代谢、食物的热价、食物的氧热价、呼吸商、基础代谢、基础代谢率、体温。

二、简答题

1. 机体在安静和在肌肉活动时的主要产热器官是哪些?机体通过什么方式增加产热量?

2. 简述影响能量代谢的因素。

3. 临床上发热的患者如何降低体温?

4. 试用体温调定点学说解释致热原引起的寒战和高热现象。

(倪月秋)

第八章
肾脏的排泄功能

 学习目标

掌握：尿生成的基本过程，肾小球滤过的动力及其影响因素，几种重要物质的重吸收方式，尿生成的调节。

熟悉：滤过膜及其通透性，肾小管和集合管重吸收的特点，肾小管和集合管分泌的生理意义。

了解：人体主要的排泄途径，肾的结构与血液循环特点，尿浓缩和稀释的基本过程，血浆清除率的概念及测定的意义，尿液的理化性质，排尿反射。

人体通过呼吸和消化系统的活动，摄入机体所需要的氧和营养物质。机体在新陈代谢过程中，不断消耗氧和营养物质，同时产生对人体无用甚至有害的终产物。排泄（excretion）就是指机体将物质代谢的终产物、进入体内的异物（如药物）以及体内过剩的物质经血液循环由相应的途径排出体外的过程。

人体主要的排泄途径如下。①呼吸器官：通过呼气排出 CO_2、少量水分和挥发性物质等。②消化器官：唾液腺可以排出少量的铅和汞，而消化道可排泄出少量的胆色素和无机盐等，但是食物经消化吸收后留下的残渣由直肠排出体外，则由于未进入血液循环而不属于排泄。③皮肤：通过汗液排出水、NaCl、KCl、少量尿素和乳酸等。④肾脏：通过尿液的生成排出大部分代谢终产物和过剩的物质等。由于经肾脏排出的物质种类最多、数量最大，并可随机体的不同状态而发生改变，因此，肾脏是人体最主要的排泄器官。通过肾脏的排泄，调节了体内水、电解质以及酸碱平衡，维持了体液的量和渗透压。肾脏是维持机体内环境相对稳定的主要器官。

此外，肾脏还有内分泌功能，能分泌多种生物活动物质，如肾素、促红细胞生成素和前列腺素等。本章重点介绍肾脏的排泄功能。

第一节 肾脏的结构与血液循环特点

一、肾脏的结构特点

（一）肾单位和集合管

肾单位（nephron）是肾的基本结构和功能单位，正常人双肾共有 170 万～240 万个肾单位，肾单位与集合管一起共同完成泌尿功能。

肾单位包括肾小体和肾小管两部分，肾小体由肾小球和肾小囊两部分组成（图 8-1）。肾小球是位于入球小动脉和出球小动脉之间的一团彼此之间分支又再吻合的毛细血管网。肾小囊有两层上皮细胞，内层（脏层）紧贴毛细血管网，外层（壁层）与肾小管管壁相连，两层上皮之间的腔隙称为肾小囊囊腔，与肾小管管腔相通。肾小球毛细血管内皮细胞、基底膜和肾小囊脏层上皮细胞共同构成滤过膜。

肾小管由近端小管、髓袢细段和远端小管三部分组成。近端小管包括近曲小管和髓袢降支粗段；髓袢细段由降支和升支两部分组成；远端小管包括髓袢升支粗段和远曲小管。远曲小管末端与集合管相连。

肾单位按其肾小体所在部位的不同分为皮质肾单位和近髓肾单位，其结构特点如下（图 8-1、表 8-1）。

表 8-1 皮质肾单位和近髓肾单位的结构及其特点比较

项　　目	皮质肾单位	近髓肾单位
肾小体分布	外、中皮质层	内皮质层
占肾单位总数	85%～90%	10%～15%
肾小球的体积	较小	较大
入球、出球小动脉口径	入球小动脉＞出球小动脉	差异较小
出球小动脉分支	形成皮质部肾小管周围毛细血管网	形成肾小管周围毛细血管网和 U 形直小血管
髓袢长度	短，只达外髓层	长，深入内髓层甚至达乳头部
球旁器	有，肾素含量多	几乎无
功能	参与尿的生成和肾素分泌	参与尿的浓缩和稀释

集合管不包括在肾单位内，但在功能上和远端小管密切相关。在尿生成过程中，特别是在尿浓缩和稀释过程中起着重要作用，每一集合管接受多条远端小管的液体，许多集合管又汇入乳头管，最后经肾盏、肾盂、输尿管而进入膀胱储存。

（二）球旁器

球旁器又称近球小体，主要存在于皮质肾单位，由球旁细胞、致密斑和球外系膜细胞组成（图 8-2）。

1. 球旁细胞 球旁细胞是入球小动脉中膜内一些特殊分化的平滑肌细胞，其胞质内

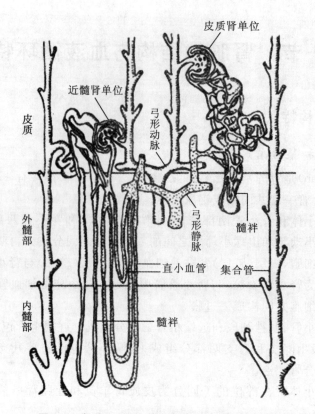

图 8-1 肾单位、集合管和肾血管的结构示意图

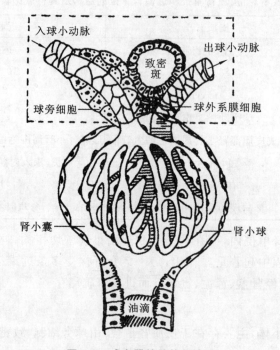

图 8-2 球旁器的结构示意图

含分泌颗粒,能合成、储存和释放肾素。

2. 致密斑 致密斑由远端小管起始部的呈高柱状的上皮细胞构成,它同入球小动脉和出球小动脉相接触,能感受小管液中 NaCl 含量的变化,并将其信息传递至球旁细胞,调节肾素的释放。

3. 球外系膜细胞 球外系膜细胞是位于入球小动脉、出球小动脉之间的一群特殊细胞,具有吞噬功能。

二、肾的血液循环及其调节

(一)肾血液循环的特点

1. 血流量大,血液分布不均 肾的血液供应很丰富,正常成人安静时两肾血流量约为 1200 mL/min,相当于心输出量的 20%~25%。其中约 94% 的血液分布于肾皮质,5%~6% 分布于外髓,其余不到 1% 供应内髓。通常所说的肾血流量主要是指肾皮质的血流量。肾髓质的血管主要为近髓肾单位出球小动脉的分支形成的毛细血管网和直小血管,其阻力大、流速慢,故流经髓质的血量少。

2. 两套毛细血管网的血压差异大

(1)肾小球毛细血管网:由入球小动脉分支形成,介于入球小动脉和出球小动脉之间。由于皮质肾单位入球小动脉的口径比出球小动脉的粗一倍,因此肾小球毛细血管网内的血压较高,有利于肾小球的滤过。

(2)肾小管周围毛细血管网:由出球小动脉分支形成。由于出球小动脉口径小,阻力大,故肾小管周围毛细血管网的血压较低,且胶体渗透压高,有利于肾小管对小管液中物质的重吸收。

(二)肾血流量的调节

肾血流量是尿生成的前提。肾血流量的调节包括自身调节、神经调节和体液调节。

1. 自身调节 肾血流量的自身调节表现为动脉血压在一定范围内变动时,肾血流量仍然保持相对稳定。在离体肾灌流的动物实验中观察到,当肾动脉的灌注压由 20 mmHg (2.7 kPa)升高到 80 mmHg(10.7 kPa)的过程中,肾血流量随肾动脉灌注压的升高而增加;当灌注压在 80~180 mmHg(10.7~24 kPa)范围内变动时,肾血流量保持相对稳定;进一步升高灌注压,肾血流量又随之增加。这种肾血流量不依赖于神经和体液因素的作用,而在一定的血压变动范围内保持相对稳定的现象,称为肾血流量的自身调节。它对于肾排泄功能的正常进行具有重要意义。

关于自身调节的机制,现在一般用肌源性学说来解释。该学说认为,当肾灌注压在 80~180 mmHg(10.7~24 kPa)范围内升高时,入球小动脉血管平滑肌因压力升高而受到的牵张刺激增强,使平滑肌的紧张性增强,血流阻力增大,使流入的血量不致过多,保持了肾血流量的稳定;而当灌注压减小时则发生相反的变化。当灌注压低于 80 mmHg 或高于 180 mmHg 时,入球小动脉平滑肌已达到舒张和收缩的极限,肾血流量的自身调节便不能维持,肾血流量将随血压的变化而变化。在实验中用罂粟碱、水合氯醛或氰化钠等药物抑制血管平滑肌的活动,肾血流量的自身调节即减弱或消失,这就为肌源性学说提供了有力的证据。

2. 神经调节和体液调节　肾血流量的神经调节、体液调节使肾血流量与全身的血液循环相配合。分布到肾的神经以交感神经为主,虽有副交感神经进入肾,但其作用尚不清楚。凡能引起肾交感神经兴奋的因素,如剧烈活动、大出血、休克、严重缺氧等,都可使肾血管强烈收缩,肾血流量减少,使血液在全身进行重新分配。

体液因素也可使肾血流量发生明显的变化。减少肾血流量的主要有肾上腺素、去甲肾上腺素、血管升压素和血管紧张素等;增加肾血流量的主要有前列腺素、一氧化氮等。当人体剧烈运动时,交感神经活动增强,除末梢释放的去甲肾上腺素增多外,还使肾上腺髓质分泌的肾上腺素和去甲肾上腺素增多,二者均使肾血管收缩,肾血流量减少。当人体处于失血性或中毒性休克等病理状态时,除交感神经活动增强外,还伴有血管紧张素和血管升压素等的释放增多,使肾血管强烈收缩,肾血流量急剧减少,以保证脑、心等重要脏器的血液供应。

总之,通常情况下,在一定的血压变化范围内,肾主要依靠自身调节来保持血流量的相对稳定,以维持正常的泌尿功能。在紧急情况下,通过交感神经以及体液因素来调整肾血流量,使全身血液重新分配,以保证整体功能活动的正常进行。

第二节　尿生成的过程

肾的排泄功能是通过尿的生成而实现的。尿生成是一个连续、复杂的过程,其基本过程如下:①肾小球的滤过;②肾小管和集合管的重吸收;③肾小管和集合管的分泌。

一、肾小球的滤过功能

当血液流经肾小球时,除了血细胞和大分子的蛋白质外,血浆中的水、电解质和小分子有机物(包括少量分子量较小的血浆蛋白)等,经滤过膜进入肾小囊囊腔形成原尿的过程,称为肾小球的滤过(glomerular filtration)。

用微穿刺的方法抽取大鼠肾小囊囊腔内的液体,经微量化学分析发现,肾小囊囊腔内的液体中除蛋白质含量甚少之外,其他物质的浓度都与血浆中非常接近,而且肾小囊囊腔内液体的渗透压和酸碱度也与血浆基本相等(表 8-2)。可见,原尿的生成是一种超滤过作用,原尿就是血浆的超滤液。

表 8-2　血浆、原尿和终尿的主要成分及每天的滤过量和重吸收率

成分	血浆/(g/L)	原尿/(g/L)	终尿/(g/L)	终尿/血浆	滤过总量/(g/d)	排出量/(g/d)	重吸收率/(%)
蛋白质	80.0	0	0		微量	0	100 *
葡萄糖	1.0	1.0	0		180.0	0	100 *
水	—		—		180.0	1.5	99
Na^+	3.3	3.3	3.5	1.1	594.0	5.3	99
Cl^-	3.7	3.7	6.0	1.6	666.0	9.0	99
HCO_3^-	1.5	1.5	0.07	0.05	270.0	0.1	99

续表

成分	血浆/(g/L)	原尿/(g/L)	终尿/(g/L)	终尿/血浆	滤过总量/(g/d)	排出量/(g/d)	重吸收率/(%)
K$^+$	0.2	0.2	1.5	7.5	36.0	2.3	94
磷酸根	0.03	0.03	1.2	40.0	5.4	1.8	67
尿素	0.3	0.3	20.0	67.0	54.0	30.0	45
尿酸	0.04	0.04	0.5	25.0	3.6	0.75	79
肌酐	0.01	0.01	1.5	150.0	1.8	2.25	0
氨	0.001	0.001	0.4	400.0	0.18	0.6	0

* 几乎为100%

（一）滤过膜及其通透性

1. 滤过膜的组成 滤过膜是肾小球滤过的结构基础,由三层结构组成:滤过膜内层是毛细血管内皮细胞,细胞间有许多直径为 $50\sim100$ nm 的圆形微孔,称为窗孔,可阻止血细胞通过,但对血浆中的物质几乎无限制作用。滤过膜的中间层是非细胞性的基膜层,是由水合凝胶构成的微纤维网结构,其中有直径 $4\sim8$ nm 的多角形网孔,只允许水和部分溶质通过。滤过膜的外层是肾小囊的脏层上皮细胞,伸出许多足突贴附于基底膜层外面,足突相互交错形成裂隙,称为裂孔,裂孔上覆盖一层薄膜称为裂隙膜,裂隙膜上有直径 $4\sim14$ nm 的微孔,可限制蛋白质的通过。以上三层结构上的微孔就构成了滤过膜的机械屏障(图8-3)。由于基底膜上的网孔直径最小,因此,它是滤过膜机械屏障的主要组成部分。除机械屏障外,在滤过膜的三层结构中,均覆盖着一薄层带负电荷的糖蛋白,这些糖蛋白构成了滤过膜的电学屏障,可限制带负电荷的血浆蛋白通过。

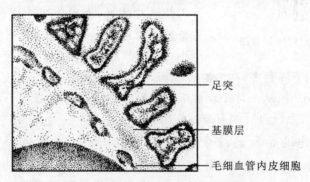

图 8-3 肾小球滤过膜的结构示意图

足突
基膜层
毛细血管内皮细胞

2. 滤过膜的通透性 血浆中物质是否可以通过肾小球滤过膜取决于其分子的大小及其所带的电荷,其中主要取决于其分子的大小。一般来说,凡有效半径小于 1.8 nm 的带正电荷或呈中性的物质,如水、Na$^+$、尿素、葡萄糖等,均可自由地通过滤过膜,而分子量大于69000,有效半径等于或大于 3.6 nm 的大分子物质,即使带正电荷,由于机械屏障的作用,也难以滤过。所以,一般以物质的分子量为 70000 作为能经肾小球滤过的界限,分子量大于 70000 的物质完全不能滤过。由于滤过膜电学屏障的作用不如机械屏障明显,故 Cl$^-$、HCO$_3^-$、HPO$_4^{2-}$ 和 SO$_4^{2-}$ 等带有负电荷的离子也可以顺利地通过滤过膜。

（二）有效滤过压

有效滤过压(effective filtration pressure)是肾小球滤过的直接动力,在肾小球滤过膜的通透性和肾血浆流量保持不变的情况下,原尿的生成量主要取决于有效滤过压的大小。与组织液生成与回流的有效滤过压相似,肾小球有效滤过压的形成也取决于滤过的动力和阻力之间的差值。肾小球滤过的动力包括肾小球毛细血管血压和肾小囊囊内液体的胶体渗透压,由于肾小囊内的蛋白质浓度极低,其胶体渗透压可忽略不计,可见,肾小球毛细血管血压是滤过的主要动力,滤过的阻力包括肾小球毛细血管内的血浆胶体渗透压和肾小囊内压(图8-4)。因此:

肾小球有效滤过压＝肾小球毛细血管血压－(血浆胶体渗透压＋肾小囊内压)

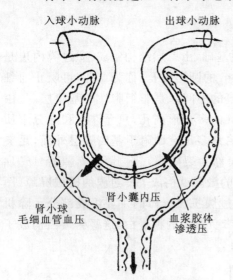

图8-4 有效滤过压示意图

用微穿刺的方法测定大鼠肾皮质肾小球的毛细血管血压,发现入球小动脉端和出球小动脉端的血压几乎相等,约为45 mmHg(6.0 kPa)。该数值较其他器官的毛细血管血压高,这主要是因为入球小动脉粗而短,血流阻力小,而出球小动脉细而长,血流阻力大。肾小囊内压与近曲小管内压力相近,比较恒定,约为10 mmHg(1.33 kPa)。由此可以看出,肾小球毛细血管有效滤过压的大小主要取决于血浆胶体渗透压的变化。血浆胶体渗透压在入球小动脉端约为25 mmHg(3.33 kPa),有效滤过压＝45－(25＋10)＝10(mmHg),有原尿形成。随着血液流向出球小动脉端,由于血浆中的水和晶体物质不断地被滤过,血浆中蛋白质的浓度相对增高,血浆胶体渗透压也逐渐升高,有效滤过压则越来越小。当血浆胶体渗透压升高至约35 mmHg(4.67 kPa)时,有效滤过压下降到零,称为滤过平衡,滤过作用停止。因此,尽管肾小球毛细血管全长都具有滤过作用,但从入球小动脉端到出球小动脉端移行过程中,只是在有效滤过压减小到零之前的一段毛细血管才有滤过作用。

（三）肾小球滤过率和滤过分数

肾小球滤过率和滤过分数是衡量肾功能的重要指标。

1. 肾小球滤过率 单位时间内(每分钟)两肾生成的原尿量称为肾小球滤过率(glomerular filtration rate,GFR)。据测定,正常成人安静时肾小球滤过率约为125 mL/min,按此计算,每天生成的原尿量可达180 L。

2. 滤过分数 肾小球滤过率与肾血浆流量的比值称为滤过分数(filtration fraction,FF)。正常成人安静时肾血浆流量约为660 mL/min,则滤过分数＝125/660×100%≈19%。这表明正常情况下,流经肾的血浆约有1/5由肾小球滤过到肾小囊囊腔内形成了原尿。

（四）影响肾小球滤过的因素

肾小球的滤过主要与滤过膜、有效滤过压和肾血浆流量有关,因此凡能影响这三者的因素,都可对肾小球的滤过造成不同程度的影响,从而使原尿的质和量发生相应的改变。

1. 滤过膜的面积和通透性 正常情况下,滤过膜的面积和通透性都比较稳定,对滤过影响不大。但在某些病理情况下,滤过膜的面积和通透性可发生较大的变化。例如,急性肾小球肾炎时,由于肾小球毛细血管的管腔变窄,使肾小球的滤过面积减少,肾小球滤过率也减小,导致少尿或无尿;另外,炎症可使滤过膜上带负电荷的糖蛋白减少或消失,滤过膜的通透性增大,可导致大分子的血浆蛋白甚至血细胞"漏"出,引起蛋白尿甚至血尿。

2. 有效滤过压 有效滤过压为肾小球毛细血管血压、血浆胶体渗透压和肾小囊内压三者的代数和,其中任何一项发生变化都可影响有效滤过压。

(1) 肾小球毛细血管血压:人体在安静状态下,当动脉血压在 80~180 mmHg 范围内变化时,通过肾血流量的自身调节,使肾小球毛细血管血压保持相对稳定,从而使肾小球滤过率基本保持不变。但当血压降到 80 mmHg 以下时,则超出了肾血流量自身调节的范围,肾小球毛细血管血压将随之降低,有效滤过压减小,肾小球滤过率也减小。当血压降到 40 mmHg 以下时,肾小球滤过率将降低到零,因而无尿生成。

(2) 血浆胶体渗透压:正常情况下人体血浆胶体渗透压不会发生很大变化,对肾小球滤过率的影响不大。但当血浆蛋白浓度明显降低时,血浆胶体渗透压也将降低,此时有效滤过压将升高,肾小球滤过率也就随之增加。例如,静脉输入大量生理盐水时,由于血浆蛋白被稀释,血浆胶体渗透压降低,有效滤过压增大,肾小球滤过率将增加,导致尿量增多。

(3) 肾小囊内压:正常情况下肾小囊内压比较稳定,但当肾盂或输尿管结石、肿瘤压迫或其他原因引起输尿管阻塞时,都可使肾盂内压力显著升高,引起肾小囊内压逆行性升高,有效滤过压减小,肾小球滤过率减小。此外,某些药物(如磺胺)在小管液中若浓度过高,极易在其酸性环境中析出结晶;或某些疾病时溶血过多,血红蛋白易变性凝固,这些情况都可导致肾小管堵塞而使肾小囊内压升高,影响肾小球的滤过。

3. 肾血浆流量 肾血浆流量的变化对肾小球滤过率有很大影响。当临床上静脉大量输入生理盐水或 5% 葡萄糖溶液时,肾血浆流量增加,肾小球毛细血管内血浆胶体渗透压升高的速率减慢,具有滤过作用的毛细血管长度增加,滤过平衡就靠近出球小动脉端,故肾小球滤过率增加。相反,剧烈运动、大失血、缺氧、休克等情况下,由于交感神经兴奋,使肾血管强烈收缩,肾血浆流量明显减少,肾小球滤过率也显著减小。

知识链接

慢性肾功能不全

慢性肾功能不全是各种进展性肾病的最终结局,慢性肾小球肾炎、慢性肾盂肾炎、肾结核、输尿管梗阻、尿路结石等都能导致慢性肾功能不全。根据肾功能损害的不同程度,可将慢性肾功能不全分为以下四期。①肾功能不全代偿期:肾排泄代谢产物及调节水、电解质平衡能力仍可满足正常需要,血肌酐在正常范围,临床上并不出现症状。②肾功能不全失代偿期:肾排泄代谢产物时已有一定障碍,血肌酐超出正常范围。患者出现贫血、疲乏无力、体重减轻、精神不易集中等症状。③肾功能衰竭期:肾功能损伤严重,贫血明显,夜尿增多,血肌酐上升明显,并常有酸中毒。④尿毒症期:肾小球损伤超过 95%，血肌酐超过 707 $\mu mol/L$。出现严重临床症状，如剧烈恶心、呕吐、少尿、水肿、恶性高血压、重度贫血、皮肤瘙痒、口有尿臊味等。

二、肾小管和集合管的重吸收功能

原尿进入肾小管后就称为小管液。小管液在流经肾小管和集合管时，其中大部分的水和溶质又被肾小管和集合管上皮细胞重新吸收回血液的过程，称为肾小管和集合管的重吸收(reabsorption)。

(一) 重吸收的特点

小管液流经肾小管和集合管后，便形成终尿。由表 8-2 可见，终尿和原尿相比，无论从数量上和质量上都有明显的差别，各种物质重吸收的比率也不尽相同。这说明肾小管和集合管对不同物质的重吸收具有选择性。按每分钟两肾生成的原尿量为 125 mL 计算，每日生成的原尿总量可达 180 L，而终尿量则约为 1.5 L，说明原尿中的水 99% 被重吸收入血。原尿中的葡萄糖和 Na^+、HCO_3^- 等，全部或大部分被重吸收，尿素和磷酸根等部分被重吸收，肌酐等代谢产物和进入体内的异物(如药物)，则不被重吸收而全部排出体外。这种选择性的重吸收作用，既保留了对机体有用的物质，又清除了对机体有害的或过剩的物质，实现了对内环境的净化。

(二) 重吸收的部位、方式和途径

1. 重吸收的部位　肾小管各段和集合管都具有重吸收的功能。但由于肾小管各段上皮细胞在形态结构上存在差异，因而功能上也不完全相同。其中近端小管重吸收的物质种类最多，数量最大，因而是各类物质重吸收的主要部位。

正常情况下，小管液中的葡萄糖、氨基酸等营养物质在近端小管全部被重吸收；80%~90% 的 HCO_3^-、65%~70% 的水和 Na^+、K^+、Cl^- 等，也在此重吸收。其余各段小管可吸收部分的 Na^+、Cl^-、HCO_3^-、水和尿素等(表 8-3)。这些部位重吸收的量虽然较近端小管少，但与机体内水、电解质和酸碱平衡的调节密切相关。

表 8-3　各种物质重吸收的部位和数量

部　　位	水的重吸收率/(%)	重吸收的其他物质
近端小管	65~70	全部：葡萄糖、氨基酸、维生素等 大部分：Na^+、K^+、Cl^-、Ca^{2+}、HCO_3^- 等 部分：硫酸盐、磷酸盐、尿素、尿酸等
髓袢	15	部分：Na^+、Cl^-、尿素等
远端小管和集合管	10~20	部分：Na^+、Cl^- 等

2. 重吸收的方式　重吸收的方式有主动重吸收和被动重吸收两种。

(1) 主动重吸收：小管液中的物质逆电化学梯度通过肾小管和集合管上皮细胞被转运到管周组织液并入血的过程。主动重吸收需要消耗能量，根据能量来源的不同，主动重吸收又可分为原发性主动重吸收和继发性主动重吸收。原发性主动重吸收所需要的能量由 ATP 水解直接提供。如 Na^+ 和 K^+ 的主动重吸收是靠细胞基侧膜上的钠泵水解 ATP 直接

提供能量的。继发性主动重吸收所需的能量不是直接来自 ATP 的水解,而是来自 Na^+ 顺电化学梯度进入细胞时释放的能量。如葡萄糖、氨基酸等溶质的重吸收就属于继发性主动重吸收。由于上皮细胞基侧膜上存在钠泵,将细胞内的 Na^+ 主动转运至细胞外,造成细胞内的 Na^+ 浓度明显低于细胞外,细胞外 K^+ 被泵回细胞内,造成细胞内 K^+ 浓度明显快于细胞外,并维持细胞内的负电位。这样,小管液中的 Na^+ 便可顺电化学梯度通过管腔膜进入细胞,并释放能量,供葡萄糖、氨基酸等物质的继发性主动重吸收所用。

(2) 被动重吸收:小管液中的物质顺电化学梯度通过肾小管上皮细胞从管腔内转运到管周组织液并入血的过程。例如,尿素顺浓度差和 Cl^- 顺电位差从小管液中扩散至管周组织液等。水则是在渗透压差的作用下以渗透的方式被重吸收的。

3. 重吸收的途径 重吸收的途径有跨细胞途径和细胞旁途径两种,以前者为主。跨细胞途径是指小管液中的物质先通过肾小管和集合管上皮细胞的管腔膜进入细胞内,再跨过基底膜进入管周组织液中。细胞旁途径是指小管液中的物质通过肾小管和集合管上皮细胞之间的紧密连接直接进入细胞间隙后被重吸收,该途径在水和溶质的转运中,为跨细胞途径重吸收的补充。

(三) 几种物质的重吸收

1. Na^+ 和 Cl^- 的重吸收 每日滤过的 Na^+ 有 99% 左右被重吸收入血,其中近端小管重吸收的量最多,占滤过总量的 65%～70%,远端小管和集合管约重吸收 12%,其余部分在髓袢被重吸收。Na^+ 主要以主动重吸收的方式被重吸收。

在近端小管,肾小管上皮细胞的管腔膜对 Na^+ 的通透性大,小管液中的 Na^+ 浓度比细胞内高,Na^+ 顺浓度差扩散进入细胞内,随即被管周膜和基底膜上的钠泵泵入组织液。随着细胞内的 Na^+ 被泵出,小管液中的 Na^+ 又不断地进入细胞内。伴随 Na^+ 的主动重吸收,细胞内电位升高,管腔内电位降低,加之小管液中的 Cl^- 浓度比上皮细胞内高,Cl^- 便顺电化学梯度经紧密连接进入组织液而被动重吸收。随着 Cl^- 的被动重吸收,管腔内电位升高,造成管内、外电位差,驱使小管液中的一部分 Na^+ 顺电位差经紧密连接进入组织液而被动重吸收。由于 Na^+ 和 Cl^- 进入管周组织液,使其渗透压升高,促使小管液中的水不断地渗透进入上皮细胞及管周组织液。Na^+、Cl^- 和水进入组织液后,使其静水压升高,促使 Na^+、Cl^- 和水通过基底膜进入相邻的毛细血管而被重吸收。部分 Na^+、Cl^- 和水也可通过上皮细胞间的紧密连接回漏到小管腔内(图 8-5)。因此,近端小管中 Na^+ 和 Cl^- 的重吸收为等渗性重吸收,小管液为等渗液。

小管液流经髓袢的过程中,髓袢各段对 Na^+ 和 Cl^- 的重吸收情况比较复杂。髓袢降支细段对 Na^+ 和 Cl^- 的通透性极低,但对水的通透性高,由于水分不断渗透至管周组织液,使小管液中 Na^+ 和 Cl^- 浓度升高。髓袢升支细段对水不通透,但对 Na^+ 和 Cl^- 的通透性高,小管液中的 Na^+ 和 Cl^- 顺浓度差扩散至管周组织液,故小管液中 Na^+ 和 Cl^- 的浓度又明显降低。升支粗段是 Na^+ 和 Cl^- 在髓袢重吸收的主要部位,而且是主动重吸收。髓袢升支粗段的管腔膜上有 Na^+-K^+-$2Cl^-$ 同向转运体,可将小管液中 1 个 Na^+、1 个 K^+ 和 2 个 Cl^- 同向转运入细胞内(图 8-6)。进入细胞内的 Na^+ 通过基底膜上的钠泵泵入组织间液,Cl^- 经管周膜上的氯通道进入组织间液,而 K^+ 则经管腔膜返回小管液中。髓袢升支粗段对水不通透,水不被重吸收而留在小管内。由于 Na^+ 和 Cl^- 被上皮细胞重吸收至组织间液,因此

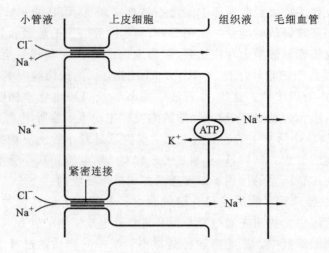

图 8-5 近端小管对 Na^+ 的重吸收示意图

造成小管液渗透压降低,而组织间液渗透压增高。水和盐重吸收的这种分离现象,有利于尿液的浓缩和稀释。$Na^+-K^+-2Cl^-$ 同向转运体对速尿和利尿酸等利尿剂很敏感,速尿和利尿酸能特异性地与同向转运体上 Cl^- 的结合位点相结合,抑制 Na^+、K^+ 和 Cl^- 的同向转运,使小管液中 Na^+、Cl^- 和 K^+ 的含量增加,渗透压升高,阻碍水的重吸收,导致利尿。

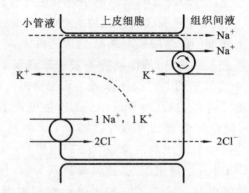

图 8-6 髓袢升支粗段主动重吸收 Na^+、Cl^- 和 K^+ 的示意图

在远端小管和集合管,上皮细胞仍能主动重吸收 Na^+ 和 Cl^-,并与 K^+、H^+ 的分泌有关,还可根据机体的盐平衡情况受醛固酮等激素的调节。

由上可见,肾小管各段和集合管对 Na^+ 的重吸收,在维持细胞外液 Na^+ 平衡和渗透压中起着重要作用。而且随着 Na^+ 的主动重吸收,促进了葡萄糖和氨基酸等物质的继发性主动重吸收,也间接促进了 HCO_3^-、Cl^- 等物质的被动重吸收(在髓袢升支粗段,Cl^- 属继发性主动重吸收),同时还促进了 Na^+-H^+ 交换和 Na^+-K^+ 交换的过程。因此,Na^+ 的重吸收在肾小管和集合管对其他物质的重吸收及分泌功能中起着关键的作用。

2. 水的重吸收 小管液中的水约 99％被重吸收,排出量仅约 1％。在近端小管,由于 Na^+、HCO_3^-、Cl^-、葡萄糖和氨基酸等物质被重吸收进入组织间隙后,形成了管腔内、外的渗透压差,水通过渗透作用而被重吸收,重吸收的量占总重的 65％～70％,这与体内的水过剩或不足无关,属必然性重吸收。在远端小管和集合管,水的重吸收量可根据体内水平衡的情况受到抗利尿激素的调节,属于调节性重吸收。远曲小管和集合管对水重吸收的多少对终尿量的影响最大。

3. HCO_3^- 的重吸收 正常情况下从肾小球滤过的 HCO_3^- 约有 99% 被重吸收,高达 80% 的 HCO_3^- 是由近端小管重吸收的,其余的多数在远端小管和集合管被重吸收。小管液中的 HCO_3^- 是以 CO_2 的形式被重吸收的。在近端小管,小管液中的 HCO_3^- 不易透过管腔膜,它与小管液中的 H^+ 结合生成 H_2CO_3,H_2CO_3 再分解为 CO_2 和水。CO_2 为高脂溶性物质,可迅速扩散进入肾小管上皮细胞内,在碳酸酐酶的催化下,又与水生成 H_2CO_3,H_2CO_3 再解离成 H^+ 和 HCO_3^-,H^+ 与小管液中的 Na^+ 交换再进入小管液,小管液中 Na^+ 则进入细胞内,与 HCO_3^- 生成 $NaHCO_3$ 而转运入血液(图 8-7)。CO_2 通过管腔膜的速度明显快于 Cl^-,故 HCO_3^- 的重吸收常优先于 Cl^-。HCO_3^- 是体内最主要的碱储备物质,其优先重吸收对于体内酸碱平衡的维持具有重要的生理意义。

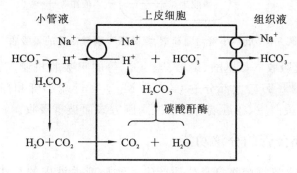

图 8-7 HCO_3^- 的重吸收示意图

4. K^+ 的重吸收 肾小球每日滤过的 K^+ 约 94% 被重吸收。其中 65%~70% 在近端小管被重吸收,小管液的 K^+ 逆浓度差主动转运入细胞,然后扩散至管周组织液并入血;余下部分在肾小管各段被重吸收入血。终尿中的 K^+ 主要来自远端小管和集合管的分泌。

5. 葡萄糖的重吸收 原尿中的葡萄糖浓度与血浆中的相等,但终尿中几乎不含葡萄糖,这说明正常情况下葡萄糖全部被重吸收回血液。微穿刺实验表明,滤液中的葡萄糖均在近端小管(主要在近曲小管)被重吸收,其余的各段肾小管和集合管均无重吸收葡萄糖的能力。因此,如果近端小管不能将小管液中的葡萄糖全部重吸收,则终尿中将出现葡萄糖。

葡萄糖的重吸收是逆浓度差进行的,和 Na^+ 的耦联在一起,属于继发性主动重吸收。在近端小管上皮细胞管腔膜上有 Na^+-葡萄糖同向转运体,小管液中的葡萄糖和 Na^+ 与同向转运体结合后,引起其构型改变,使 Na^+ 顺浓度梯度进入细胞内并释放能量,葡萄糖亦伴随进入。在细胞内,Na^+ 被基底膜上的钠泵泵入管外组织液,葡萄糖则与管周膜上的载体结合,以易化扩散的方式转运至管周组织液再进入血液(图 8-8)。

近端小管对葡萄糖的重吸收有一定的限度。当血液中的葡萄糖浓度超过 160 mg/100 mL 时,有一部分近端小管上皮细胞对葡萄糖的吸收已达极限,葡萄糖就不能被全部重吸收,将有一部分葡萄糖随终尿排出而出现糖尿。尿中开始出现葡萄糖时的最低血糖浓度,称为**肾糖阈**(renal glucose threshold)。如果血糖浓度再继续升高,肾小管对葡萄糖吸收达到极限的上皮细胞数量就增加,尿中葡萄糖的含量也将随之不断地增加。当血糖浓度超过 300 mg/100 mL 后,全部肾小管对葡萄糖的吸收均已达到极限,此值即为葡萄糖吸收的极限量。正常人两肾对葡萄糖的吸收极限量,男性平均为 375 mg/min,女性平均为 300 mg/min。肾之所以存在葡萄糖吸收极限量,可能是由于管腔膜上 Na^+-葡萄糖同向转运体的数目有限的缘故。

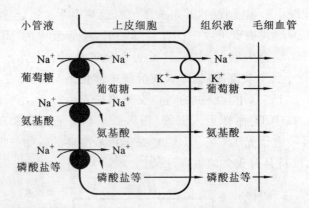

图 8-8 近端小管对葡萄糖、氨基酸和磷酸盐等的重吸收

6. 其他物质的重吸收 氨基酸、磷酸盐、SO_4^{2-} 等的重吸收机制与葡萄糖的基本相同,但转运体可能不同(图 8-8)。大部分的 Ca^{2+} 和 Mg^{2+} 在近端小管和髓袢升支粗段被重吸收。小管液中微量的蛋白质,在近端小管通过入胞方式而被重吸收。

三、肾小管与集合管的分泌功能

肾小管和集合管上皮细胞将自身代谢产生的物质或血液中的某些物质转运到小管腔的过程,称为肾小管和集合管的分泌(secretion)。肾小管和集合管主要分泌 H^+、NH_3 和 K^+,这对维持体内的酸碱平衡和 Na^+、K^+ 平衡具有重要的意义。

(一)H^+ 的分泌

肾小管和集合管上皮细胞均有分泌 H^+ 的功能,但主要发生在近端小管。由细胞代谢产生的或由小管液进入细胞的 CO_2,在细胞内碳酸酐酶的催化下,与 H_2O 生成 H_2CO_3,H_2CO_3 解离成 H^+ 和 HCO_3^-。细胞内的 H^+ 和小管液中 Na^+ 与肾小管管腔膜上的 Na^+-H^+ 转运体相结合,H^+ 被分泌到小管液中,而小管液中的 Na^+ 则被重吸收入细胞内,再由钠泵主动转运至组织液。H^+ 的分泌与 Na^+ 的重吸收呈反向转运,二者相互联系,称为 Na^+-H^+ 交换。在细胞内生成的 HCO_3^- 扩散至管周组织液,同其中的 Na^+ 生成 $NaHCO_3$ 并入血。分泌入小管液的 H^+ 再与 HCO_3^- 生成 H_2CO_3,后者分解的 CO_2 又扩散入细胞,在细胞内再生成 H_2CO_3。如此循环往复,肾小管上皮细胞每分泌 1 个 H^+,可重吸收 1 个 Na^+ 和 1 个 HCO_3^- 回到血液中(图 8-7),保持了体内重要的碱储备,对维持体内酸碱平衡具有重要的意义。

(二)NH_3 的分泌

正常情况下,NH_3 主要由远曲小管和集合管上皮细胞分泌。细胞内的 NH_3 主要来源于谷氨酰胺的脱氨反应。NH_3 具有脂溶性,能通过细胞膜向管周组织液和小管液自由扩散,扩散量取决于两种液体的 pH 值。小管液的 pH 值较低(H^+ 浓度较高),所以 NH_3 较易向小管液中扩散。NH_3 在小管液中与 H^+ 结合生成 NH_4^+,小管液中 NH_3 浓度因而下降,于是形成了管腔膜两侧的 NH_3 浓度梯度,此浓度梯度又加速了 NH_3 向小管液中扩散。可见,NH_3 的分泌与 H^+ 的分泌密切相关。NH_3 与 H^+ 结合并生成 NH_4^+ 后,由于 NH_4^+ 是水溶性的,不能通过细胞膜,可进一步与小管液中的强酸盐(如 $NaCl$)的负离子结合,生成酸性铵盐(如 NH_4Cl)并随尿排出。强酸盐的正离子(如 Na^+)则与 H^+ 交换而进入肾小管细胞,然后和细胞内的 HCO_3^- 一起被转运回血液(图 8-9)。所以,肾小管和集合管上皮细胞分泌 NH_3 不仅促进了 H^+ 的分泌,而且也促进了 $NaHCO_3$ 的重吸收。

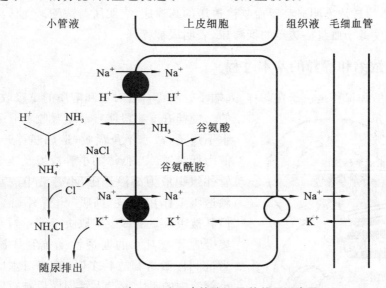

图 8-9 H^+、NH_3 和 K^+ 的分泌及其关系示意图

(三) K^+ 的分泌

K^+ 是在肾小管中既可被重吸收,又可被分泌的一种物质。原尿中的 K^+ 大部分在近端小管已被重吸收,终尿中的 K^+ 主要是由远端小管和集合管分泌的。在远端小管和集合管,由于 Na^+ 的重吸收使管腔内呈负电位(-40~-10 mV),这种电位梯度成为 K^+ 从细胞内分泌至管腔的动力;另一方面,由于钠泵的活动,将组织液中的 K^+ 泵入细胞内,形成了细胞内高 K^+。以上两方面因素均有利于 K^+ 分泌进入小管液中。K^+ 的分泌与 Na^+ 的主动重吸收之间存在着密切的联系,在小管液中 Na^+ 重吸收入上皮细胞内的同时,促使 K^+ 被分泌到小管液内。这种 Na^+ 的重吸收促使 K^+ 分泌的现象称为 Na^+-K^+ 交换。由于远端小管和集合管中 K^+ 和 H^+ 的分泌都可与 Na^+ 交换,因此 Na^+-H^+ 交换和 Na^+-K^+ 交换之间存在着竞争性抑制现象,即当 Na^+-H^+ 交换增强时,Na^+-K^+ 交换减弱;反之,Na^+-H^+ 交换减弱时,Na^+-K^+ 交换则增强。在人体酸中毒时,上皮细胞内碳酸酐酶的活性增强,H^+ 生成增多,Na^+-H^+ 交换增强,Na^+-K^+ 交换则减弱,K^+ 随尿排出减少,可导致高钾血症。在人体碱中毒时,Na^+-H^+ 交换减弱,Na^+-K^+ 交换增强,排出的 K^+ 增多,可导致低钾血症(图 8-9)。

体内的 K^+ 主要由肾排泄。正常情况下,机体摄入的 K^+ 和排出的 K^+ 保持动态平衡。体内 K^+ 代谢的特点是:多吃多排,少吃少排,不吃也排。所以在临床上,为维持体内的 K^+ 平衡,对于不能进食的患者应适当地补充 K^+,以免引起血 K^+ 降低。而肾功能不全的患者,排 K^+ 功能障碍,可发生高钾血症。血 K^+ 过高或过低,都会对人体的功能尤其是神经和心肌的兴奋性产生不利的影响。

第三节　尿的浓缩和稀释

尿渗透浓度可由于体内缺水或水过剩等不同情况而出现大幅度的变动。当体内缺水时,机体将排出渗透浓度明显高于血浆渗透压的高渗尿,表明尿被浓缩。而体内水过剩时,将排出渗透浓度低于血浆渗透压的低渗尿,表明尿被稀释。

一、尿液浓缩和稀释的基本过程

尿液的浓缩和稀释是由于在髓袢、远端小管和集合管对水和溶质的重吸收不同而造成

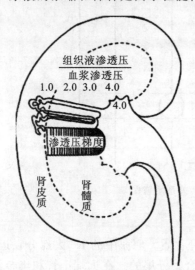

图 8-10　肾髓质组织液渗透压梯度示意图

的。髓袢升支粗段能主动重吸收 Na^+ 和 Cl^-,而对水不通透,故水不重吸收,造成髓袢升支粗段小管液为低渗液。当低渗的小管液流经集合管时,由于管外组织液为高渗透压,小管液中的水在管内、外渗透压差作用下被"抽吸"出管外而重吸收入血。但其被吸收量的多少则取决于管壁对水的通透性。集合管管壁对水的通透性受抗利尿激素的调节。当抗利尿激素释放较多时,管壁对水的通透性大,小管液中的水大量渗入管周而后被重吸收,尿液被浓缩;反之,抗利尿激素释放减少时,管壁对水的通透性降低,水重吸收减少,小管液的渗透压趋向于等渗甚至低渗,尿液即被稀释。由此可见,尿液的浓缩和稀释,关键取决于肾髓质组织液渗透压梯度(图 8-10)的形成和保持以及血液中抗利尿激素的浓度。

二、肾髓质组织液渗透压梯度的形成机制

(一)外髓部渗透压梯度的形成

外髓部渗透压梯度主要是由于髓袢升支粗段对 NaCl 的主动重吸收而形成的。位于外髓部的髓袢升支粗段能主动重吸收 NaCl,而对水不易通透。故当髓袢升支粗段内小管液向肾皮质方向流动时,其中的 Na^+ 和 Cl^- 不断地主动重吸收进入管外组织液,造成管内 NaCl 浓度不断降低,形成低渗状态,而管外 NaCl 浓度不断升高。因此,外髓部组织间液变为高渗,而且越靠近内髓部,渗透压越高(图 8-11)。

(二)内髓部渗透压梯度的形成

内髓部渗透压梯度的形成与尿素的再循环和 NaCl 重吸收有密切关系。远曲小管及皮质部和外髓部的集合管对尿素不易通透,但集合管细胞对水易通透。由于水被重吸收,小管液中尿素的浓度将逐渐升高;内髓部集合管对尿素易通透,尿素就顺浓度梯度进入内髓部组织液,使其渗透压升高;髓袢升支细段对尿素的通透性大,内髓部组织液中的尿素顺浓

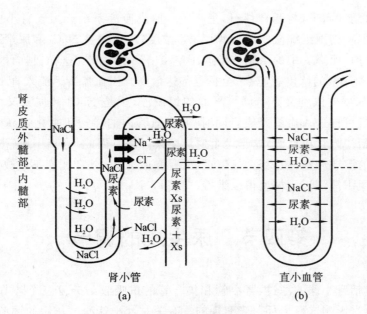

图 8-11　尿浓缩机制示意图

（a）肾髓质组织液渗透压梯度的形成；（b）直小血管在维持肾髓质组织液渗透压梯度中的作用

度差扩散入升支细段，经远端小管及皮质部和外髓部集合管，至内髓部集合管时再扩散入组织液，形成尿素的再循环。尿素的再循环有利于尿素滞留在肾髓质内，故有助于内髓部高渗透压梯度的形成和加强。

$NaCl$ 的扩散发生于内髓部。髓袢降支细段对 Na^+ 不通透，但对水易通透。在内髓部渗透压的作用下，小管液中的水不断进入内髓部组织间，使小管液的 $NaCl$ 浓度和渗透压逐渐增高，在髓袢折返部达到最高。在升支细段，管壁对 Na^+ 易通透而对水不通透，$NaCl$ 顺浓度差扩散入组织液，参与内髓部高渗透压梯度的形成（图 8-11）。

因此，各段肾小管对水和溶质的通透性不同是肾髓质组织液高渗透压梯度形成的前提（表 8-4），髓袢升支粗段对 $NaCl$ 的主动重吸收是肾髓质组织液渗透压梯度建立的重要条件，尿素和 $NaCl$ 是形成肾髓质组织液渗透压梯度的主要溶质。

表 8-4　肾小管和集合管对不同物质的通透性

部位	水	NaCl	尿素
髓袢升支粗段	不易通透	Na^+ 主动重吸收 Cl^- 继发性主动重吸收	不易通透
髓袢升支细段	不易通透	易通透	中等通透
髓袢降支细段	易通透	不易通透	不易通透
远曲小管	有抗利尿激素时易通透	Na^+ 主动重吸收	不易通透
集合管	有抗利尿激素时易通透	Na^+ 主动重吸收	肾皮质和外髓部不易通透，内髓部易通透

三、肾髓质组织液渗透压梯度的保持

肾髓质主要依靠直小血管的逆流交换作用来保持高渗透压梯度。直小血管由近髓肾

单位出球小动脉延续而来,与髓袢伴行,呈 U 形,形成逆流系统。由于直小血管降支对溶质和水的通透性高,周围组织液中的 NaCl、尿素浓度较高,于是 NaCl 和尿素顺浓度差扩散至直小血管降支内,而降支中的水则依渗透压差渗出到组织液。这样,越向内髓部深入,直小血管内 NaCl 和尿素的浓度就越高,至折返部达最高。当血流折返流入直小血管升支时,血管内 NaCl 和尿素的浓度又高于同一平面的组织液,于是 NaCl 和尿素又由直小血管扩散入组织液,而且可再进入血管降支。同时,升支血管内的渗透压总是略高于同一平面的组织液,水又重新渗入直小血管,这是一个逆流交换过程。因此,当直小血管升支离开外髓部时,只把多余的溶质和水(主要是水)带走,而肾髓质的 NaCl 和尿素不致被大量带走。这样,就使肾髓质组织液渗透压梯度得以维持(图 8-11)。

第四节 尿生成的调节

尿的生成包括肾小球的滤过、肾小管和集合管的重吸收与分泌三个环节,机体对尿生成的调节就是通过影响这三个环节来实现的。有关对肾小球滤过作用的调节在前文已述,本节主要讨论对肾小管和集合管的重吸收与分泌的调节,包括肾内自身调节、神经调节和体液调节。

一、肾内自身调节

(一)小管液中溶质的浓度

小管液溶质浓度决定小管液的渗透压,而小管液的渗透压是肾小管和集合管重吸收水的阻力。若小管液溶质浓度升高,渗透压随之升高,肾小管各段和集合管对水的重吸收减少,尿量将增加。糖尿病患者的多尿,就是由于血糖浓度超过肾糖阈,小管液中的葡萄糖不能被全部吸收,引起小管液中的葡萄糖增多,小管液渗透压升高,使水的重吸收减少,于是尿量增加。临床上常采用能被肾小球滤过,但不能被肾小管和集合管重吸收的药物如甘露醇等,来提高小管液中的溶质浓度,使水的重吸收减少,达到利尿、消肿的目的。这种由于小管液中溶质含量增多、渗透压增高,使水的重吸收减少而发生尿量增多的现象,称为渗透性利尿(osmotic diuresis)。

(二)球-管平衡

近端小管的重吸收率和肾小球滤过率之间有密切的关系。当肾小球滤过率增加或减少时,近端小管的重吸收量也相应地增加或减少,两者之间存在着比较恒定的比例关系,即无论肾小球滤过率是增多还是减少,近端小管重吸收率始终占肾小球滤过率的 65%~75%,这种现象称为球-管平衡。球-管平衡的生理意义在于使终尿量不因肾小球滤过率的增减而发生大幅度的波动,从而保持尿量的相对稳定。球-管平衡的机制可能与近端小管对 Na^+ 的定比重吸收有关。

二、神经调节

肾脏主要受交感神经支配。肾交感神经兴奋时,神经末梢释放去甲肾上腺素,可通过以下途径影响尿的生成：①使入球小动脉和出球小动脉收缩，但前者收缩比后者更加明显，导致肾小球毛细血管的血浆流量减少，有效滤过压减小，肾小球滤过率减少；②刺激近球小体的球旁细胞释放肾素，导致循环血液中的血管紧张素Ⅱ和醛固酮含量增加，促进肾小管对 NaCl 和水的重吸收；③可直接刺激近端小管和髓袢上皮细胞重吸收 Na^+、Cl^- 和水。三者的共同作用均导致尿量减少。

三、体液调节

（一）抗利尿激素

1. 抗利尿激素的来源　抗利尿激素（antidiuretic hormone，ADH）即血管升压素（vasopressin，VP），由下丘脑视上核（为主）和室旁核的神经元合成和分泌，经下丘脑-垂体束被运输到神经垂体储存，然后再释放入血。

2. 抗利尿激素的作用　抗利尿激素主要通过提高远曲小管和集合管上皮细胞对水的通透性，使水的重吸收量增加，尿量减少。此外，抗利尿激素还能增加髓袢升支粗段对 NaCl 的主动重吸收和内髓部集合管对尿素的通透性，从而增加肾髓质组织间液的溶质浓度，提高髓质组织间液的渗透压，有利于尿的浓缩。

3. 抗利尿激素分泌和释放的调节　抗利尿激素的分泌和释放主要受血浆晶体渗透压和循环血量的调节。

（1）血浆晶体渗透压：生理情况下调节抗利尿激素分泌和释放的最重要因素。下丘脑视上核和室旁核及其周围区域有渗透压感受器，它们对血浆晶体渗透压的改变非常敏感。当机体丢失水分过多，如大量出汗、严重呕吐、腹泻时，血浆晶体渗透压升高，对渗透压感受器的刺激作用增强，引起抗利尿激素分泌和释放增多，远曲小管和集合管对水的重吸收增多，导致尿量减少。反之，机体在短时间内饮入大量清水后，血液被稀释，血浆晶体渗透压下降，对渗透压感受器的刺激作用减弱，引起抗利尿激素分泌和释放减少，远曲小管和集合管对水的重吸收量减少，导致尿量增多。例如，正常人一次快速饮用 1 L 清水后，约过 30 min，尿量就开始增加，到第 1 h 末，尿量可达最高值，随后尿量减少，2 h 后尿量恢复到原来水平。如果饮用 1 L 的生理盐水，由于胃肠道对生理盐水中的水和盐几乎同时吸收入血，因此不会引起血浆晶体渗透压的明显变化，则尿量不会出现明显的增加（图 8-12）。这种大量饮入清水后引起尿量增多的现象，称为水利尿（water diuresis）。临床上常用水利尿试验来检测肾稀释尿液的功能。

（2）循环血量：左心房和胸腔大静脉壁上有容量感受器，可感受循环血量的变化，反射性地调节抗利尿激素的分泌和释放。当循环血量增多时，容量感受器受到牵拉刺激而兴奋，经迷走神经传入中枢，反射性地抑制抗利尿激素的分泌和释放，使水的重吸收减少，尿量增加，排出多余的水分。反之，当循环血量减少时，对容量感受器的刺激减弱，传入冲动减少，抗利尿激素的分泌和释放增多，对水的重吸收量增加，尿量减少，有利于循环血量的恢复。

此外，其他因素也可影响抗利尿激素的分泌和释放。动脉血压升高，可刺激压力感受器，反射性地抑制抗利尿激素释放；疼痛刺激和紧张情绪可促进抗利尿激素的释放，使尿量减少；弱的寒冷刺激可使抗利尿激素的释放减少，尿量增多；下丘脑病变累及视上核、室旁

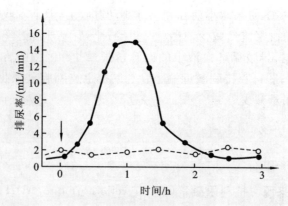

图 8-12　一次饮 1 L 清水或等量生理盐水后尿量的变化
"——"表示饮 1 L 清水；"------"表示饮 1 L 生理盐水

核或下丘脑-垂体束时，抗利尿激素的合成和释放发生障碍，使尿量明显增加，严重时每日可高达 10 L 以上，称为尿崩症。

（二）醛 固 酮

1. 醛固酮的来源和作用　醛固酮（aldosterone）是由肾上腺皮质球状带合成和分泌的一种盐皮质激素，其主要作用是促进远曲小管和集合管对 Na^+ 的主动重吸收，同时促进 K^+ 的分泌和水的重吸收。所以，醛固酮有保 Na^+、保水和排 K^+ 的作用。

2. 醛固酮分泌的调节　醛固酮的分泌主要受肾素-血管紧张素-醛固酮系统和血 K^+、血 Na^+ 浓度的调节。

（1）肾素-血管紧张素-醛固酮系统：肾素主要由球旁细胞分泌，是一种蛋白质水解酶。肾素进入血液后，能将血浆中的血管紧张素原水解为血管紧张素 Ⅰ，血管紧张素 Ⅰ 在血管紧张素转换酶的作用下，降解为血管紧张素 Ⅱ，血管紧张素 Ⅱ 还可在氨基肽酶的作用下进一步水解为血管紧张素 Ⅲ。血管紧张素 Ⅱ 和血管紧张素 Ⅲ 都具有收缩血管和刺激肾上腺皮质球状带分泌醛固酮的作用，其中血管紧张素 Ⅱ 以收缩血管作用为主，而血管紧张素 Ⅲ 则主要是刺激醛固酮的分泌。通常情况下，血浆中肾素、血管紧张素和醛固酮的水平保持一致，构成一个相互关联的功能系统，称为肾素-血管紧张素-醛固酮系统。

肾素-血管紧张素-醛固酮系统活动的水平取决于肾素的分泌量，而肾素的分泌受多方面因素的调节，具体如下。①肾内机制：当循环血量减少时，肾血流量减少，入球小动脉内压力降低，对小动脉壁的牵张刺激减弱，进而激活了牵张感受器，促使球旁细胞释放肾素。同时，由于肾入球小动脉血流量减少，肾小球毛细血管血压降低，使肾小球滤过率减小，滤出的 Na^+ 量也因此减少，激活致密斑感受器，也可促进球旁细胞分泌肾素。②神经机制：当交感神经兴奋时，其末梢释放去甲肾上腺素，与球旁细胞的 β_1 受体结合，促使肾素分泌量增加。③体液机制：血中的肾上腺素和去甲肾上腺素均可直接作用于球旁细胞，增加肾素的释放。

（2）血 K^+、血 Na^+ 浓度：当血 K^+ 浓度升高和（或）血 Na^+ 浓度降低时，可直接刺激醛固酮的合成和分泌，通过保钠排钾使血中 Na^+、K^+ 浓度维持相对稳定；反之，醛固酮的分泌将减少。醛固酮的分泌对血 K^+ 浓度的变化十分敏感，血 K^+ 浓度增加 $0.5 \sim 1.0$ mmol/L

就能引起醛固酮分泌增加。

(三) 心房钠尿肽

心房钠尿肽(atrial natriuretic peptide,ANP)是由心房肌细胞合成和释放的肽类激素，主要作用是舒张血管，促进肾脏排出 NaCl 和水。其作用机制可能包括：①抑制集合管对 NaCl 的重吸收；②使出球小动脉和入球小动脉舒张，尤其是入球小动脉，增加肾血浆流量和肾小球滤过率；③抑制肾素和醛固酮的分泌，使 Na^+ 的重吸收减少；④抑制抗利尿激素的分泌，使水的重吸收减少。

第五节　血浆清除率

一、血浆清除率的概念与测定方法

血浆清除率(plasma clearance,C)是指肾在单位时间(1 min)内能将多少毫升血浆中所含的某种物质完全清除出去，这个被完全清除了某种物质的血浆体积，称为该物质的血浆清除率。

根据血浆清除率的概念，计算血浆清除率(C,mL/min)时，需要测出每分钟生成的尿量(V,mL/min)，尿中某物质的浓度(U,mg/100 mL)和血浆中该物质的浓度(P,mg/100 mL)。因为尿中的物质均来自血浆，所以 $U \times V = C \times P$，即 $C = U \times V / P$。

需要指出的是，血浆清除率仅是一个计算出来的数值。实际上，肾并不可能只将这部分血浆中的某种物质完全清除掉，而对于血浆的其他成分不加处理，这其实是指 1 min 内肾所清除的该物质的量来自多少毫升血浆，或相当于多少毫升血浆中所含该物质的量。

二、测定血浆清除率的意义

测定血浆清除率不仅可以反映肾的排泄功能，还可测定肾小球滤过率、肾血浆流量和推测肾小管的功能等。

(一) 测定肾小球滤过率

如果某种物质可自由通过肾小球滤过膜，则该物质在肾小囊超滤液中的浓度与血浆浓度相同；同时，该物质不被肾小管和集合管重吸收和分泌，则单位时间内该物质在肾小球滤过的量应等于从尿中排出该物质的量($U \times V$)，因此该物质的血浆清除率就等于肾小球滤过率。前文提到的肾小球滤过率为 125 mL/min，就是通过测定菊粉的血浆清除率得出的。

(二) 测定肾血浆流量

如果血浆在流经肾脏后，肾静脉中某种物质的浓度接近于零，则表示血浆中该物质经肾小球滤过和肾小管、集合管转运后，从血浆中全部被清除，因此该物质每分钟的尿中排出量($U \times V$)应等于每分钟通过肾的血浆中所含的量，则该物质的血浆清除率即为每分钟通过肾的血浆量。碘锐特和对氨基马尿酸就是符合上述条件的物质，故常应用它们来测定肾血浆流量。

（三）推测肾小管的功能

通过对各种物质清除率的测定,可以推测出哪些物质能被肾小管净重吸收,哪些物质能被肾小管净分泌,从而推测肾小管对不同物质的转运功能。例如,葡萄糖可以自由通过滤过膜,但其清除率为零,表明葡萄糖可全部被肾小管重吸收。如果一种物质的清除率小于肾小球滤过率,说明肾小管对它有重吸收或重吸收大于分泌;如果一种物质的清除率大于肾小球滤过率,说明肾小管对该物质有分泌或分泌大于重吸收。

第六节　尿液及其排放

肾脏不断生成的尿液进入肾盂后,由于压力差以及肾盂的收缩而被送入输尿管,再经输尿管输送至膀胱储存,当膀胱中尿液达到一定容量时,通过排尿反射将尿排出体外。因此,尿的生成是一个连续进行的过程,但排尿是间歇进行的。

一、尿液

（一）尿量

正常成人尿量为 $1.0\sim2.0$ L/d,平均为 1.5 L/d。摄入的水量和(或)通过其他途径排出的水量对尿量有直接影响。当摄入的水多和出汗很少时,尿量可超过 2.0 L/d;反之,尿量可少于 1.0 L/d。如果每天的尿量长期保持在 2.5 L/d 以上,为多尿;每天尿量在 $0.1\sim0.5$ L,为少尿;少于 0.1 L,为无尿,均属不正常现象。尿量过多,导致机体脱水;尿量过少,机体的代谢终产物难以排出,将给机体带来不良影响。

（二）尿的理化性质

尿液的成分中 $95\%\sim97\%$ 是水,其余是溶解于其中的固体物质。固体物质以电解质和非蛋白含氮化合物为主。正常尿液中糖、蛋白质的含量极微,临床上常规方法不能将其测出。如用常规方法在尿中检测出糖或蛋白质,则为异常。但正常人一次性食入大量的糖或高度精神紧张时,也可出现一过性糖尿。

正常尿液 pH 值为 $5.0\sim7.0$,尿的酸碱度主要取决于食物的成分。荤素杂食者,由于蛋白质分解后产生的硫酸盐和磷酸盐等经肾排出,故尿液 pH 值约为 6.0;植物酸可在体内氧化,酸性产物较少,排出的碱基较多,故素食者尿偏碱性。

正常尿液为淡黄色,其相对密度(比重)为 $1.015\sim1.025$ g/cm³,大量饮清水后,尿被稀释,颜色变浅,密度降低;尿量少时,尿被浓缩,颜色变深,密度升高。若尿的密度长期在 1.010 以下,表示尿浓缩功能障碍,为肾功能不全的表现。

知识链接

尿液颜色的变化说明了什么?

尿液的颜色在生理或病理情况下可以发生改变。如食用大量胡萝卜或维生素

B_2,尿液呈亮黄色;尿路结石、急性肾小球肾炎、肾肿瘤、肾结核等可出现血尿;输血反应、蚕豆病等,尿液呈浓茶色或酱油色,称为血红蛋白尿;阻塞性黄疸、肝细胞性黄疸等情况下,尿中含有大量的胆红素时,尿液呈深黄色,称为胆红素尿;丝虫病患者尿液呈乳白色,称为乳糜尿。

二、膀胱和尿道的神经支配

支配膀胱和尿道的神经主要有盆神经、腹下神经和阴部神经三对(图 8-13)。

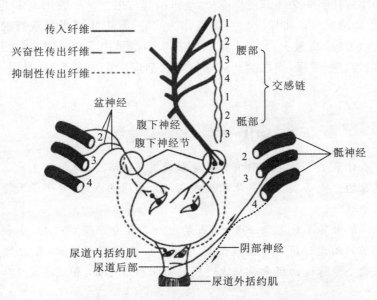

图 8-13　膀胱和尿道的神经支配示意图

1. 盆神经　盆神经从脊髓第 2～4 骶段发出,其中含有副交感神经纤维,兴奋时可使膀胱逼尿肌收缩以及尿道内括约肌舒张,可促进排尿。

2. 腹下神经　腹下神经从脊髓胸 11 至腰 2 侧角发出,属于交感神经纤维,兴奋时可使膀胱逼尿肌松弛以及尿道内括约肌收缩,可阻止排尿。

3. 阴部神经　阴部神经由骶髓 2～4 前角发出,属躯体神经,兴奋时可使尿道外括约肌收缩,可阻止排尿,这一作用受意识支配。当阴部神经受到反射性抑制时,尿道外括约肌松弛而有利于排尿。

上述三对神经均属于混合性神经,即也含有传入纤维。膀胱充胀感觉的传入纤维在盆神经中,膀胱痛觉的传入纤维在腹下神经中,尿道感觉的传入纤维在阴部神经中(图8-13)。

三、排尿反射

排尿是一个复杂的反射过程,称为排尿反射。当膀胱内尿量少于 400 mL 时,膀胱平滑肌借良好的伸展性而保持膀胱内压力不出现太大变化。当膀胱内尿量充盈到 400 mL 以上时,膀胱内压明显升高,膀胱壁的牵张感受器受到刺激而兴奋,冲动沿盆神经上传到骶髓的排尿反射的初级中枢，同时冲动也上传至脑干和大脑皮层排尿反射的高级中枢，产生尿意。若条件不允许，则高级中枢对骶髓初级中枢产生抑制作用，阻止排尿。若条件许可，高级中枢发出兴奋性冲动到达骶髓初级中枢，使盆神经活动增强，膀胱逼尿肌收缩，尿道内括约肌松弛，尿液进入后尿道，刺激后尿道的感受器，冲动沿阴部神经再次传到骶髓排尿中枢，加强该中枢的活动，并反射性地抑制阴部神经的活动，使尿道外括约肌松弛，尿液被强大的膀胱内压经尿道驱出。尿液对尿道的刺激可进一步反射性地加强排尿中枢的活动，属于正反馈，它使排尿反射一再加强，直至尿液排完为止。另外，在排尿时，腹部肌肉和膈肌有力的收缩，能使腹内压增高，也可加速排尿。

若储尿和排尿任何一个环节发生障碍，均可引起排尿异常。临床上常见的排尿异常包括尿频、尿潴留和尿失禁。排尿次数过多者称为尿频，常由膀胱炎症或膀胱结石等刺激引起；尿潴留是指膀胱中尿液充盈过多而不能排出，多半是由骶髓初级中枢活动发生障碍或尿道受阻所致；当脊髓受损，使骶髓初级中枢与大脑皮层失去联系时，排尿不受意识控制，导致尿失禁。

小　结

肾是人体最主要的排泄器官。肾单位是肾的基本结构和功能单位。肾的排泄功能是通过尿的生成而实现的。尿的生成包括肾小球的滤过、肾小管和集合管的重吸收和分泌三个环节。

当血液流经肾小球毛细血管时，血浆中除了大分子蛋白质外，水和小分子溶质在有效滤过压的动力作用下经滤过膜进入肾小囊囊腔形成原尿，称为肾小球的滤过作用。影响肾小球滤过的因素包括滤过膜的面积和通透性、有效滤过压和肾血浆流量等三个方面。

原尿流经肾小管和集合管时，通过肾小管和集合管的重吸收和分泌作用，形成终尿。重吸收的主要部位在近端小管，近端小管对物质的重吸收具有选择性。同时肾小管和集合管上皮细胞通过分泌 H^+、NH_3 和 K^+，来维持体内的酸碱平衡和 Na^+、K^+ 平衡。

尿生成的调节包括肾内自身调节、神经调节和体液调节。肾内自身调节主要是指小管液中溶质的浓度和球-管平衡可以影响肾小管的重吸收功能。肾主要接受交感神经的调节，当交感神经兴奋时，可使尿的生成减少。体液调节主要是受抗利尿激素和醛固酮的调节。抗利尿激素可通过提高远曲小管和集合管对水的通透性，使水的重吸收增多，导致尿量减少，其分泌主要受血浆晶体渗透压和循环血量的调节。醛固酮主要促进远曲小管和集合管对 Na^+ 的主动重吸收，同时促进 K^+ 的分泌和水的重吸收，有保 Na^+、保水、排 K^+ 的作用，其分泌主要受肾素-血管紧张素-醛固酮系统以及血 K^+、血 Na^+ 浓度的调节。

终尿经输尿管输送到膀胱储存，最后经排尿反射排出体外。通过排尿，保留了对机体有用的物质，排出对机体无用的或有害的物质，实现了对内环境的净化。

能力检测

一、简答题

1. 简述尿生成的基本过程。
2. 糖尿病患者为何会出现糖尿和多尿？
3. 分析正常成人大量出汗时尿量的变化及其机制。
4. 正常成年人一次迅速饮用清水或生理盐水 1000 mL，尿量有何变化？为什么？
5. 试分析静脉大量快速注射生理盐水对尿量的影响及其机制。

（潘　丽　庄晓燕）

第九章
感 觉 器 官

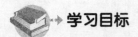 **学习目标**

  掌握：感受器和感觉器官的概念，以及感受器的一般生理特性；眼的折光与感光功能；眼折光功能的调节；耳蜗的感音功能和前庭器官的功能。

  熟悉：眼的折光异常及矫正，外耳和中耳的传音功能。

  了解：与视觉有关的几种生理现象，前庭反应，嗅觉器官和味觉器官的功能。

  感觉(sensation)是客观物质世界在人脑中的主观反映，感觉的形成是神经系统的一种基本功能。人类生活的外界环境以及机体的内环境是处于不断的变化之中的，这些环境条件的变化必须刺激机体特定的感受装置然后才能形成感觉，特定的感受装置就是感受器或感觉器官。感受器或感觉器官感受刺激后须将刺激的信息转变成传入神经上的神经冲动，神经冲动经特定的感觉传导通路传入到相应的大脑皮层感觉中枢后，经大脑皮层的分析综合最后才能形成特定的感觉。可见，感觉的形成必须由感受器或感觉器官、感觉的传导通路和大脑皮层感觉中枢三者的共同活动才能完成。本章将只重点讨论感受器的一般生理特性和几种主要感觉器官的功能，而感觉的传导通路和大脑皮层感觉中枢的功能将在第十章讨论。

第一节　感受器及其一般生理特性

一、感受器与感觉器官的概念和感受器的分类

  感受器(receptor)是指分布于体表或体内组织，专门感受体内、外环境变化的结构或装置。感受器的结构形式多种多样，有些感受器就是一些游离的神经末梢，如痛觉感受器和温度觉感受器；有些则是在裸露的神经末梢外包绕一些结缔组织的被膜，如骨骼肌的肌梭和皮肤的环层小体等；还有些感受器则是在结构和功能上高度分化了的感受细胞，如视网膜的感光细胞和内耳的毛细胞等。由这些在结构和功能上高度分化了的感受细胞以及与

之相连的一些非神经性的附属结构就构成了结构和功能更加复杂的感觉器官（sense organ）。人体的感觉器官主要有视觉器官、听觉器官、前庭器官、嗅觉器官和味觉器官等。

感受器的分类方法多种多样。根据感受器所在的部位以及所感受刺激的来源不同，感受器可分为内感受器和外感受器，其中内感受器又分为本体感受器和内脏感受器，外感受器又可以分为接触感受器和距离感受器，如触压觉、味觉和温度觉等感受器属于接触感受器，而视觉、听觉和嗅觉等感受器则属于距离感受器；根据感受器所感受刺激性质的不同，感受器又可分为机械感受器、光感受器、温度感受器、化学感受器和渗透压感受器等。在这里需要强调的是，不是所有的感受器感受刺激后都能引起特定的主观感觉，有些感受器感受刺激后只是引起机体某些功能的反射性变化，在主观上并不引起特定的感觉，这主要见于一些内感受器，如动脉压力感受器、血容量感受器和渗透压感受器等。

二、感受器的一般生理特性

（一）适宜刺激

一种感受器通常只对某种特定形式的刺激能量最为敏感，这种形式的能量刺激就称为该感受器的适宜刺激（adequate stimulus）。例如，一定波长的电磁波是视网膜感光细胞的适宜刺激，一定频率的机械振动是耳蜗毛细胞的适宜刺激。感受器对适宜刺激最为敏感，但适宜刺激也必须达到一定的刺激强度即感觉阈才能引起感觉，感觉阈受刺激时间和面积等因素的影响。而感受器并不是只能感受适宜刺激，对非适宜刺激也可能感受，但所需要的刺激强度要比适宜刺激大得多。另外，所有的感受器都能感受电刺激。

（二）换能作用

感受器的基本功能就是在感受刺激时，将各种形式的刺激能量最终转变成传入神经上的动作电位，再由传入神经将刺激信息以神经冲动的形式传入到大脑皮层相应的感觉中枢。感受器这种能量的转换作用称为感受器的换能作用（transducer function）。可以说感受器就是一个特殊的生物换能器。感受器在换能过程中，一般不是将刺激的能量形式直接转化成传入神经上的动作电位，而是先在感受器细胞或感觉神经末梢产生一种过渡性的电位变化，其中在感受器细胞产生的过渡性电位变化称为感受器电位（receptor potential），在感觉神经末梢产生的过渡性电位变化则称为发生器电位（generator potential）。这种过渡性的电位变化具有局部电位的特征，其大小在一定的范围内与刺激强度成正变关系，并可以进行电紧张性扩布和总和，并最终触发其相应的传入神经纤维产生动作电位，从而完成感受器的换能作用。

（三）编码作用

不同的感受器通过换能作用，都将相应的刺激能量形式转换成了传入神经上的动作电位，而各个感受器传入神经上动作电位的波形和产生机制都是一样的，并没有本质的区别，但最终却形成了各种不同性质的感觉。可见，感受器在换能过程中，不仅仅是进行了能量形式的转换，而且还要将刺激所包含的环境变化的各种信息（如刺激的性质和刺激的强度等）也转移到传入神经动作电位的特定序列中去，即起到信息的转移作用，这就是感受器的编码作用（coding）。迄今为止，感受器编码作用的机制还不太清楚。目前认为，感受器对不同性质刺激的编码作用,可能与不同的刺激作用于不同的感受器、传入冲动沿不同的感觉传导通路以及刺激信息最终到达大脑皮层不同的特定部位等因素有关(参见第十章第二节)。感受器对刺激强度的编码作用,则可能是通过传入神经上动作电位频率的高低和参与这一信息传输的神经纤维的数量多少来编码的。

(四) 适应现象

当某一恒定强度的刺激持续作用于感受器时,传入神经纤维上动作电位的频率会逐渐降低,这种现象称为感受器的适应现象(adaptation)。感受器感受刺激如果能够引起主观感觉,那么主观感觉也会由于感受器的适应现象而逐渐减弱甚至消失,如入"芝兰之室"久而不闻其香就是因为嗅觉感受器的适应现象而产生的。感受器适应的程度和快慢可因感受器的不同而有很大的差别,根据适应现象发生的程度和快慢,可将感受器分为快适应感受器和慢适应感受器两大类。快适应感受器以皮肤触觉感受器为代表,如给皮肤环层小体施加恒定的压力刺激,仅在刺激开始后的短时间内有传入冲动发放,随后虽然刺激仍然持续存在,但其传入神经上传入冲动的频率很快降低到零。快适应感受器对刺激的变化十分敏感,适于传递快速变化的刺激信息,有利于感受器不断接受新的刺激。慢适应感受器以肌梭、颈动脉窦压力感受器和关节囊感受器为代表,慢适应现象有利于机体对某些功能状态如姿势、血压等进行长期的监测和调节,或者向中枢持续传递有害刺激如伤害性刺激信息以达到保护机体的目的。适应现象并不是疲劳,当感受器对某一刺激发生适应后,如果再增加该刺激的强度,则又可引起传入冲动频率的增加。

第二节　视　觉　器　官

人类获得的外界信息大部分来自眼睛即视觉器官,眼的结构包括折光系统和感光系统两部分(图 9-1)。折光系统的功能是将外界物体发出或反射的可见光即波长为 370～740 nm 的电磁波经过折射后,在视网膜上形成清晰的物像。感光系统由含有两种感光细胞的视网膜构成,视网膜感光细胞感受可见光的刺激,并将光能转化成视神经上的动作电位,经视觉传导通路传入大脑视觉中枢后,最终产生视觉(vision)。

一、眼的折光功能

(一) 眼的折光成像与简化眼

眼的折光系统是一个非常复杂的光学系统,由多个折光率不同的光学介质和多个曲率半径不同的折光面组成。光学介质包括角膜、房水、晶状体和玻璃体,其中外来光线经过角膜时发生的折射程度最大。由于晶状体的曲率半径可以改变,因而晶状体在眼折光功能的调节过程中起着最重要的作用。外界物体光线在视网膜上成像与物理学上凸透镜成像的原理相似,但眼的折光系统对物体光线的折射成像情况要比凸透镜的折射成像复杂得多,因此通常用简化眼(reduced eye)来描述眼的折光成像情况。简化眼是根据眼的实际光学特征,设计的一个与正常眼在折光成像效果上完全一样的但计算极为简单的光学模型,其光学参数和其他特征都与正常人眼一样。简化眼模型由一个前后径为 20 mm 的单球面折

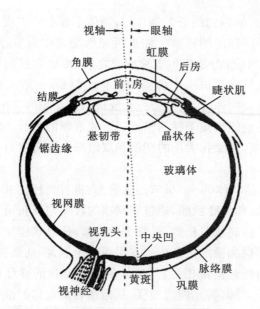

图 9-1　右眼的水平切面示意图

光体构成,折光率为 1.333,外界光线进入折光体时只在球形界面折射一次,该球形界面的曲率半径为 5 mm,即节点在球形界面后方 5 mm 处,节点距视网膜 15 mm(图 9-2)。简化眼模型和正常人眼在安静而不作调节时一样,正好可以使 6 m 以外的远处物体发出的平行光线聚焦在视网膜上,形成清晰的物像。利用简化眼,根据凸透镜成像的原理可以很简单地计算出不同远近、不同大小的物体在视网膜上形成物像的大小。图 9-2 中,n 为节点,F 为前主焦点,AB 为物体,ab 为物体 AB 在视网膜上形成的物像,ABn 和 abn 是两个相似三角形。如果已知物距 Bn,就可根据物体 AB 的大小计算出物像 ab 的大小,也可算出视角的大小。

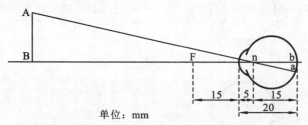

单位:mm

图 9-2　简化眼及其成像示意图

　　物体发出的平行光线经正常眼折射后,在视网膜上可以形成清晰的物像。但是物体发出的光线如果过弱,或在空间和眼内传播时被散射或吸收,那么在到达视网膜时就可能减弱到不足以引起感光细胞兴奋的程度,就不能被感知;或者物体过小、距离太远,以致视网膜上形成的物像太小,不能被感光细胞所分辨,也不能被感知。

(二)眼折光功能的调节

　　人眼看 6 m 以外的远处物体时,物体上任意一点发出的所有进入眼球的光线都可以近似地认为是平行光线,这对正常人眼来说,不需要进行任何调节就可以在视网膜上形成清晰的物像。而当人眼看 6 m 以内的近处物体时,物体上任意一点发出的进入眼内的光线都不是平行的,而是呈现不同程度的辐散。如果折光系统未作调节,那么近处物体发出的辐散光线就不能聚焦于视网膜,而是聚焦于视网膜之后,那么在视网膜上就只能形成一个模糊的物像,因而最终也就只能形成一个模糊的视觉。但是,一般人也能看清一定距离的近处物体,这是因为在看近处物体时,眼的折光系统进行了相应的调节,使进入眼内的光线经过更大程度的折射,最终也能聚焦于视网膜上而形成清晰的物像。眼折光功能的调节主要依赖于晶状体曲率的改变,而瞳孔大小的调节和双眼球会聚反射对于视网膜上清晰物像的形成也起着重要的作用。

1. 晶状体的调节 晶状体(lens)呈双凸透镜形,富有弹性。其四周借悬韧带与睫状体相连,睫状体内有平滑肌,称为睫状肌,通过睫状肌的收缩与舒张可以改变晶状体的曲率和折光率。当看远处物体时,睫状肌松弛,悬韧带便拉紧,使晶状体呈相对扁平状态。而当看近处物体时,视网膜上模糊物像的信息传到皮层视觉中枢,经动眼神经中的副交感纤维,反射性地引起睫状肌收缩,使悬韧带松弛,晶状体便因其自身的弹性而向前、向后变凸,尤以向前变凸明显,曲率半径增加,折光能力增强,从而使物像前移而成像于视网膜上(图 9-3)。物体距离眼睛越近,发出的光线辐散程度就越大,晶状体也就需要作更大程度的调节,这时睫状肌就需要作更大程度的收缩。所以,如果长时间地盯着近处物体看,眼睛会感觉到疲劳甚至疼痛。

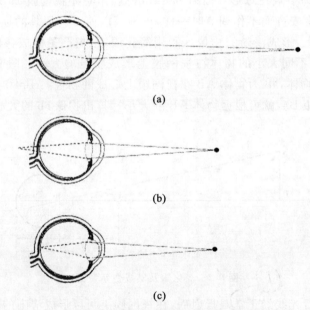

图 9-3 眼看物体时晶状体的调节

(a)眼看远处物体时,晶状体不作任何调节即可使光线聚焦在视网膜上;
(b)眼看近处物体时,晶状体不作调节,辐散光线聚焦在视网膜之后;
(c)眼看近处物体时,经过晶状体调节,辐散光线聚焦在视网膜上

晶状体的调节能力是有限的,其大小取决于晶状体的弹性,弹性越好,调节能力就越强,所能看清物体的最近距离就越近。晶状体的最大调节能力可以用近点(near point)来表示。近点是指眼作最大程度的调节时所能看清最近处物体的距离。近点主要取决于晶

状体的弹性,晶状体的弹性越好,近点就越近。随着年龄的增长,晶状体的弹性逐渐减退,近点远移,晶状体的调节能力就随之减退。例如,8 岁左右的儿童近点平均约为 8.6 cm,20 岁的青年人近点平均约为 10.4 cm,而老年人晶状体的弹性显著减退,近点可达 83.3 cm。老年人看近处物体时因眼的调节能力不够而视物不清,称为老视(presbyopia)。老视眼看远处物体时与正常眼无异,但看近处物体时调节能力减弱,须戴适度的凸透镜以增加入眼光线的折射程度才能看清。

2. 瞳孔的调节 瞳孔(pupil)为晶状体前表面虹膜中间的圆孔,瞳孔的直径可通过瞳孔散大肌和括约肌的收缩舒张来调节,瞳孔直径的调节范围为 1.5～8.0 mm,瞳孔直径的变化可调节进入眼内的光线量。瞳孔的调节包括两个反射:一个是瞳孔近反射(near reflex of the pupil)也称为瞳孔调节反射(pupillary accommodation reflex),即眼视近处物体时,瞳孔括约肌反射性收缩,瞳孔缩小,以减少进入眼内的光线量,从而减小球面像差和色像差,使视网膜成像更加清晰;另一个是瞳孔对光反射(pupillary light reflex),即光线较强时瞳孔反射性缩小,光线减弱时瞳孔则反射性扩大。瞳孔对光反射的意义是调节进入眼内的光线量,使光线强时视网膜不至于受到损害,光线减弱时也能形成较清晰的视觉。瞳孔对光反射的效应是双侧性的,即强光照射一侧眼时,两眼瞳孔同时缩小,称为互感性对光反射。瞳孔对光反射的中枢在中脑,临床上常通过检查瞳孔对光反射来判断中枢神经系统病变的部位、病情危重的程度以及麻醉的深度等。

3. 双眼球会聚 双眼球会聚也称为辐辏反射(convergence reflex)。当远处物体逐渐向眼球移近时,双眼球内直肌反射性收缩,使两眼视轴向鼻侧会聚。其意义是使眼视近物时物像形成于两眼视网膜对称的位置上,以产生清晰的单一视觉。

(三)眼的折光异常

正常人眼看近处物体时,只要距离不小于近点,通过眼的调节,便能成像于视网膜上而产生清晰的视觉,称为正视眼(图 9-4(a))。如果眼的折光能力异常或眼球形态异常,使外来光线不能在视网膜上聚焦成像,导致视物模糊不清或变形,统称为非正视眼,也称为屈光不正,包括近视、远视和散光三种情况。

1. 近视 近视(myopia)是由于眼球前后径过长(轴性近视)或折光系统的折光能力过强(屈光性近视),使物体发出的平行光线聚焦于视网膜之前,而在视网膜上只能形成模糊的物像(图 9-4(b))。近视眼看近处物体时,由于近处物体发出的光线是辐散的,故不需调节或只需作较小程度的调节,就能使光线聚焦于视网膜上(图 9-4(c))。近视眼的近点比正视眼近。近视大多数是由于不良的用眼习惯引起的,近视可通过戴适度的凹透镜进行矫正(图 9-4(d))。

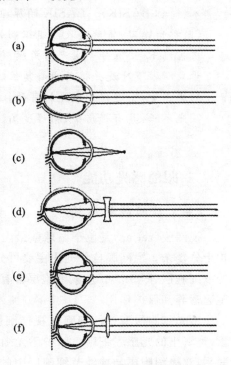

图 9-4 近视、远视及其矫正

2. 远视　远视（hyperopia）是由于眼球前后径过短（轴性远视）或折光系统的折光能力太弱（屈光性远视），使物体发出的平行光线聚焦于视网膜之后，而在视网膜上只能形成模糊的物像（图9-4（e））。远视的特点是看远处物体时就需要进行调节才能使物像形成于视网膜上，看近处物体时则需作更大程度的调节才能看清物体。远视眼不论是看远物还是看近物都需要进行调节，故易发生调节疲劳，如长时间看书时可因调节疲劳而发生头痛。远视眼的近点比正视眼远。远视可以通过戴适度的凸透镜进行矫正（图9-4（f））。

3. 散光　正视眼折光系统的各个折光面都呈正球面，球面上各个方向的曲率半径都相等，物体发出的平行光线都能聚焦于视网膜而成像。散光（astigmatism）大多是由于角膜表面不呈正球面，表面不同方位的曲率半径不等，使平行光线不能聚焦于视网膜，造成视物不清或物像变形。除角膜外，晶状体表面曲率异常也可引起散光。散光可通过戴相应的柱面镜进行矫正。

知识链接

准分子激光手术治疗屈光不正

准分子激光是将氟氩气体混合后经激发而产生的一种紫外光，属于冷激光，无热效应，其波长为193 nm，不会穿入眼内，能以照射方式精确气化角膜预期除去的部分而不损伤周围组织。准分子激光手术全称为"准分子激光屈光性角膜手术"，是由计算机来控制准分子激光对角膜进行精确的切削，改变角膜的形态和曲率半径，从而达到治疗屈光不正的目的。目前准分子激光手术的主流术式是准分子激光原位角膜磨镶术（简称LASIK）。LASIK的原理是用一种特殊的极其精密的微型角膜板层切割系统（简称角膜刀）将角膜表层组织制作成一个带蒂的圆形角膜瓣，翻转角膜瓣后，在计算机控制下，用准分子激光对角膜瓣下的角膜基质层拟除去的部分予以精确气化，然后于角膜瓣下冲洗并将角膜瓣复位，以此改变角膜前表面的形态，调整角膜的屈光度，达到矫正近视、远视或散光的目的。准分子激光手术通过切削角膜中央区的组织来矫正屈光不正，具有损伤小、精确度高、并发症少和适应证广等优点。

二、眼的感光功能

（一）视网膜的结构

视网膜（retina）是位于眼球壁最内层的一层透明的神经组织膜，厚0.1～0.5 mm，而结构十分复杂。视网膜自外向内主要可分为四层：色素细胞层、感光细胞层、双极细胞层和神经节细胞层（图9-5）。色素细胞层含有黑色素颗粒和维生素A，不属于神经组织，对感光细胞起营养和保护作用。

感光细胞层有视杆细胞和视锥细胞两种特殊分化的感光细胞，都含有特殊的感光色素，是真正的光感受细胞。两种感光细胞都通过终足与双极细胞层中的双极细胞发生突触联系，双极细胞再与神经节细胞层中的节细胞联系，节细胞的轴突构成视神经。视神经穿出视网膜的部位形成视乳头，该处无感光细胞，故无视觉感受能力，形成视野中的生理盲点

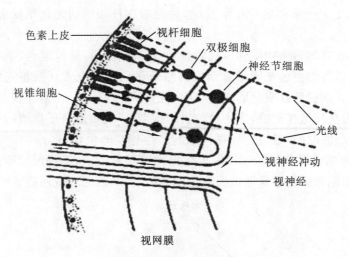

色素上皮 —— 视杆细胞
视锥细胞 双极细胞
神经节细胞
光线
视神经冲动
视神经
视网膜

图 9-5 视网膜的结构示意图

(blind spot)。由于正常人都是双眼视物，一侧视野中的盲点可被另一侧视觉所弥补，所以人们并不感觉到视野中盲点的存在。视网膜中除了这种纵向的细胞联系外，还存在着横向的细胞联系，如在感光细胞层和双极细胞层之间存在水平细胞，在双极细胞层和神经节细胞层之间存在无长突细胞。这些细胞的突起在两层细胞间横向联系，在水平方向传递信号，有些无长突细胞还可直接向神经节细胞传递信号。

（二）视网膜的两种感光换能系统

人眼视网膜中存在两种感光换能系统。一种是视杆系统，也称为暗视觉系统，由视杆细胞和与之相联系的双极细胞及神经节细胞等组成。视杆细胞（rod cell）外段呈杆状，主要分布于视网膜的周边，越是靠近视网膜周边部分，视杆细胞分布越多，越是靠近视网膜的中央，则分布越少，在黄斑中心的中央凹处则无视杆细胞。视杆细胞与双极细胞以及神经节细胞的联系普遍存在着会聚现象，即多个视杆细胞与同一个双极细胞联系，而多个双极细胞又与同一个神经节细胞联系，这样的联系方式使得视杆系统不可能有高的分辨能力，但这样的聚合方式却可使光线刺激得以总和。视杆系统对光的敏感性高，能感受弱光刺激，但对物体细微结构的分辨能力差，只能看清物体的轮廓，不能分辨颜色，专司暗视觉。视网膜上另一种感光换能系统是视锥系统，也称为明视觉系统，由视锥细胞和与之相联系的双极细胞及神经节细胞等组成。视锥细胞（cone cell）外段呈锥形，主要分布于视网膜中央部，越是靠近视网膜中央部，视锥细胞分布越多，越是靠近视网膜周边部，则分布越少。视锥细胞与双极细胞和神经节细胞间的会聚联系比视杆系统少得多，在中央凹处视锥细胞与双极细胞和神经节细胞之间甚至存在着单线式联系，这使得视锥系统具有很高的分辨能力。视锥系统对光的敏感性差，只能感受强光刺激，但能分辨颜色，且有高的分辨能力，能看清物体的细微结构，专司明视觉。有些只在白昼活动的动物如鸡、鸽等视网膜中只有视锥细胞而无视杆细胞，故只有明视觉，而另一些只在夜间活动的动物如猫头鹰等视网膜中只有视杆细胞而无视锥细胞，故只有暗视觉。

（三）视网膜的光化学反应

感光细胞是如何感光换能的，其机制至今尚未完全弄清楚。但可以肯定的是，光照时感光细胞内部发生了一系列的光化学反应,目前对视杆细胞的光化学反应研究得较多,在这里略作介绍。

视杆细胞中含有的感光物质称为视紫红质(rhodopsin),呈鲜红色,是一个由视蛋白分子和一个称为视黄醛的生色基团结合而成的结合蛋白质。视紫红质在光照时迅速分解为视蛋白和视黄醛。在视紫红质分解的过程中,视黄醛由原来的11-顺型视黄醛(即一种较弯曲的构型)转变为全反型视黄醛(即一种较直的构型)。视黄醛分子构型的这种改变又可导致视蛋白分子构型的改变,最终诱导视杆细胞产生感受器电位(图9-6)。与一般感受器电位不同的是,这种感受器电位是一种超极化型的感受器电位,经双极细胞传到神经节细胞时,可使神经节细胞去极化达阈电位而产生动作电位,从而完成视网膜的感光换能作用。

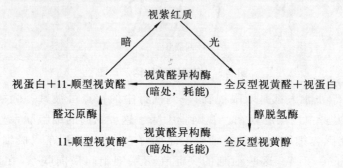

图9-6　视紫红质的光化学反应

视紫红质的光化学反应是可逆的。光照时分解,在暗处又重新合成,其反应的平衡点取决于光照的强度。在亮处,分解过程相对较快;在暗处,合成过程相对较快。在视紫红质的合成过程中,首先是全反型视黄醛转变成11-顺型视黄醛,再与视蛋白结合而形成视紫红质。11-顺型视黄醛也可由体内的维生素A转变而成。在视紫红质的合成与分解过程中,会有一部分视黄醛被消耗掉,这就要由维生素A来补充。因此,若长期维生素A摄取不足,会影响人在暗处的视力,导致夜盲症(nyctalopia)的发生。

三、与视觉有关的几种生理现象

(一)视力

视力又称为视敏度(visual acuity),是指眼对物体细微结构的辨别能力,通常以视角即眼能分辨物体上两点之间的最小距离的大小作为衡量指标。受试者能分辨的视角越小,其视力就越好。视力主要与视锥细胞的功能有关。中央凹处视力最好,这是由于中央凹处视锥细胞分布最为密集,与双极细胞和神经节细胞大多为单线联系,因而分辨力高。而视网膜周边部,视锥细胞数量少,与双极细胞和神经节细胞的联系大多为聚合式,因此视网膜周边部分辨力低,视力差。

(二)暗适应与明适应

当人长时间处于明亮环境中而突然进入暗处,最初看不清任何物体,需经过一定时间后,才能逐渐恢复暗处的视力,这种现象称为暗适应(dark adaptation)。相反,当人长时间处于暗处而突然进入明亮处时,最初只感到一片耀眼的光亮,也不能看清物体,需经短暂时间后才能恢复明亮处的视觉,这种现象称为明适应(light adaptation)。

　　暗适应是人眼在暗处对光的敏感性逐渐提高的过程。暗适应过程相对较慢，一般需要 30 min 才能完成。暗适应现象产生的机制是由于视杆细胞中的视紫红质在明亮处已大部分分解，储备少不足以承担暗处感光的功能，所以刚进入暗处时视杆细胞也不能感受弱光刺激，随后由于在暗处视紫红质合成加快，储备增多，视杆细胞对光的敏感性增加并逐渐承担起暗视觉的功能。

　　明适应过程较快，只需约 1 min 即可完成。明适应是由于在暗处蓄积起来的视紫红质遇到强光时迅速大量分解，因而产生耀眼的光感，随后视紫红质急剧减少，视锥细胞逐渐承担起明视觉功能。

（三）色觉

　　色觉（color vision）是由于不同波长的光波作用于视网膜后在人脑中形成的不同的主观感觉，是一种复杂的物理和心理现象。正常人眼可区分波长在 370~740 nm 的约 150 种颜色，每种颜色都与一定波长的光线相对应。因此，在可见光谱范围内，波长只要有 3~5 nm 的增减，就可被视觉系统分辨为不同的颜色。

　　有关色觉形成的机制，以三原色学说最受认可。三原色学说认为，人视网膜中含有三种不同的视锥细胞，分别含有对红、绿、蓝三种颜色敏感的感光色素。当某一波长的光线作用于视网膜时，使三种不同的视锥细胞以一定的比例产生不同程度的兴奋，这样的信息传入到大脑后就产生某一种色觉。例如，红、绿、蓝三种视锥细胞以 4：1：0 的比例兴奋时，便产生红色视觉，以 2：8：1 的比例兴奋时，便产生绿色视觉，当三种视锥细胞以相同的比例兴奋时便产生白色视觉。当三种不同的感光细胞以任意不同的比例兴奋作适当的混合，就可形成任何颜色的视觉。如果视网膜缺乏相应的视锥细胞，就不能辨别某些颜色，称为色盲（color blindness）。色盲绝大多数是由于遗传因素引起的，少数是由于视网膜的病变引起的。最常见的色盲是红色盲和绿色盲，即不能分辨红色和绿色。如果对所有的颜色都不能辨别，就称为全色盲，全色盲极为少见。有些人视网膜并不缺乏某种视锥细胞，但由于健康因素或营养不良，视锥细胞的反应能力较弱，导致对颜色的辨别能力降低，称为色弱。色弱通常由后天因素引起。

（四）视野

　　单眼固定注视正前方一点时所能看到的空间范围称为该眼的视野（visual field）。在同一光照条件下，不同颜色的视野大小不同，其中白色视野最大，蓝色和红色次之，绿色视野最小。视野大小可能与各类感光细胞在视网膜的分布有关。另外，由于面部结构（鼻和额）对光线的阻断可影响视野的大小，使得颞侧的视野比鼻侧大，下方的视野比上方大。临床上检查视野可帮助诊断某些视神经传导通路和视网膜的疾病。

（五）双眼视觉和立体视觉

　　两眼同时观看物体时形成的视觉称为双眼视觉（binocular vision）。双眼视物时，两眼视网膜上各形成一个完整的物像，由于眼外肌的精细协调运动，可使物体同一部分来的光线成像于两眼视网膜相对称的位置上，并可在主观上产生单一物体的视觉，称为单视。如果眼外肌瘫痪、眼内肿瘤等异物压迫或用手指轻压一侧眼球使该眼球发生位移，都可使物像落在两眼视网膜的非对称点上，因而在主观上就产生有一定程度重叠的两个物体的视觉,这称为复视(diplopia)。

双眼视觉可以弥补单眼视野中的盲区,扩大视野并产生立体视觉。双眼视物时,由于双眼视野大部分重叠,但左眼看到物体左侧面多些,右眼看到物体右侧面多些,这样左眼看到的物体形象与右眼看到的物体形象就略有差异,这样的信息经视觉中枢整合后,就产生了有关物体的厚度、深度及距离等主观感觉,这就是立体视觉(stereoscopic vision)。立体视觉主要是由两眼视觉差异产生的。但单眼视物时也能产生一定的立体感,这主要是由于生活经验,如物体的阴影变化,近物的感觉比较鲜明而远物的感觉比较模糊等。另外,头部的运动引起被视物体的相对运动也可产生一定的立体感觉。

第三节 听觉器官

人的听觉器官是耳,耳由外耳、中耳和内耳三个部分组成(图 9-7)。其中内耳结构极为复杂,又称为迷路(labyrinth),由耳蜗和前庭器官两部分组成。耳蜗的功能是感受声波刺激,前庭器官则是人体的平衡感觉器官(见第四节)。耳蜗的适宜刺激是频率为 20~20000 Hz 的空气振动疏密波,即声波。声波经过外耳和中耳传到内耳,引起内耳淋巴的振动,再经过耳蜗的感音换能作用,将声波的机械能转变为听神经纤维上的动作电位,听神经动作电位传到大脑皮层听觉中枢后最终形成听觉(hearing)。因此,听觉是由耳、听神经和大脑皮层听觉中枢三者的共同活动而完成的。

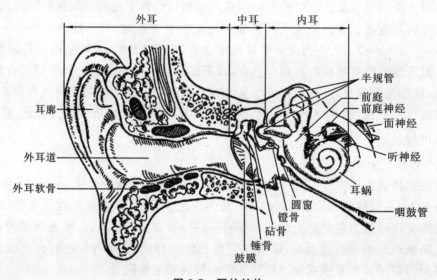

图 9-7 耳的结构

一、外耳和中耳的传音功能

(一)外耳的传音功能

外耳由耳廓和外耳道组成。耳廓具有收集声波的作用,许多动物的耳廓还能运动,帮助辨别声源的方向。人耳耳廓的运动功能已经退化,但可通过头部的转动以及不同方向声源的声波传到两耳的时间和强度差异来判断声源的方向。外耳道是声波传导的通道,其外端始于耳廓,内端终止于鼓膜,声波由外耳道传导至鼓膜时其强度可增加约 10 倍。

(二)中耳的传音功能

中耳由鼓膜、鼓室、听骨链和咽鼓管等结构组成。中耳的主要功能是将声波振动的能量高效地传入内耳,其中鼓膜和听骨链在声波传递过程中起着重要的作用。

鼓膜为一椭圆形稍向鼓室凹陷的薄膜,形如浅漏斗状,其顶点在鼓室内与锤骨柄相连,鼓膜面积为 $50\sim90$ mm²,厚约 0.1 mm。鼓膜具有较好的频率响应和较小的失真度,能与声波同步振动,将声波振动如实地传递给听骨链。

听骨链由三块听小骨即锤骨、砧骨和镫骨依次连接而成。锤骨柄附着于鼓膜,镫骨脚板与卵圆窗膜相连,砧骨居中作为支点,将锤骨和镫骨连接起来,形成一个以锤骨柄为长臂、砧骨长突为短臂的固定角度的杠杆。听骨链的作用是将声波由中耳传递至内耳耳蜗(图 9-8)。在听骨链传递声波的过程中,可使声波振幅稍减小而声压增大,即具有增压减幅的效应。听骨链传音过程中产生增压效应的原因:一是因为鼓膜的实际振动面积约为 55 mm²,而内耳卵圆窗膜的面积只有 3.2 mm²,二者之比为 17.2:1,这样可使作用于卵圆窗膜上的声压增加到鼓膜上声压的 17.2 倍;二是因为听骨链杠杆长臂与短臂长度之比为1.3:1,通过杠杆的作用使在短臂一侧的压力将增加到原来的 1.3 倍。通过以上两方面的作用,在整个中耳传音过程中总的增压效应可达 22 倍(17.2×1.3),而卵圆窗膜的振动幅度减小到声波振动幅度的 1/22。听骨链的增压减幅效应既可提高传音的效率,又可避免对卵圆窗膜和内耳造成损害。

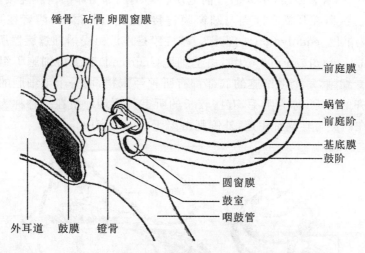

图 9-8 听骨链与耳蜗的结构和功能联系

咽鼓管是连通鼓室和鼻咽部的通道,具有平衡鼓室内压和外界大气压的作用,对维持鼓膜的正常形态、位置和振动性能具有重要意义。咽鼓管鼻咽部的开口常处于闭合状态,在咀嚼、吞咽、打哈欠或打喷嚏时,可使咽鼓管开放,有利于调节鼓室内、外压力的平衡。咽鼓管若因炎症而阻塞,鼓室内压将由于空气被吸收而降低,导致鼓膜内陷而引起耳痛、耳鸣等症状,影响听力。人在乘坐飞机时,随着飞机的升降,大气压与鼓室内压不等,可导致鼓膜向外或向内鼓起而引起耳痛、耳鸣。

（三）声波传入内耳的途径

声波可通过气传导和骨传导两种途径传递至内耳。正常情况下以气传导为主。

1. 气传导 声波经外耳、鼓膜、听骨链和卵圆窗膜传入内耳,这一传导途径称为气传导(air conduction),气传导是声波传入内耳的主要途径。此外,鼓膜振动也可通过引起鼓室内空气的振动,再经过圆窗膜传入内耳。这一途径在正常情况下并不重要,但当鼓膜穿孔、听骨链损伤或运动障碍时,可以起到一定的代偿作用。

2. 骨传导 声波直接引起颅骨的振动,进而引起耳蜗内淋巴的振动,这一途径称为骨传导(bone conduction)。骨传导敏感性低,在正常听觉形成中几乎不起作用。当鼓膜或听骨链损伤引起气传导明显受损时,骨传导却不受影响,甚至相对加强。

当外耳道或中耳发生病变时,气传导明显受损,而骨传导却不受影响,甚至相对增强,此即为传音性耳聋,此时气传导作用减弱而骨传导作用相对增强;而当耳蜗发生病变导致听力障碍,气传导和骨传导将同样受损,此即为感音性耳聋。在临床工作中,常用音叉检查气传导和骨传导的受损情况,以判断听觉障碍产生的原因和部位。

二、耳蜗的感音功能

（一）耳蜗的结构

耳蜗(cochlea)是一条围绕一骨质蜗轴旋转 2.5～2.75 周而成的骨质管腔。在耳蜗的横断面上可见两个分界膜:斜行的前庭膜、横行的基底膜。耳蜗被这两个膜分隔成三个腔,分别称为前庭阶、蜗管和鼓阶(图 9-9)。前庭阶在耳蜗底部与卵圆窗膜连接,其内充满外淋巴(perilymph)。鼓阶在耳蜗底部则与圆窗膜连接,也充满外淋巴,两者在耳蜗顶部相通。蜗管是一充满内淋巴(endolymph)的盲管。基底膜是声波感受器即螺旋器所在的部位。螺旋器又称为柯蒂氏器(organ of Corti),由毛细胞(hair cell)和支持细胞等组成。毛细胞是真正的声波感受细胞,每个毛细胞的底部都有听神经末梢,而每个毛细胞的顶部表面则有上百条排列整齐的纤毛,称为听毛,有些较长的听毛其顶端埋植在一种称为盖膜的胶冻状物质中。盖膜在内侧与耳蜗轴相连,外侧则游离于内淋巴当中。

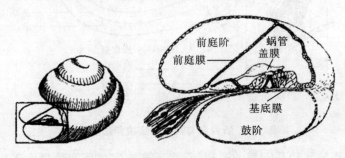

图 9-9 耳蜗的横断面结构示意图

（二）耳蜗的感音换能作用

耳蜗的功能是感音换能,即将由中耳传递来的声波振动转变成听神经上的动作电位。在耳蜗的感音换能过程中,基底膜的振动起着关键作用。

当声波振动通过听骨链传到卵圆窗膜时,如果振动使卵圆窗膜内陷,前庭阶中的外淋巴压力就升高,前庭膜就下移,使蜗管内淋巴压力升高,进而使基底膜也下移,导致鼓阶外淋巴压力升高压迫圆窗膜使之向外凸起。如果声波振动使卵圆窗膜向鼓室凸起,则整个耳蜗内的淋巴和膜性结构等就都作相反方向的运动。如此反复就形成了基底膜的振动。基底膜振动时,盖膜与基底膜之间的相对位置发生改变,使毛细胞顶部的听毛发生弯曲或偏转,导致毛细胞膜上的机械门控离子通道开放或关闭,从而引起毛细胞膜电位的变化,并经过一系列过渡性的电位变化,最终引起听神经上的动作电位,从而完成耳蜗的感音换能作用(图 9-10)。

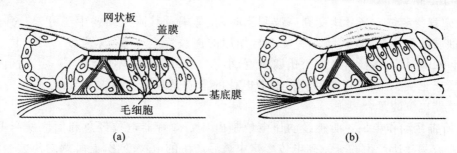

图 9-10　基底膜和盖膜振动时毛细胞顶部纤毛的受力情况

(a) 静止时的情况；(b) 基底膜在振动中上移时,听毛因与盖膜发生切向运动而向蜗管外侧弯曲

近年来的研究发现,在毛细胞的顶部存在机械门控离子通道(详见第二章),这种通道对机械力的作用十分敏感。当内耳淋巴振动引起毛细胞上的听毛向不同方向弯曲或偏转时,便可引起该通道的开放或关闭,进而引起跨膜的内向电流或外向电流,导致细胞膜的去极化或超极化,从而形成感受器电位。这也是耳蜗感音换能功能的基础。

研究表明,基底膜的振动是以行波(travelling wave)的方式进行的。当声波传入内耳时,最先引起基底膜底部即靠近前庭窗处的基底膜的振动,然后振动以行波的方式向基底膜的顶部传播。声波振动的频率不同,基底膜振动传播的距离和最大振幅出现的部位也不同。声波振动的频率越低,行波传播的距离就越远,最大振幅出现的部位就越靠近基底膜的顶部；声波振动的频率越高,行波传播的距离就越近,最大振幅出现的部位就越靠近基底膜的底部(图 9-11)。因此,每一个频率的声波振动在基底膜上都有一个特定的行波传播距离和最大振幅点,导致基底膜上该区域的毛细胞受到最大程度的刺激。这样,来自基底膜不同区域的听神经纤维的冲动传到中枢的不同部位,就会引起不同音调的听觉,这可能就是人耳区分不同音调声音的基础。临床资料和动物实验也都证明,耳蜗底部受损时主要影响高频听力,而耳蜗顶部受损时主要影响低频听力。

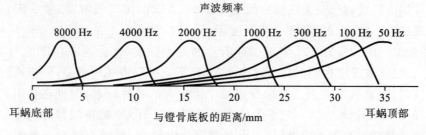

图 9-11　不同频率的纯音引起行波传播的距离和基底膜最大振幅的位置

（三）耳蜗与听神经的生物电现象

1. 耳蜗内电位　耳蜗内淋巴和外淋巴在离子成分上相差很大,这就造成了在静息状态下耳蜗不同部位之间存在着电位差。在耳蜗未受刺激时,如果以鼓阶外淋巴电位作为参考零电位,那么测得蜗管内淋巴的电位为 ＋80 mV 左右,称为耳蜗内电位(endocochlear potential),也称为内淋巴电位(endolymphatic potential)。此时耳蜗毛细胞的静息电位为 −80～−70 mV,由于毛细胞顶端浸浴在内淋巴之中,因此毛细胞顶端膜内、外的电位差可达 150～160 mV。

2. 微音器电位　当耳蜗受到声波刺激时,在耳蜗及其附近结构中还可记录到一种具有交流性质的电位变化,其频率和幅度与作用的声波完全一致,称为微音器电位(microphonic potential)。微音器电位潜伏期极短,小于 0.1 ms,没有不应期,在一定范围内,其幅度与声压成正变关系,可以总和。微音器电位的本质是耳蜗受声波刺激时,多个毛细胞产生的感受器电位的复合表现。

3. 听神经动作电位　听神经动作电位是由耳蜗微音器电位经总和而触发产生的,是耳蜗对声波刺激所产生的一系列电位变化中最后产生的电位变化,是耳蜗对声波刺激进行换能和编码的结果,其作用是向中枢传递声音信息。根据引导方法的不同,可分为听神经复合动作电位和单一听神经纤维动作电位。听神经复合动作电位是一侧听神经上所有纤维所产生的动作电位的总和,反映了整个听神经的兴奋状态,复合动作电位的幅度与发生兴奋的听神经纤维的数目及其放电的同步化程度有关,在一定范围内随声波刺激强度的增强而增大,但两者并不呈直线关系。

如果将引导电极刺入听神经纤维内,则可记录到单一听神经纤维的动作电位,它是一种具有"全"或"无"性的电位变化,安静时听神经纤维有自发放电,声音刺激时放电频率增加。随着声音刺激的增强,单一听神经纤维上放电频率增加,同时产生放电的听神经纤维的数量也在增加。不同的听神经纤维对不同频率声音的敏感性也不同,每一条听神经纤维都有自己特定的最为敏感的声波频率,称为该听神经的特征频率。若用某一频率的纯音刺激,当声音较弱时只能引起特征频率的神经纤维产生放电,随着刺激声音的增强,会引起越来越多的非特征频率的神经纤维产生放电。听神经纤维的特征频率与该纤维末梢在基底膜上的起源部位有关,特征频率高的听神经纤维起源于基底膜的底部,特征频率低的听神经纤维起源于基底膜的顶部。这也是人耳对不同频率声音刺激编码作用的基础之一。

三、听阈与听域

人耳耳蜗的适宜刺激是振动频率为 20～20000 Hz 的空气疏密波,频率低于 20 Hz 的称为次声波,超过 20000 Hz 的称为超声波,人耳都不能感受。在 20～20000 Hz 频率范围内,每一种频率的声波都有一个刚能引起听觉的最小强度,称为这一频率的听阈(hearing threshold)。当声波强度在听阈以上逐渐增加时,听觉感受也相应增强,但当声波强度增加到一定程度时,人耳就不能正常地感受声波中所包含的各种信息,而且还会引起鼓膜的疼痛,这个声波的强度就称为这一频率的最大可听阈。每个频率的声波都有其特定的听阈和最大可听阈。以声波频率为横坐标,以声波强度为纵坐标,将每一频率声波的听阈和最大可听阈分别连接起来绘制成听阈曲线和最大可听阈曲线,两条曲线所围成的面积就称为听域(图 9-12)。听域就是人耳所能听到的声波频率和强度的范围。图 9-12 中下方一条曲线为听阈曲线,上方一条曲线为最大可听阈曲线。从图中可以看出,人耳最为敏感的声波频率为 1000~3000 Hz,人类的语言频率也主要分布在 300~3000 Hz。

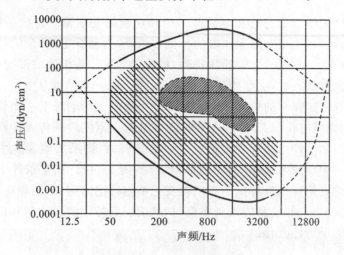

图 9-12 人耳的正常听域图
图中心的斜线区为通常的语言会话区,下方的斜线区为次要语言区

第四节 前 庭 器 官

人和动物保持一个正常的姿势是进行各种活动的必要条件。正常姿势的维持有赖于前庭器官、视觉器官和本体感受器的协同活动,其中前庭器官的作用最为重要。前庭器官(vestibular apparatus)位于内耳之中,包括三个半规管、椭圆囊和球囊(图 9-13),能感受机体自身运动状态的变化以及头部在空间位置的变化,在维持身体平衡中起着重要作用。

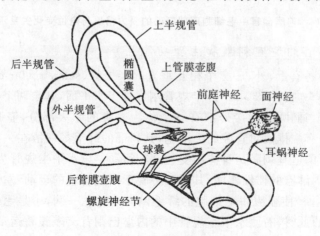

图 9-13 前庭器官的结构

一、前庭器官的感受装置和适宜刺激

(一) 前庭器官的感受细胞

前庭器官的感受细胞是一些具有类似结构和功能的毛细胞。这些毛细胞都有两种纤毛,其中一条最粗最长,位于毛细胞顶端的一侧边缘,称为动纤毛;其余的纤毛较短,数量较多,每个毛细胞有 60～100 条,呈阶梯状排列,称为静纤毛。毛细胞底部有感觉神经纤维末梢。当纤毛处于自然状态时,毛细胞膜内、外存在约-80 mV 的静息电位,此时与毛细胞相连的神经纤维上有一定频率的持续放电。如果外力使纤毛向动纤毛一侧偏转时,毛细胞膜发生去极化,当达到阈电位(约-60 mV)时,其纤维向中枢发放的传入冲动频率增加,表现为兴奋效应;相反,如果外力使纤毛向静纤毛一侧偏转时,则毛细胞膜发生超极化,其纤维向中枢发放的传入冲动频率降低,表现为抑制效应(图 9-14)。正常条件下,机体运动状态和头在空间位置的变化都能以特定的方式改变毛细胞纤毛的倒向,使相应传入纤维发放的冲动频率发生改变,当这些信息传入到中枢时,就能引起特定的运动觉和位置觉,并可引起身体和内脏功能的反射性变化。

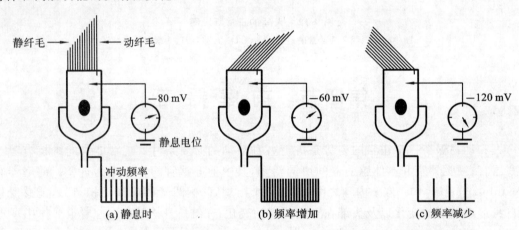

图 9-14 前庭器官中毛细胞顶部纤毛的受力情况与电位变化关系示意图

(二) 前庭器官的适宜刺激和生理功能

人体两侧内耳各有上、外、后三个相互垂直的半规管(semicircular canal),分别处于空间的三个平面。当头向前倾 30°时,外半规管刚好处于水平面,其余两个半规管则与水平面垂直。每个半规管与椭圆囊连接处都有一个称为壶腹的膨大部分,壶腹内有一隆起的结构,称壶腹嵴,其中有一排面对管腔的毛细胞,其顶部的纤毛都埋植在一种胶质性的圆顶形壶腹帽内。半规管的适宜刺激是身体的变速旋转运动。以水平半规管为例,当身体向左旋转时,由于半规管内淋巴的惯性作用,其启动将晚于半规管壁的运动,左侧水平半规管中的内淋巴将压向壶腹嵴,使壶腹嵴毛细胞的纤毛倒向动纤毛一侧,于是毛细胞向中枢发放的传入冲动频率增加;此时,右侧水平半规管中的内淋巴则背离壶腹嵴运动,使其毛细胞的纤毛倒向静纤毛一侧,于是毛细胞向中枢发放的传入冲动频率降低。当旋转突然停止时,由于内淋巴的惯性运动,壶腹嵴毛细胞纤毛的倒向和传入冲动频率发放情况与旋转开始时相反。左右两侧毛细胞不同频率的冲动传入到中枢时,就可产生身体变速旋转运动的感觉。

以同样的方式,其他两对半规管可分别感受各自所处平面方向的变速旋转运动。

椭圆囊(utricle)和球囊(saccule)的毛细胞位于囊斑之上,毛细胞的纤毛埋植于一种称为位砂膜的胶质板内。位砂膜内含有位砂,位砂主要由蛋白质和碳酸钙组成,相对密度大于内淋巴,具有较大的惯性。椭圆囊和球囊毛细胞的适宜刺激是直线变速运动。人体处于直立位时,椭圆囊囊斑呈水平位置,其位砂膜位于毛细胞纤毛的上方。球囊囊斑与椭圆囊囊斑垂直,其位砂膜位于纤毛的外侧。在这两种囊斑上,几乎所有毛细胞的排列方向都不完全相同,这样就有利于感受身体在囊斑平面上所作的各种方向的直线变速运动(图 9-15)。当人体在水平方向作直线变速运动时,由于位砂的惯性作用,使毛细胞与位砂膜的相对位置发生改变,在椭圆囊囊斑上总会引起一些毛细胞的纤毛向动纤毛一侧偏转,于是引起相应的毛细胞纤维发放传入冲动频率增加,由这些毛细胞的传入冲动传导到中枢后,就会引起特定方向的变速运动感觉,同时还可引起各种姿势反射,以维持身体平衡。球囊囊斑上的毛细胞则以类似的机制感受头部在空间位置的变化,同时也可反射性地引起肌张力的改变,以调整身体的姿势。

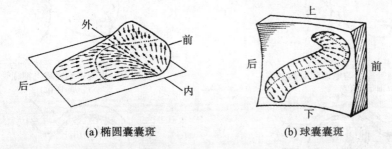

(a) 椭圆囊囊斑 **(b) 球囊囊斑**

图 9-15 椭圆囊囊斑和球囊囊斑的位置以及毛细胞顶部纤毛的排列方向

图中箭头所指方向是该处毛细胞顶部动纤毛所在位置,箭尾是同一毛细胞静纤毛所在位置。当机体作直线变速运动的方向与某一箭头方向一致时,该箭头处的毛细胞表面静纤毛向动纤毛侧偏转最明显,此毛细胞的神经纤维产生最大频率的传入冲动

二、前庭反应

来自前庭器官的传入冲动,除引起相应的运动觉和位置觉外,还可引起各种姿势调节反射、自主神经反应和眼震颤等前庭反应。如:当汽车突然开动或加速时,由于惯性身体会向后倾倒,但其传入信息可反射性地引起躯干部屈肌和下肢伸肌收缩,从而使身体向前倾以保持身体的平衡,而突然刹车或减速时则引起相反的情况;当人乘坐电梯突然上升时,可反射性地引起四肢伸肌抑制而使下肢屈曲,当电梯突然下降时则伸肌反射性地收缩引起下肢伸直。这些都是前庭器官的姿势反射,其意义在于维持一定的姿势和保持身体平衡。另外,如果前庭器官受到的刺激过强、刺激时间过长或者前庭器官功能过敏时,常会引起自主神经功能失调,导致心跳加速、血压降低、呼吸加快、恶心、呕吐、眩晕、出汗、皮肤苍白等现象,称为前庭自主神经反应(vestibular autonomic reaction)。前庭自主神经反应主要表现为迷走神经兴奋占优势的反应,严重时可导致晕车、晕船等。

眼震颤(nystagmus)是前庭器官受到刺激时引起的特殊眼球运动。眼震颤主要是由于半规管受到刺激所引起的,而且眼震颤的方向也因受刺激半规管的不同而不同。当水平半规管受到刺激时就引起水平方向的眼震颤,而上、后半规管受到刺激时就引起垂直方向的眼震颤。由于人在水平面方向的活动(如转身、回头等)较多,故经常发生水平方向的眼震颤。例如,当头部和身体向左旋转时,由于内淋巴的惯性作用,使左侧水平半规管壶腹嵴的毛细胞受到的刺激增强而右侧刚好相反,于是便反射性地引起相应眼外肌的收缩和另一侧眼外肌的舒张,导致双侧眼球先向右侧缓慢移动,这称为眼震颤的慢动相;当慢动相使眼球移动到两眼裂右侧端而不能再右移时,又突然快速返回到眼裂正中,这称为眼震颤的快动相。以后再进行新的慢动相和快动相,如此反复交替,这就是眼震颤。当旋转变为匀速转动时,旋转虽然仍在继续,但因这时两侧壶腹嵴受到的压力相等,双眼球不再震颤而居于眼裂正中。当旋转突然减速或停止时,又引起与旋转开始时方向相反的眼震颤(图 9-16)。临床上常根据眼震颤试验来判断前庭功能是否正常。

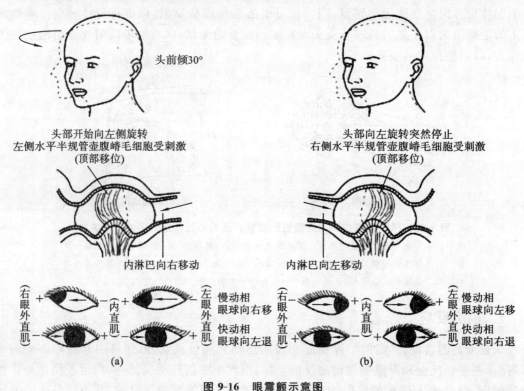

图 9-16　眼震颤示意图
(a) 头前倾 30°,旋转开始时的眼震颤方向;(b)旋转突然停止后的眼震颤方向

第五节　其他感觉器官

一、嗅觉器官

嗅觉感受器位于上鼻道及鼻中隔后上部的嗅上皮(olfactory epithelium),嗅上皮由嗅细胞、支持细胞和基底细胞等组成,两侧总面积约 5 cm^2。嗅细胞也称为主细胞,呈圆瓶状,

嗅细胞顶部有 6～8 条细而短的纤毛,细胞底端即中枢端是由无髓纤维组成的嗅丝,嗅丝穿过筛骨进入嗅球。嗅细胞的适宜刺激是空气中的化学物质,呼吸时这些化学物质进入嗅上皮黏液并扩散到嗅细胞的纤毛,随后与纤毛膜受体结合,使嗅细胞产生去极化型的感受器电位,并以电紧张方式扩布至嗅细胞的轴丘处,触发轴突膜产生动作电位,动作电位沿轴突传至嗅球,并最终传至大脑皮层嗅觉中枢,引起嗅觉(olfaction)。

人类嗅觉系统能够辨别的气味多达上万种,那么嗅觉系统是如何感受并区分这么多种的气味呢?目前认为,各种嗅觉感受至少是由 7 种基本气味组合而形成的,这 7 种基本气味是樟脑味、麝香味、花卉味、薄荷味、乙醚味、辛辣味和腐腥味。试验表明,每一嗅细胞只对一种或两种特殊的气味发生反应,而嗅球中不同部位的嗅细胞也只对某种特殊的气味发生反应。因此,与其他感觉器官一样,嗅觉器官对不同性质的气味刺激有相对特异的感受位点和投射线路,对非基本气味则是由于其在不同投射线路上引起不同数量冲动的组合,最终在中枢引起特有的主观嗅觉。

嗅觉感受器属快适应感受器,当某种气味物质突然出现时,可引起明显的嗅觉,这种气味物质如果持续存在,感觉很快减弱,甚至消失,但此时对新出现的其他气味物质仍能形成嗅觉。不同动物的嗅觉敏感程度相差很大,同一动物对不同气味物质的敏感性也不同,如狗对醋酸的敏感度就要比人高 1000 万倍。另外,内在因素和外在因素(如温度、湿度和大气压等)对嗅觉影响也很明显,如感冒时,因鼻黏膜肿胀可导致嗅细胞敏感性大大降低。

二、味觉器官

味觉感受器是味蕾(taste bud),主要分布于舌的背部表面和舌缘,口腔和咽部黏膜表面也有散在的味蕾存在。每个味蕾都由 50～100 个味细胞、支持细胞和基底细胞组成。味细胞的顶端有纤毛,称为味毛,是味觉感受的关键部位。

人类味觉系统能区分多种多样的味道,但众多的味道都是由酸、甜、苦、咸四种基本味道组合而成。舌表面不同部位对不同味觉刺激的敏感性不同。一般舌尖对甜味较敏感,两侧对酸味较敏感,舌两侧前部对咸味较敏感,软腭和舌根则对苦味较敏感。

味觉的敏感性往往受刺激物本身温度的影响,在 20～30 ℃时,味觉敏感性最高。味觉的敏感性和对某些食物的偏爱,也受血液中化学成分的影响,如肾上腺皮质功能低下的患者血液中低钠,这种患者就喜食咸味食物。味觉强度与物质的浓度有关,浓度越高,产生的味觉越强。此外,随着年龄的增长味蕾逐渐萎缩,味觉敏感性随之降低。

小 结

感受器是专门感受体内、外环境变化的结构或装置,感受器具有适宜刺激、换能作用、编码作用和适应现象等一般生理特性。体内一些在结构和功能上高度分化的感受细胞连同它们的附属结构就构成了复杂的感觉器官。人体的感觉器官主要包括视觉器官、听觉器官、前庭器官、嗅觉器官和味觉器官等。

视觉器官即眼由折光系统和感光系统两部分构成。折光系统的功能是将外界物体发出或反射的可见光经过折射后,在视网膜上形成清晰的物像,称为折光功能;感光系统的功能是感受物像的刺激,并将其转变成视神经上的神经冲动,称为感光功能。

视神经冲动传入到视觉中枢后经中枢分析综合便形成视觉。当物体的距离、大小或光线的强弱等发生变化时,折光系统的功能会发生相应的调节,包括晶状体的调节、瞳孔的调节和双眼球会聚反射。如果眼的折光能力异常或眼球形态异常,使外来光线不能聚焦于视网膜,导致视物不清或变形,称为屈光不正,包括近视、远视和散光。感光系统包括视锥系统和视杆系统,前者对光线的敏感性差,主要是在光线较强时发挥感光作用,为昼光觉或明视觉系统;后者对光线的敏感性高,主要是在光线弱时发挥感光作用,为夜视觉或暗视觉系统。当感光细胞感受光线刺激时首先引发复杂的光化学反应,然后诱发感受器电位,感受器电位再扩布到视神经,引起视神经上的神经冲动,从而完成感光换能作用。

听觉器官由外耳、中耳和内耳三部分构成。外耳、中耳的功能是将物体振动发出的声波传入内耳,声波传入内耳的途径包括气传导和骨传导两种。耳蜗的功能是感受声波的振动,并将其换能转化为听神经的神经冲动。当声波传入到耳蜗时,引起内耳淋巴和基底膜的振动,基底膜上毛细胞的听毛受到切向力而发生弯曲,引起毛细胞生物电的变化,并最终引发听神经上的动作电位,从而完成耳蜗的感音换能作用。

前庭器官由内耳中的三个半规管、椭圆囊和球囊组成,是人体对自身的姿势和运动状态以及头部在空间位置变化的感受装置,在维持身体的平衡中起主要的作用。其中半规管感受变速旋转运动,椭圆囊和球囊则感受直线变速运动和头部在空间位置的变化。来自前庭器官的传入冲动,除引起相应的运动觉和位置觉外,还可引起各种前庭反应如姿势调节反射、自主神经反应和眼震颤等。

能力检测

一、名词解释

感受器、感觉器官、适宜刺激、换能作用、感受器电位、编码作用、适应现象、近视、远视、暗适应、气传导、微音器电位、前庭反应。

二、简答题

1. 感觉是如何形成的?

2. 眼看近处物体时是如何调节的?

3. 随着年龄的增长,眼为什么会发生老视?

4. 试述听觉的产生过程。

5. 前庭器官是如何感受身体位置和运动变化的?

(周裔春)

第十章
神经系统的功能

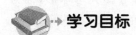 **学习目标**

掌握：神经纤维传导兴奋的特征，突触传递的过程和突触后电位，乙酰胆碱和去甲肾上腺素递质及其受体，中枢兴奋传递的特征，中枢抑制，感觉投射系统的特点和功能，运动单位和骨骼肌牵张反射，自主神经系统的功能及功能特征。

熟悉：神经元和神经纤维的基本功能，中枢神经元的联系方式，丘脑的核团，内脏痛及牵涉痛，脊休克及去大脑僵直，睡眠的时相、特点及其意义，条件反射的建立和两种信号系统。

了解：神经元的结构和神经纤维的分类，神经纤维的轴浆运输和神经的营养性作用，中枢神经递质的种类及其主要作用，大脑皮层感觉区及运动区的功能特征，小脑和基底神经节的功能，各级中枢对内脏活动的调节，脑电活动和大脑皮层的语言功能。

神经系统在人体生理功能调节中起主导作用，它不仅可以直接或间接调节体内各器官、组织的活动，使之相互联系、相互依存、相互协调成为统一的整体，而且可以通过对各种生理过程的调节，使机体更好地适应内、外界环境的变化，维持生命活动的正常进行。此外，人类的神经系统还具有思维、语言、学习和记忆等高级功能，从而使人类不仅能被动地适应环境，而且能主动地认识和改造周围环境。

第一节 神经系统活动的基本原理

一、神经元和神经胶质细胞

神经系统主要由神经元和神经胶质细胞组成。机体通过这两种细胞，特别是神经元之间复杂的结构和功能联系，来实现神经系统的调节功能。

（一）神经元

1. 神经元的一般结构和功能 神经元（neuron）即神经细胞，是构成神经系统的结构

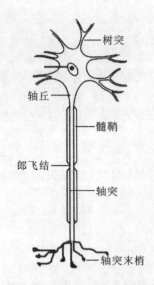

图 10-1 运动神经元结构与
功能示意图

和功能的基本单位。神经元的主要功能是接受和传递信息。此外,有些神经元还能分泌激素,将神经信号转变为化学信号。人类中枢神经系统内约有 10^{11} 个神经元,其形状和大小不一。神经元由胞体和突起两部分组成(图 10-1)。胞体具有接受、整合信息的功能;突起由胞体发出,可分为树突和轴突。一个神经元可有一个或多个树突,其功能主要是接受刺激,将产生的局部兴奋传向胞体。神经元一般只有一个轴突,其功能主要是将胞体产生的神经冲动传向外周。轴突的起始部分称为始段,也称为轴丘,神经元的动作电位一般是先在轴丘产生,而后沿轴突传导。轴突细而长,可发出侧支,其末端分成许多分支,每个分支末梢部分膨大呈球形,称为突触小体。轴突和感觉神经元的长树突二者统称为轴索,轴索外面包有髓鞘或神经膜,构成神经纤维(nerver fiber)。神经纤维末端称为神经末梢(nerve terminal)。

2. 神经纤维 神经纤维的主要功能是传导兴奋。在神经纤维上传导的兴奋或动作电位称为神经冲动(nerve impulse),简称冲动。

(1) 神经纤维传导兴奋的特征:神经纤维传导兴奋具有以下特征。①生理完整性:神经纤维只有在结构和功能都完整时才能传导兴奋。如果神经纤维受损或被切断,或局部应用麻醉剂,兴奋的传导都会发生障碍。②绝缘性:一根神经干中含有许多条神经纤维,由于神经纤维间没有细胞质的沟通,加上每条神经纤维又被一层薄而疏松的结缔组织包裹,因此神经纤维传导兴奋时基本上不会相互干扰。③双向性:人为刺激神经纤维上任何一点,只要刺激强度足够大,引起的兴奋可同时向神经纤维的两端传导。④相对不疲劳性:连续电刺激神经纤维数小时至十几小时,神经纤维始终能保持传导兴奋的能力,表现为不易发生疲劳。

(2) 神经纤维传导兴奋的速度:与神经纤维的直径、有无髓鞘以及温度等密切相关。一般来说,神经纤维直径越粗,其传导速度越快;有髓鞘的神经纤维比无髓鞘的神经纤维传导速度快;温度在一定范围内升高也可加快传导速度,当温度降至 0 ℃以下时,传导就会发生阻滞,局部可暂时失去感觉,这就是临床上局部低温麻醉的基础。当周围神经发生病变时,传导速度减慢。因此,测定神经纤维的传导速度有助于诊断神经纤维的疾病和神经损伤的预后评估。

(3) 神经纤维的分类:根据有无髓鞘,神经纤维可分为有髓神经纤维和无髓神经纤维。根据神经纤维上兴奋传导速度的差异,可将周围神经纤维分为 A、B、C 三类,其中 A 类纤维再分为 α、β、γ、δ 四类,这种分类法多用于传出纤维。根据神经纤维的直径和来源,将其分为 Ⅰ、Ⅱ、Ⅲ、Ⅳ 四类,其中 Ⅰ 类纤维再分为 Ⅰa 和 Ⅰb 两类。Ⅰ、Ⅱ、Ⅲ 类分别相当于 A_α、A_β、A_δ 类,Ⅳ 类相当于 C 类纤维,这种分类法常用于传入纤维(表 10-1)。

表 10-1 神经纤维的分类

根据传导速度	传导速度/(m/s)	纤维直径/μm	功　能	根据直径和来源
A(有髓鞘)				
α	70～120	13～22	本体感觉、躯体运动	Ⅰa 和 Ⅰb
β	30～70	8～13	触-压觉	Ⅱ
γ	15～30	4～8	支配梭内肌(使其收缩)	
δ	12～30	1～4	痛觉、温度觉、触-压觉	Ⅲ
B(有髓鞘)	3～15	1～3	自主神经节前纤维	
C(无髓鞘)				
交感神经	0.7～2.3	0.3～1.3	交感神经节后纤维	
后根	0.6～2.0	0.4～1.2	痛觉、温度觉、触-压觉	Ⅳ

（4）神经的营养性作用：神经除了能使所支配的组织在功能上发生变化外，还通过神经末梢经常释放一些营养因子，持续调整所支配组织的代谢活动，从而持久地影响该组织的形态结构和生理功能等，这一作用称为神经的营养性作用。神经的营养性作用在正常情况下不易被觉察，但当神经被切断后就能明显地表现出来。如：实验中切断运动神经，所支配的肌肉逐渐萎缩；脊髓灰质炎患者一旦前角运动神经元变性死亡，它所支配的肌肉也发生明显萎缩。

（5）轴浆运输：神经元轴突内的胞浆称为轴浆，轴浆在胞体与轴突末梢之间不断地流动。借助轴浆流动在胞体与轴突末梢之间可实现物质运输的功能，称为轴浆运输（axoplasmic transport）。轴浆运输对维持神经元的正常结构和功能有着重要意义。轴浆运输具有双向性。自胞体向轴突末梢的轴浆运输称为顺向轴浆运输，顺向轴浆运输又可分为快速轴浆运输和慢速轴浆运输两种，前者是指具有膜结构的细胞器，如线粒体、含有递质的囊泡和分泌颗粒等囊泡结构的运输，在猴、猫等动物坐骨神经内的运输速度约为 410 mm/d；后者是指由胞体合成的蛋白质构成的微管和微丝等结构不断向末梢方向的延伸，速度为 1～12 mm/d。自轴突末梢向胞体的轴浆运输称为逆向轴浆运输，其速度约为 205 mm/d。很多物质如神经生长因子、辣根过氧化酶、某些病毒（如狂犬病病毒）和毒素（如破伤风毒素）等，均可通过入胞作用被摄入神经末梢，然后以这种方式运输到胞体。

（二）神经胶质细胞

神经胶质细胞广泛分布于中枢和周围神经系统中，是神经组织的重要组成部分。在人类的中枢神经系统中，胶质细胞主要有星形胶质细胞、少突胶质细胞和小胶质细胞三类，为神经元数量的 10～50 倍。在周围神经系统中，胶质细胞主要有施万细胞和卫星细胞。神经胶质细胞的主要功能：①支持神经元；②参与神经系统的修复和再生；③免疫应答作用；④物质代谢和营养作用；⑤形成髓鞘和屏障作用；⑥稳定细胞外液 K^+ 的浓度；⑦参与某些递质及生物活性物质的代谢。目前已发现某些神经系统的疾病与神经胶质细胞的功能改变有关。因此，进一步认识神经胶质细胞，有助于提高人类防治神经系统疾病的能力。

神经纤维的再生修复

神经纤维断裂是可以再生修复的,但必须具备以下三个基本条件:①相应的神经元依然存活,以便合成轴突增生所需要的蛋白质等物质;②神经纤维断端距离不可过远,应小于2.5 cm;③断裂处不能有增生的纤维瘢痕阻隔。如果距离过远或纤维组织增生,或远端截肢,近端新生的轴突长不到远端的神经膜细胞索内,与增生的纤维组织绞缠在一起,形成瘤样肿块,称为创伤性神经瘤,常引起顽固性疼痛。2009年10月,波士顿儿童医院的研究人员发现一种叫Mst3b的近酶,即神经纤维再生精确调控因子。Mst3b可能是控制轴突生长的细胞信号通路的精密调节器,它作为一种蛋白激酶,能依次激活信号,使轴突生长必需的基因得以表达,继而在受损神经纤维的再生修复过程中发挥作用。

二、突触传递

突触传递是神经系统中信息交流的一种重要方式。反射弧中神经元与神经元、神经元与效应器细胞之间都是通过突触(synapse)来传递信息的。所谓突触,是指神经元与神经元之间、神经元与效应器细胞之间的功能接触部位。神经元与效应器细胞之间的突触也称为接头。突触传递方式有两类,即化学性突触传递和电突触传递。化学性突触传递又分为定向突触传递(如经典的突触传递)和非定向突触传递。下面重点介绍经典的突触传递。

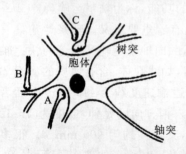

图 10-2 突触类型示意图
A. 轴突-胞体突触;B. 轴突-树突突触;
C. 轴突-轴突突触

(一) 突触的分类

根据突触接触的部位不同,通常将经典的突触分为轴突-胞体突触、轴突-树突突触和轴突-轴突突触三类(图10-2)。按突触传递产生的效应不同,可将突触分为兴奋性突触和抑制性突触两类。

(二) 突触的结构

经典的突触由突触前膜、突触后膜与突触间隙三部分构成(图10-3)。突触前膜是指突触前神经元突触小体的膜。突触后膜是指与突触前膜相对应的突触后神经元胞体或突起的膜,上面有特异性受体或化学门控通道。突触前膜与突触后膜较一般的神经元膜稍厚,两者之间存在20～40 nm的间隙,称为突触间隙。在突触小体内含有较多的线粒体和大量的囊泡,内含高浓度的神经递质。在不同的神经元,突触囊泡的大小和形态不完全相同,所含的神经递质也可以不同。

(三) 突触传递的过程

当突触前神经元的兴奋传导到轴突末梢时,突触前膜发生去极化,引起突触前膜上电压门控钙通道开放,细胞外的 Ca^{2+} 便进入突触小体,使突触小体内 Ca^{2+} 浓度升高,有利于

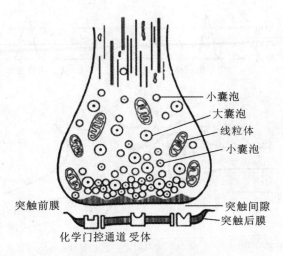

图 10-3　突触结构模式图

囊泡向突触前膜移动并与突触前膜接触、融合,随后囊泡内的神经递质释放到突触间隙。神经递质进入突触间隙后,经扩散抵达突触后膜,作用于突触后膜上的特异性受体或化学门控通道,引起突触后膜对某些离子的通透性发生改变,使某些离子进出突触后膜,导致突触后膜发生一定程度的去极化或超极化,形成突触后电位(postsynaptic potential)。这样,信息由突触前神经元传递到突触后神经元,引起突触后神经元发生功能变化。

(四)突触后电位

突触后电位包括兴奋性突触后电位和抑制性突触后电位两种类型。

1. 兴奋性突触后电位　当神经冲动抵达突触前膜时,引起突触前膜释放兴奋性递质,作用于突触后膜上的相应受体,使突触后膜对 Na^+ 和 K^+ 的通透性增大,引起 Na^+ 和 K^+ 的跨膜流动,由于 Na^+ 的内流大于 K^+ 的外流,从而使突触后膜发生局部去极化。这种突触后膜在神经递质作用下产生的局部去极化电位变化,称为兴奋性突触后电位(excitatory postsynaptic potential,EPSP)。EPSP 是一种局部电位(图 10-4),可以总和。当突触前神经元传来神经冲动的数量增加(发生时间总和)或参与活动的突触数量增多(发生空间总和)时,EPSP 就可总和起来,使幅度增加,达到阈电位水平时,就可在突触后神经元的轴丘处诱发动作电位,并沿着轴突传播出去。

2. 抑制性突触后电位　当神经冲动抵达突触前膜时,引起突触前膜释放抑制性递质,作用于突触后膜上的相应受体,使突触后膜对 Cl^- 和 K^+ 的通透性增大,引起 Cl^- 内流(为主)、K^+ 外流,结果使突触后膜发生超极化。这种突触后膜在神经递质作用下产生的局部超极化电位变化,称为抑制性突触后电位(inhibitory postsynaptic potential,IPSP)(图 10-5)。IPSP 也是一种局部电位,也可以进行总和。IPSP 使突触后神经元的膜电位与阈电位的距离增大,使突触后神经元不易产生动作电位。

由于一个突触后神经元常与多个突触前神经末梢构成突触,产生的突触后电位既有 EPSP,也有 IPSP。前者使突触后神经元的兴奋性提高,后者使突触后神经元的兴奋性降低,因此,是否引起突触后神经元发生兴奋取决于这些 EPSP 和 IPSP 的代数和。

综上所述,经典的突触传递是一个电-化学-电的传递过程,即由突触前神经元的生物电

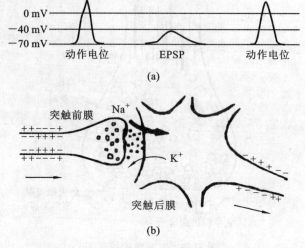

图 10-4 兴奋性突触后电位产生示意图

（a）电位变化；（b）突触传递

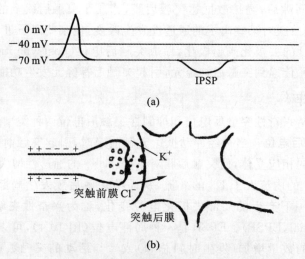

图 10-5 抑制性突触后电位产生示意图

（a）电位变化；（b）突触传递

变化，引起轴突末梢化学递质的释放，化学递质与突触后膜上的特异性受体结合后，进而引起突触后神经元发生生物电变化的过程，它与神经-肌接头处兴奋的传递过程有许多相似之处。

除了上述经典的突触传递外，还存在非定向突触传递和电突触传递两种方式。非定向突触传递也是通过化学递质来传递信息，但是并不在经典的突触结构上进行。这种传递的突触前神经元轴突末梢分支上形成串珠样的膨大结构，称为曲张体，内含装有化学递质的囊泡（图 10-6）。化学递质释放后，经细胞外液扩散至相邻的效应器细胞，与受体结合后发挥调节作用。电突触传递与上述化学性突触传递有着本质的区别，它是通过局部电流来传递信息。电突触传递的结构基础是缝隙连接。连接处相邻两细胞膜间隔为 2～3 nm，细胞膜上有沟通两个细胞胞浆的水相通道蛋白，允许带电离子或小分子物质通过。电突触传递速度快,几乎没有潜伏期,信息传递是双向的。电突触传递主要发生在同类神经元之间,具有促进神经元同步化活动的功能。

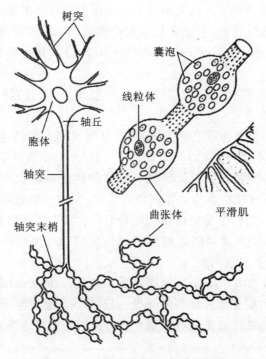

图 10-6 非突触性化学传递示意图

三、神经递质和受体

(一)神经递质

化学性突触传递必须有神经递质的参与。神经递质(neurotransmitter)是指由神经元合成并在突触前末梢释放,能特异性作用于突触后神经元或效应器细胞上的受体,使信息由突触前传递到突触后的化学物质。除了神经递质外,神经元还能合成和释放一些化学物质,它们并不在神经元之间直接传递信息,而是对神经递质的信息传递过程起调节作用,即增强或减弱神经递质的信息传递效应,这类化学物质称为神经调质(neuromodulator),其所发挥的作用称为调制作用。神经递质和神经调质很难截然区分开,因为在有些情况下神经递质可起神经调质的作用,而在另一些情况下神经调质也可发挥神经递质的作用。

根据存在部位的不同,神经递质可分为中枢神经递质和外周神经递质两大类。

1. 中枢神经递质 在中枢神经系统内传递信息的神经递质称为中枢神经递质,主要包括以下几类。

(1)乙酰胆碱:以乙酰胆碱(acetylcholine,ACh)作为神经递质的神经元称为胆碱能神经元。胆碱能神经元在中枢神经系统内分布极为广泛,脊髓、脑干网状结构、丘脑、纹状体和边缘系统等处都有分布,其功能与感觉、运动、学习记忆等活动有关。

(2)胺类:包括多巴胺、去甲肾上腺素、肾上腺素、5-羟色胺和组胺等。脑内的多巴胺主要由黑质的神经元产生,沿黑质-纹状体投射系统分布,组成黑质-纹状体多巴胺递质系统,主要参与对躯体运动、精神情绪活动、垂体内分泌功能以及心血管活动等的调节。中枢神经系统内以肾上腺素作为神经递质的神经元称为肾上腺素能神经元，其胞体主要分布于延髓，参与血压和呼吸运动的调节。以去甲肾上腺素作为神经递质的神经元称为去甲肾上腺素能神经元，主要位于低位脑干，主要参与心血管活动、情绪、体温、摄食和觉醒等方面的调节。5-羟色胺能神经元胞体主要位于低位脑干的中缝核内，其功能与睡眠、体温调节、情绪反应及痛觉等活动有关。

（3）氨基酸类：主要包括谷氨酸、门冬氨酸、γ-氨基丁酸、甘氨酸。前两种为兴奋性递质，后两种为抑制性递质。

（4）神经肽：脑内的肽类递质又称为神经肽，其既可作为神经递质，也可作为神经调质或激素。主要的神经肽有速激肽（如P物质）、阿片肽（如脑啡肽）、脑-肠肽等。

（5）其他递质：嘌呤类物质中的腺苷是一种抑制性中枢调质，咖啡和茶的中枢兴奋效应就是由于咖啡因和茶碱抑制腺苷的作用而产生的；脑内一氧化氮、一氧化碳等气体分子亦具有神经递质的特征，它们都是通过激活鸟苷酸环化酶来发挥信息传递作用。

2. 外周神经递质 在外周神经系统内传递信息的神经递质称为外周神经递质，主要包括乙酰胆碱和去甲肾上腺素两类。

（1）乙酰胆碱：释放乙酰胆碱作为神经递质的神经纤维，称为胆碱能纤维（cholinergic fiber）。所有交感神经和副交感神经节前纤维、大部分副交感神经节后纤维、小部分交感神经节后纤维（支配汗腺的纤维和支配骨骼肌血管的交感舒血管纤维）、躯体运动神经纤维都属于胆碱能纤维（图10-7）。

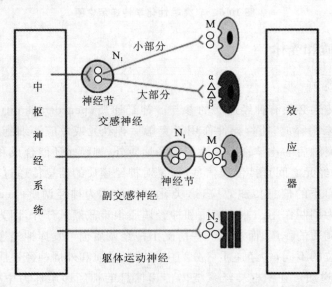

图10-7 外周神经纤维的分类及释放的神经递质示意图
○代表乙酰胆碱；△代表去甲肾上腺素

（2）去甲肾上腺素：释放去甲肾上腺素（norepinephrine，NE，或noradrenaline，NA）作为神经递质的神经纤维，称为肾上腺素能纤维（adrenergic fiber）。大部分交感神经节后纤维属于肾上腺素能纤维（图10-7）。

在外周，除上述两种主要的神经递质外，还发现有嘌呤类和肽类递质。例如，引起胃容受性舒张的迷走神经纤维释放的神经递质可能就是一种肽类物质。

3. 递质的代谢 递质的代谢包括递质的合成、储存、释放、降解、重摄取和再合成等步骤。乙酰胆碱是在胞质内合成,释放的关键因素是 Ca^{2+},主要被胆碱酯酶水解成胆碱和乙酸而失活,部分胆碱被重摄取回神经末梢内,用于递质的再合成。

（二）受体

受体是指位于细胞膜上或细胞内能与某些化学物质(如神经递质、细胞因子和激素等)特异性结合并诱发特定生物学效应的特殊生物分子。位于细胞膜上的受体称为膜受体,与神经递质结合的受体一般为膜受体,主要分布在突触后膜上。神经递质必须与受体结合才能发挥作用。下面重点介绍能与乙酰胆碱和去甲肾上腺素两类外周神经递质结合的受体。

1. 胆碱能受体 能与乙酰胆碱特异性结合的受体称为胆碱能受体(cholinergic receptor)。根据药理学特性,胆碱能受体可分为毒蕈碱受体(muscarinic receptor,M 受体)和烟碱受体(nicotinic receptor,N 受体)两种类型(表 10-2),因它们能与天然植物中的毒蕈碱和烟碱结合并产生相应的生物效应而得名。

表 10-2 胆碱能受体和肾上腺素能受体的分布及其效应

效 应 器	胆碱能受体	效 应	肾上腺素能受体	效 应
自主神经节	N_1	节后神经元兴奋		
骨骼肌	N_2	骨骼肌兴奋		
循环器官				
窦房结	M	心率减慢	β_1	心率加快
房室传导系统	M	传导减慢	β_1	传导加快
心肌	M	收缩减弱	β_1	收缩加强
脑血管	M	舒张	α_1	轻度收缩
冠状动脉	M	舒张	α_1	收缩
			β_2	舒张(为主)
皮肤黏膜血管	M	舒张	α_1	收缩
胃肠道血管			α_1	收缩(为主)
			β_2	舒张
骨骼肌血管			α_1	收缩
	M	舒张	β_2	舒张(为主)
呼吸器官				
支气管平滑肌	M	收缩	β_2	舒张
支气管腺体	M	分泌增多		
消化器官				
胃平滑肌	M	收缩	β_2	舒张
小肠平滑肌	M	收缩	α_2	舒张
括约肌	M	舒张	α_1	收缩
唾液腺	M	促进分泌	α_1	促进分泌

续表

效 应 器	胆碱能受体	效 应	肾上腺素能受体	效 应
胃腺	M	促进分泌	α_2	抑制分泌
泌尿器官				
膀胱逼尿肌	M	收缩	β_2	舒张
内括约肌	M	舒张	α_1	收缩
生殖器官				
妊娠子宫			α_1	收缩
未孕子宫			β_2	舒张
眼				
瞳孔开大肌			α_1	收缩,瞳孔开大
瞳孔括约肌	M	收缩,瞳孔缩小		
皮肤				
竖毛肌			α_1	收缩(竖毛)
汗腺	M	分泌		
代谢				
糖酵解			β_2	加强
脂肪分解			β_1	加强

（1）M 受体：M 受体分布于大部分副交感神经节后纤维支配的效应器细胞、交感神经节后纤维支配的汗腺和骨骼肌血管的平滑肌细胞膜上。目前已分离出 $M_1 \sim M_5$ 五种亚型。乙酰胆碱与 M 受体结合后，可引起心脏活动的抑制，支气管、胃肠平滑肌和膀胱逼尿肌收缩，消化腺和汗腺分泌增加，瞳孔缩小以及骨骼肌血管舒张等一系列自主神经效应。这些作用统称为毒蕈碱样作用，简称 M 样作用。有些药物可与受体结合，使神经递质不能发挥作用，称为受体阻断剂。阿托品是 M 受体的阻断剂。

（2）N 受体：N 受体分为 N_1 受体和 N_2 受体两种亚型。N_1 受体位于自主神经节突触后膜上，又称为神经元型烟碱受体；N_2 受体位于神经-骨骼肌接头的终板膜上，又称为肌肉型烟碱受体。

N 受体都属于化学门控通道。乙酰胆碱与 N_1 受体结合能兴奋自主神经节后神经元，乙酰胆碱与 N_2 受体结合能使骨骼肌收缩，这些作用称为烟碱样作用，简称 N 样作用。六烃季胺主要阻断 N_1 受体；十烃季胺主要阻断 N_2 受体；筒箭毒碱既可阻断 N_1 受体，也可阻断 N_2 受体。临床上常用筒箭毒碱和十烃季胺作为肌肉松弛剂。

2. 肾上腺素能受体　能与肾上腺素或去甲肾上腺素结合的受体称为肾上腺素能受体（adrenergic receptor），可分为 α 肾上腺素能受体和 β 肾上腺素能受体两大类（表 10-2）。

（1）α 肾上腺素能受体：简称 α 受体，它又可分为 α_1 和 α_2 两种亚型。肾上腺素能纤维支配的效应器细胞膜上的 α 受体为 α_1 受体，突触前膜上的 α 受体为 α_2 受体。在外周，α 受体（主要是 α_2 受体）激动后，主要引起平滑肌的兴奋效应，如血管和子宫平滑肌收缩、瞳孔开大肌收缩等，但对小肠平滑肌为抑制性效应，使小肠平滑肌舒张。酚妥拉明可以阻断 α_1 和 α_2

两种受体,拮抗去甲肾上腺素引起的血管收缩、血压升高的作用。哌唑嗪可以选择性阻断 α_1 受体,育亨宾可以选择性阻断 α_2 受体。

(2)β 肾上腺素能受体:简称 β 受体,主要有 β_1 和 β_2 两种亚型。β_2 受体兴奋时所产生的平滑肌效应是抑制性的,如冠状血管舒张、支气管扩张,但 β_1 受体兴奋时对心肌的效应却是兴奋性的。普萘洛尔是重要的 β 受体阻断剂,它对 β_1 和 β_2 两种受体都有阻断作用。阿替洛尔主要阻断 β_1 受体,使心率减慢,而对支气管平滑肌作用很小,故对于心绞痛并伴有支气管痉挛的患者比较适用。丁氧胺则主要阻断 β_2 受体。

研究发现,受体不仅存在于突触后膜,也存在于突触前膜。突触前膜上的受体称为突触前受体。突触前受体的作用主要是抑制神经末梢递质的释放,起负反馈作用。

四、反射中枢的活动规律

反射是神经调节的基本方式,反射中枢是反射弧的重要组成部分,以下将讨论反射中枢神经元的一些基本活动规律。

(一)中枢神经元的联系方式

神经元按其在反射弧中所处位置的不同,可分为传入神经元、中间神经元和传出神经元,其中以中间神经元的数量最多,仅大脑皮层的中间神经元就约有 140 亿个。中枢神经元之间的联系方式主要有以下几种(图 10-8)。

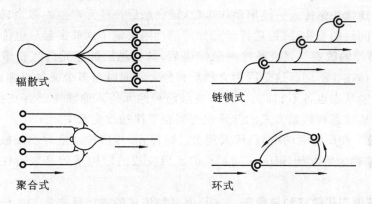

图 10-8 中枢神经元的联系方式

1. 辐散式 一个神经元通过其轴突分支与许多神经元同时建立突触联系的方式,从而使与之相联系的许多神经元同时兴奋或抑制。这种联系有利于扩大神经元活动影响的范围。辐散式联系在感觉传导途径上多见。

2. 聚合式 许多神经元的轴突末梢同时与同一个神经元建立突触联系的方式,它能使许多神经元的作用集中到同一神经元,从而发生总和(或)整合作用。聚合式联系在运动传出途径上多见。

3. 链锁式和环式 在中枢神经系统内,辐散式和聚合式常共同存在,并通过中间神经元的联系构成许多复杂的链锁状回路或环状回路联系。若环状回路内各神经元都是兴奋性神经元,则通过环式联系使兴奋效应得到增强和时间上的延续,即产生正反馈效应。若环状回路内某些中间神经元是抑制性神经元,释放抑制性递质,则通过环式联系返回抑制原先兴奋的神经元,使其活动及时终止,即产生负反馈效应。神经冲动通过链锁式联系,可以在空间上扩大其作用的范围。

(二) 中枢兴奋传递的特征

在反射活动过程中,兴奋在反射弧的中枢部分传递时至少需要经过一个以上的突触传递。由于突触本身的结构和化学递质参与等因素的影响,兴奋通过突触传递明显不同于兴奋沿神经纤维的传导,主要表现在以下几个方面。

1. 单向传递　单向传递指兴奋通过突触传递时只能由突触前神经元向突触后神经元单方向传递,这是因为神经递质通常由突触前膜释放而作用于突触后膜的受体。虽然近年来发现,突触后神经元也能释放递质,如一氧化氮、多肽等,逆向作用于突触前膜,但其作用主要为调节递质的释放,而与兴奋的传递无直接关系。

2. 中枢延搁　兴奋通过突触传递时,需要经过递质的释放、扩散、与突触后膜受体的结合,以及突触后膜离子通道的开放和产生突触后电位等一系列过程,所需时间较长,这一现象称为中枢延搁或突触延搁。兴奋通过一个突触所需的时间通常为 0.3～0.5 ms,这比兴奋在神经纤维上的传导要慢得多。因此,在反射活动中,兴奋通过的突触数量越多,反射所需时间就越长。

3. 总和　在反射过程中,单根神经纤维的传入冲动所引起的 EPSP,通常不能引起突触后神经元产生动作电位。如果许多突触前末梢同时传入冲动到达同一神经元,或在单个突触前末梢上连续快速传入一连串动作电位,则突触后神经元产生的多个局部电位可以进行时间性或空间性的总和,突触后神经元如何活动则决定了这些突触后电位总和的结果。

4. 兴奋节律的改变　兴奋通过突触传递后,其突触后神经元的兴奋节律与突触前神经元的兴奋节律往往不同。这是因为突触后神经元常同时与多个突触前神经元发生联系,且其自身的功能状态也各不相同。此外,突触前神经元传入通路中还存在中间神经元,这些神经元的功能状态和联系方式的差异也与兴奋节律的改变有关。

5. 后发放　在反射活动中,当传入刺激已经停止,传出神经上冲动发放仍能继续一段时间,此种现象称为后发放(after discharge)。后发放的结构基础是兴奋性中间神经元的环式联系。

6. 对内环境变化敏感和易疲劳　这是由突触传递的本质所决定的。任何影响递质的合成、释放、失活,或受体活性、能量供给的因素均可影响突触传递。例如,缺氧、二氧化碳增多以及某些药物等都可作用于突触传递的某些环节而影响突触传递。此外,高频率连续刺激突触前神经元时,几秒或几毫秒后,突触后神经元的放电频率即很快降低。这可能与突触前神经元内递质的耗竭有关。

(三) 中枢抑制

在任何反射活动中,中枢内既有兴奋又有抑制,两者对立统一,相互协调,使神经调节得以正常精确地进行。中枢抑制产生的机制很复杂,一般将中枢抑制分为突触后抑制(postsynaptic inhibition)和突触前抑制(presynaptic inhibition)两类。

1. 突触后抑制　突触后抑制指突触前神经元兴奋后,使抑制性中间神经元兴奋并释放抑制性递质,引起突触后神经元产生抑制性突触后电位。根据抑制性中间神经元的联系方式,突触后抑制又分为以下两种类型。

（1）传入侧支性抑制：传入纤维进入中枢后，在兴奋某一中枢神经元的同时，通过其侧支兴奋一个抑制性中间神经元，进而抑制另一个中枢神经元的活动，这种抑制称为传入侧支性抑制或交互抑制。例如，伸肌肌梭的传入纤维进入脊髓后，直接兴奋支配伸肌的运动神经元，同时发出侧支兴奋一个抑制性中间神经元，使支配屈肌的神经元抑制，导致伸肌收缩而屈肌舒张（图10-9）。传入侧支性抑制能使不同中枢之间的活动协调起来。

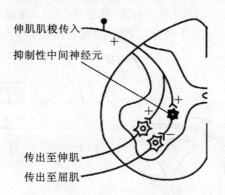

图 10-9 传入侧支性抑制示意图

"＋"表示兴奋；"－"表示抑制

（2）回返性抑制：中枢神经元兴奋时，其传出冲动沿轴突外传，同时又经轴突的侧支兴奋一个抑制性中间神经元，该抑制性中间神经元释放抑制性递质，反过来抑制原先发生兴奋的神经元及同一中枢的其他神经元，这种抑制称为回返性抑制。例如，脊髓前角运动神经元兴奋时，其传出冲动沿轴突外传引起骨骼肌收缩，同时又经轴突的侧支兴奋与之形成突触的闰绍细胞，闰绍细胞释放抑制性递质甘氨酸，反过来抑制原先发放冲动的运动神经元和其他同类神经元（图10-10）。回返性抑制是一种典型的负反馈控制形式，其意义在于及时终止神经元的活动，或使同一中枢内许多神经元的活动同步化。

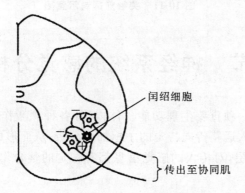

图 10-10 回返性抑制示意图

"＋"表示兴奋；"－"表示抑制

2. 突触前抑制 突触前抑制指通过改变突触前膜的活动而使突触后神经元产生抑制。突触前抑制在中枢内广泛存在，尤其多见于感觉传入途径中，对感觉传入活动的调节具有重要意义。突触前抑制的结构基础是轴突-轴突突触。如图10-11所示，轴突1与运动神经元3构成轴突-胞体突触，轴突2与轴突1构成轴突-轴突突触，但与运动神经元3不直接形成突触。当刺激轴突1时,可使运动神经元3产生约10 mV的兴奋性突触后电位(图10-11)。当单独刺激轴突2时,运动神经元3不产生反应。如果先刺激轴突2,随后再刺激轴突1,则运动神经元3产生的兴奋性突触后电位将明显减小,仅有约5 mV(图10-11)。这说明轴突2的活动能降低轴突1的兴奋作用,即产生突触前抑制。目前认为可能是轴突2兴奋时,其末梢释放抑制性递质γ-氨基丁酸,使轴突1发生了去极化,膜电位减小。这样,当轴突1兴奋传来时,形成的动作电位幅度变小,Ca^{2+}内流也减少,于是轴突1释放的兴奋性递质减少,最终导致运动神经元3产生的兴奋性突触后电位幅度降低。

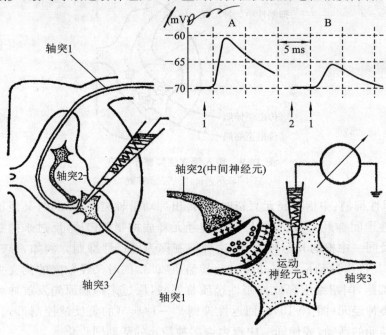

图10-11 突触前抑制示意图

第二节 神经系统的感觉分析功能

感觉是神经系统的一项重要生理功能。体内、外各种刺激作用于感受器后,产生的传入冲动经特定的感觉传入通路传向特定的中枢加以分析,从而形成各种感觉。中枢神经系统从脊髓一直到大脑皮层,对传入的感觉信息都有一定的整合作用,它们在产生感觉的过程中发挥不同的作用。

一、脊髓的感觉传导功能

脊髓是感觉传导通路中的一个重要神经结构,来自各种感受器的传入冲动,大部分经脊神经后根进入脊髓。由脊髓上传到大脑皮层的感觉传导通路可分为以下两类。

1. 浅感觉传导通路 浅感觉的传入纤维进入脊髓后在后角换元,第二级神经元发出纤维经白质前连合交叉至对侧,分别经脊髓丘脑侧束和脊髓丘脑前束上行抵达对侧丘脑。

其中,脊髓丘脑侧束主要传导痛觉、温度觉,脊髓丘脑前束主要传导轻触觉。

2. 深感觉传导通路 深感觉的传入纤维进入脊髓后沿同侧后索上行,在延髓下部的薄束核和楔束核更换神经元,第二级神经元发出纤维交叉上行至对侧丘脑,组成后索-内侧丘系。深感觉传导通路主要传导肌肉本体感觉和深压觉等深感觉以及精细触觉(辨别两点间距离和物体表面的性状及纹理等的触觉)。

上述脊髓传导通路若被破坏,相应的躯干、四肢部分就会丧失感觉。

二、丘脑及其感觉投射系统

(一)丘脑的核团

丘脑内有许多核团或细胞群,是除嗅觉外的各种感觉传入通路的换元接替站,并能对感觉传入信息进行初步分析和综合。丘脑的核团或细胞群大致可分为以下三类。

1. 特异感觉接替核 它们接受第二级感觉投射纤维,换元后发出纤维投射到大脑皮层的特定感觉区,主要有后腹核(包括后内侧腹核与后外侧腹核)、内侧膝状体和外侧膝状体等(图 10-12)。其中,后内侧腹核接受来自头面部的传入纤维;后外侧腹核接受来自躯干四肢的传入纤维;内侧膝状体是听觉传导通路的换元站;外侧膝状体是视觉传导通路的换元站,发出的纤维分别向听皮层和视皮层投射。

2. 联络核 主要有丘脑前核、外侧腹核、丘脑枕等(图 10-12)。它们接受来自特异感觉接替核和其他皮层下中枢传来的纤维(而不直接接受感觉的投射纤维),换元后发出纤维投射到大脑皮层的特定区域,其功能与各种感觉在丘脑和大脑皮层的联系协调有关。

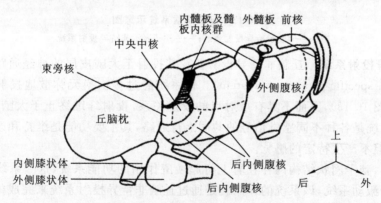

图 10-12 右侧丘脑主要核团示意图

3. 非特异投射核 非特异投射核指靠近中线的内髓板内各种结构,主要是髓板内核群,包括中央中核、束旁核、中央外侧核等(图 10-12)。这类细胞群的投射纤维通过多突触的换元接替后弥散地投射到整个大脑皮层各区,与大脑皮层有着广泛的联系,具有维持和改变大脑皮层兴奋状态的作用。

(二)感觉投射系统

由丘脑投射到大脑皮层的感觉投射系统,根据其投射特征的不同,可分为以下两大系统。

1. 特异投射系统 丘脑特异感觉接替核及其投射到大脑皮层的神经通路称为特异投

射系统(specific projection system)。它们投向大脑皮层的特定区域,具有点对点的投射关系,投射纤维主要终止于大脑皮层的第四层,其主要功能是引起特定感觉,并激发大脑皮层发出传出冲动。丘脑的联络核在结构上也与大脑皮层有特定的投射关系,所以也属于特异投射系统,但它不引起特定感觉,主要起联络和协调的作用(图 10-13)。

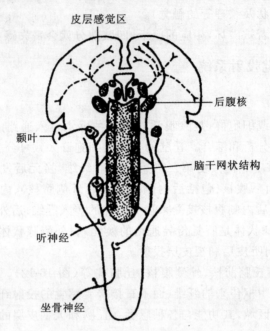

图 10-13 感觉投射系统示意图

"————"表示特异投射系统;"------"表示非特异投射系统

2. 非特异投射系统 丘脑非特异投射核及其投射至大脑皮层的神经通路称为非特异投射系统(non-specific projection system)。该系统经过多次换元弥散地投射到大脑皮层的广泛区域(图 10-13),因而不具有点对点的投射关系,投射纤维终止于大脑皮层的各层。非特异投射系统是各种不同感觉信号的共同上行通路,其主要功能是维持和改变大脑皮层的兴奋状态,但不产生特定的感觉。

实验证明,脑干网状结构内存在着上行起唤醒作用的功能系统,这一系统被称为脑干网状结构上行激动系统,该系统的作用就是通过丘脑非特异投射系统来完成的。当这一系统的上行冲动减少时,大脑皮层就由兴奋状态转入抑制状态,这时人或动物就表现为安静或睡眠;如果这一系统受损伤,可发生昏睡。由于脑干网状结构上行激动系统是一个多突触传递系统,因此易受药物的影响而使传递发生阻滞。例如,巴比妥类催眠药及一些全身麻醉药,可能就是由于阻断了脑干网状结构上行激动系统的传导作用而发挥药理效应。

三、大脑皮层的感觉代表区

大脑皮层是感觉分析的最高级中枢。来自身体不同部位和不同性质的感觉信息在大脑皮层进行分析与综合,从而产生不同的感觉。传导各种感觉冲动的特异投射系统在大脑皮层的投射区有一定的区域分布,称为大脑皮层的感觉代表区。

（一）躯体感觉代表区

1. 体表感觉代表区 有第一和第二两个感觉代表区，以第一感觉代表区的功能更为重要。

（1）第一感觉代表区：全身体表感觉在大脑皮层的投射区主要位于中央后回，称为第一感觉代表区。第一感觉代表区产生的感觉定位明确而且清晰，其投射规律如下：①交叉性投射，即躯体一侧传入冲动向对侧大脑皮层投射，但头面部感觉的投射是双侧的；②投射区域具有一定的空间分布，即下肢代表区在大脑皮层的顶部，上肢代表区在中间，头面部代表区在底部，总体安排是倒置的，但头面部代表区内部的安排是正立的；③投射区域的大小与感觉分辨精细程度有关，分辨愈精细的部位，其代表区愈大，例如，拇指的代表区面积很大，而躯干的代表区面积则很小（图 10-14）。

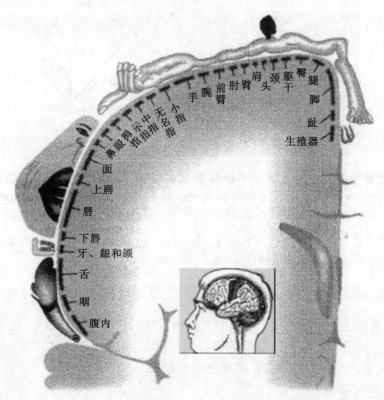

图 10-14　人大脑皮层体表感觉代表区示意图

（2）第二感觉代表区：在中央前回和脑岛之间还存在第二感觉代表区，其面积远比第一感觉代表区的小。第二感觉代表区内的感觉投射亦有一定的分野，但不如中央后回那么完善和具体，投射区域的空间安排是正立的和双侧性的。此区对感觉仅有粗糙的分析作用，感觉定位不明确，感觉性质不清晰。有人认为，此区可能接受痛觉传入的投射，与痛觉的产生有关。

2. 本体感觉代表区 本体感觉指肌肉、关节等的位置觉与运动觉。本体感觉的投射区主要在中央前回，小部分在中央后回。它们接受来自肌肉、肌腱和关节等处的感觉信息，以感知身体在空间的位置、姿势以及身体各部分在运动中的状态。

(二)内脏感觉代表区

内脏感觉代表区混杂在第一感觉代表区中。此外,第二感觉代表区、运动辅助区和边缘系统的皮层部位也与内脏感觉有关。其投射区较小且弥散。内脏感觉代表区对内脏感觉的分析具有性质模糊、定位不准确的特点。

(三)特殊感觉代表区

1. 视觉代表区 视觉代表区在大脑半球内侧面枕叶距状沟的上下缘。左侧枕叶皮层接受左眼颞侧和右眼鼻侧视网膜传入纤维的投射,右侧枕叶皮层接受右眼颞侧和左眼鼻侧视网膜传入纤维的投射。另外,视网膜的上半部传入纤维投射到距状沟的上缘,下半部传入纤维投射到它的下缘,视网膜中央的黄斑区投射到距状沟的后部(图 10-15)。

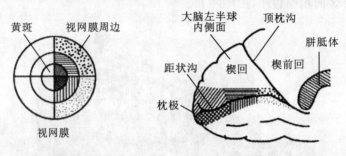

图 10-15 视网膜各部分在大脑皮层视觉代表区投射示意图

2. 听觉代表区 听觉代表区位于颞叶的颞横回和颞上回。听觉的投射是双侧性的,即一侧皮层听觉代表区接受来自双侧耳蜗的传入投射。在人类,不同音频的感觉信号在听皮层的投射有一定的分野。

3. 嗅觉代表区和味觉代表区 嗅觉代表区位于边缘叶的杏仁核和前梨状区,味觉代表区在中央后回头面部感觉投射区的下侧。

四、痛觉

痛觉是各种伤害性刺激作用于机体时产生的一种不愉快的复杂感觉,通常伴有情绪活动和防卫反应。痛觉具有保护机体免受伤害的作用,而且疼痛又是许多疾病常见的症状,因此,认识痛觉的产生及其规律具有重要的临床意义。

(一)痛觉感受器

痛觉感受器是一种游离的神经末梢,广泛分布于皮肤、肌肉、骨、关节、硬脑膜以及大多数内脏器官。痛觉感受器是一种化学感受器,可感受组织液中某些化学物质的刺激。任何形式的刺激只要达到足够的强度,对机体造成伤害时都可引起疼痛。实验中观察到,将缓激肽、组胺、5-羟色胺、K^+、H^+、ATP 等化学物质涂抹在神经末梢上,均可引起疼痛,这些物质统称为致痛物质。当机体受到伤害性刺激时,引起受伤害组织释放某些致痛物质进入组织液,刺激痛觉感受器,使痛觉感受器去极化,发放神经冲动传入到中枢引起痛觉。某些化学物质,如前列腺素和 P 物质,虽不直接引起痛觉,但可增加痛觉感受器的敏感性,与痛觉过敏的产生有关。痛觉感受器没有或几乎没有适应现象,在某些情况下,痛觉感受器对疼痛刺激的敏感性还随着刺激时间的延长而提高。

（二）皮肤痛觉

皮肤痛觉是伤害性刺激作用于皮肤时所引起的痛觉。皮肤痛觉有两种类型，即快痛和慢痛。快痛在受到刺激时很快发生（大约 0.1 s 内开始），是一种尖锐而定位清楚的刺痛；慢痛则是一种延续时间较长、伴有情绪反应以及心血管和呼吸活动改变的烧灼痛，定位不明确，一般在受刺激后 0.5～1 s 甚至更长时间才被感觉到。

皮肤痛觉的传入通路十分复杂。快痛的传入纤维为 A$_\delta$ 类纤维，主要经特异投射系统到达大脑皮层的第一和第二感觉代表区。慢痛的传入纤维为 C 类纤维，主要投射到扣带回。此外，许多痛觉纤维经非特异投射系统投射到大脑皮层的广泛区域。

（三）内脏痛与牵涉痛

1. 内脏痛 内脏器官受到伤害性刺激时产生的痛觉称为内脏痛。内脏痛是临床上常见症状之一，具有重要的诊断价值。内脏痛与皮肤痛相比，具有以下特征：①疼痛发生缓慢，持续时间较长；②定位不准确，如腹痛时患者常不能说出疼痛的明确位置；③对机械牵拉、痉挛、缺血和炎症等刺激敏感，而对切割、烧灼等刺激不敏感，如心肌缺血时产生心绞痛、胃肠痉挛时引起腹痛；④常引起不愉快的情绪活动，并伴有恶心、呕吐、出汗和心血管及呼吸活动的改变。

几乎所有起源于胸腔、腹腔和盆腔的内脏痛都是由交感神经 C 类纤维传递的，但食管及气管的痛觉是通过迷走神经传入中枢的；部分盆腔脏器如膀胱三角区、前列腺、子宫颈、直肠等的痛觉冲动，则沿盆神经传入；咽喉的痛觉则由舌咽神经传入。

2. 牵涉痛 某些内脏疾病往往引起体表特定部位发生疼痛或痛觉过敏的现象，称为牵涉痛（referred pain）。如：心肌缺血时，可出现心前区、左肩和左上臂疼痛；患胃溃疡和胰腺炎时，可出现左上腹和肩胛间的疼痛；胆囊炎、胆结石发作时，可出现右肩胛部疼痛；患阑尾炎时，发病开始时常有脐周和左上腹部疼痛；肾结石时，可出现腹股沟区的疼痛。了解牵涉痛的部位对诊断某些内脏疾病具有重要参考价值。

关于牵涉痛的产生机制，目前有两种学说，即会聚学说和易化学说。会聚学说认为，发生牵涉痛的体表部位的传入纤维与患病内脏的传入纤维会聚到同一后根，再进入脊髓后角，并由同一上行纤维传入脑。由于生活中的疼痛多来自体表，大脑皮层习惯于识别体表的刺激信息，因而将来自内脏的痛觉冲动误认为来自体表而出现牵涉痛。易化学说认为，患病内脏的脊髓中枢和牵涉痛皮肤的脊髓中枢甚为接近，患病内脏的传入冲动可提高邻近的体表感觉神经元的兴奋性，即产生易化作用，这样就使平常并不引起体表疼痛的刺激变成了致痛刺激。这可能是牵涉痛现象中痛觉过敏的原因（图 10-16）。

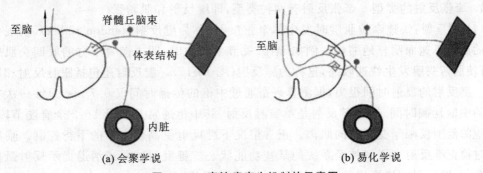

(a) 会聚学说　　　　　　　(b) 易化学说

图 10-16　牵涉痛产生机制的示意图

第三节 神经系统对姿势和运动的调节

人类在生活与劳动中进行各种躯体运动,躯体运动都是在骨骼肌一定程度的肌紧张和一定姿势的前提下进行的。躯体的各种姿势和运动都受神经系统的控制,是由大脑皮层、皮层下核团和脑干下行系统以及脊髓共同配合完成的。

一、脊髓的调节功能

脊髓是调节躯体运动最基本的中枢。脊髓对躯体运动的调节是通过各种脊髓反射实现的,其传出神经元是位于脊髓灰质前角的运动神经元。

(一) 脊髓的运动神经元和运动单位

在脊髓前角中,存在大量支配骨骼肌的运动神经元,主要分为 α 运动神经元和 γ 运动神经元两类,它们末梢释放的递质都是乙酰胆碱(ACh)。

α 运动神经元的胞体较大,既接受来自皮肤、肌肉和关节等外周感受器的传入信息,也接受从脑干到大脑皮层等高位中枢的下传信息,其神经纤维较粗(属于 A$_\alpha$ 类纤维),支配骨骼肌的梭外肌纤维(一般的骨骼肌纤维),兴奋时引起梭外肌收缩。躯体运动反射的传出信息最后要通过 α 运动神经元传给骨骼肌,因此,α 运动神经元是躯体运动反射的最后公路。

α 运动神经元的轴突末梢在肌肉中反复分支,每一分支支配一根骨骼肌纤维。由一个 α 运动神经元及其所支配的全部肌纤维组成的功能单位,称为运动单位(motor unit)。运动单位大小相差很大,如一个眼外肌运动神经元只支配 6~12 根肌纤维,而一个四肢肌的运动神经元所支配的肌纤维数目可达 2000 根。前者有利于完成精细的肌肉运动,而后者则有利于产生较大的肌张力。

γ 运动神经元是脊髓前角中较小的一种神经元,分散在 α 运动神经元之间。其传出纤维较细,属于 A$_\gamma$ 类纤维,支配骨骼肌的梭内肌纤维,主要功能是调节肌梭对牵张刺激的敏感性(详见后文)。一般情况下,α 运动神经元活动增强时,γ 运动神经元活动也相应增强。

(二) 牵张反射

有神经支配的骨骼肌,受到外力牵拉而伸长时,可反射性地引起该肌肉收缩,这一反射称为牵张反射(stretch reflex)。

1. 牵张反射的类型 牵张反射有两种类型,即腱反射和肌紧张。

(1) 腱反射:快速牵拉肌腱时发生的牵张反射,称为腱反射(tendon reflex),表现为被牵拉的肌肉迅速而明显地缩短。例如,当膝关节半屈曲时,叩击髌骨下方的股四头肌肌腱时,可使股四头肌发生快速收缩,这称为膝反射(图 10-17)。腱反射还包括跟腱反射和肘反射等。腱反射的反射时间很短,据测算兴奋通过中枢的传播时间仅 0.7 ms,只够一次突触传递的中枢延搁时间,因此腱反射是单突触反射,其中枢通常只涉及 1~2 个脊髓节段,所以反应的范围仅限于受牵拉的肌肉。正常情况下腱反射受高位中枢的下行控制。临床上常通过检查腱反射来了解神经系统的某些功能状态。腱反射减弱或消退提示反射弧损害或中断;而腱反射亢进则提示高位中枢发生病变或损伤。

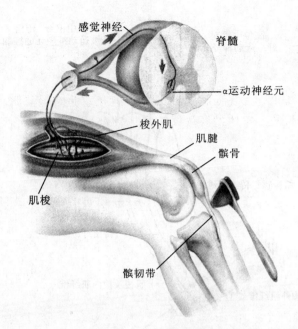

图 10-17　膝反射示意图

（2）肌紧张：又称为紧张性牵张反射，是指缓慢而持续地牵拉肌腱所引起的牵张反射。它表现为受牵拉的肌肉轻度而持续地收缩，阻止被拉长。肌紧张是保持身体平衡和维持躯体姿势最基本的反射，也是其他姿势反射的基础。例如，人处于站立姿势时，由于重力作用头部将向前倾，胸和腰将不能挺直，会使颈与躯干背部的伸肌肌腱受到持续牵拉，从而反射性地引起这些肌肉轻度持续地收缩，以对抗关节的屈曲，维持直立姿势。因此，在人类伸肌也被称为抗重力肌。肌紧张产生的收缩力量并不大，只是抵抗肌肉被牵拉，是由肌肉中的肌纤维轮流收缩产生的，所以不易发生疲劳，不会引起躯体明显的位移。肌紧张属多突触反射。

2. 牵张反射的反射弧　牵张反射的感受器是肌梭。肌梭两端细小，中间膨大，是一种感受肌肉长度变化或感受牵拉刺激的梭形感受装置，是一种长度感受器，属于本体感受器。肌梭外有一层结缔组织囊，囊内含 6~12 根特殊的肌纤维，称为梭内肌纤维，囊外一般肌纤维称为梭外肌纤维。肌梭附着于梭外肌纤维上，并与梭外肌纤维平行排列，呈并联关系。梭内肌纤维的收缩成分在两端，而感受装置则位于中间，两者呈串联关系。肌梭的传入神经纤维有两种：一种是直径较粗的 Ⅰ 类纤维，另一种是直径较细的 Ⅱ 类纤维。两种纤维都抵达脊髓前角的 α 运动神经元，α 运动神经元发出 α 传出纤维支配梭外肌纤维。因此，牵张反射反射弧的显著特点是感受器和效应器都在同一块肌肉中（图 10-18）。

当肌肉受外力牵拉时，肌梭被拉长，其中间部分的感受装置受到的刺激加强，导致传入冲动增加，神经冲动的频率与肌梭被牵拉的程度成正比，引起支配同一肌肉的 α 运动神经元活动加强和梭外肌收缩，形成一次牵张反射。γ 运动神经元支配梭内肌，当它兴奋时，可使梭内肌收缩，中间部位的感受装置被牵拉，增强了肌梭的敏感性。因此，γ 运动神经元对调节牵张反射有重要的意义。

腱器官是指分布于肌腱胶原纤维之间的张力感受器，与梭外肌纤维呈串联关系，其传

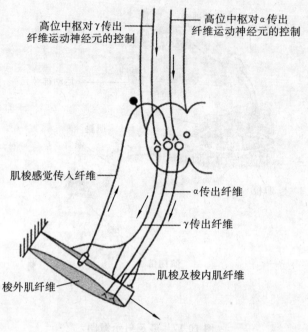

高位中枢对γ传出 —— 纤维运动神经元的控制

—— 高位中枢对α传出 纤维运动神经元的控制

肌梭感觉传入纤维 ——

—— α传出纤维

—— γ传出纤维

—— 肌梭及梭内肌纤维

梭外肌纤维 ——

图10-18 牵张反射示意图

入神经是较细的Ⅰ类纤维,它对肌肉被动牵拉不敏感,是感受肌肉张力变化的感受装置,其传入冲动对同一肌肉的α运动神经元起抑制作用。当肌肉受牵拉时,肌梭首先兴奋,通过牵张反射使被牵拉的肌肉收缩;当肌肉张力进一步加大时,则刺激腱器官,抑制支配同一肌肉的α运动神经元,使牵张反射受到抑制,以避免被牵拉肌肉的过度收缩而受损,从而起保护作用。

(三)屈肌反射和对侧伸肌反射

当肢体皮肤受到伤害性刺激时,可反射性地引起受刺激一侧肢体的屈肌收缩和伸肌舒张,出现肢体屈曲,这种反射称为屈肌反射(flexor reflex)。屈肌反射使肢体离开伤害性刺激,具有保护性意义,但不属于姿势反射。

屈肌反射的强弱与刺激强度有关,刺激强度增大,发生屈肌反射的范围也随之扩大。例如,足趾受到较弱的刺激时,只引起踝关节屈曲;刺激强度增大时,膝关节和髋关节也可发生屈曲;如果受到的伤害性刺激很强,则在同侧肢体发生屈肌反射的基础上出现对侧肢体伸直的反射活动,这一反射称为对侧伸肌反射(crossed extensor reflex)。对侧伸肌反射是一种姿势反射,在支持体重、维持躯体平衡中具有重要意义。

(四)脊休克

在机体内,脊髓的活动是处于高位中枢的调控之下完成的,其自身的功能不易单独表现出来。为了研究脊髓本身的功能,在动物实验中常在脊髓颈段第五节水平以下横断脊髓(以保持动物的呼吸功能),这种脊髓与高位中枢离断的动物称为脊动物。当脊髓与高位中枢突然离断后,横断面以下的脊髓会暂时丧失反射活动能力而进入无反应的状态,这种现象称为脊休克(spinal shock)。脊休克期间,横断面水平以下的脊髓所支配的躯体与内脏的反射均消失,主要表现如下:腱反射消失,骨骼肌张力减弱直至消失,外周血管扩张,血压下降,发汗反射消失,直肠、膀胱内有粪、尿潴留等。

脊休克是暂时现象,随后一些以脊髓为反射中枢的活动可逐渐恢复,其恢复的速度与动物的进化程度有关。因为不同动物的脊髓反射对高位中枢的依赖程度不同,动物越低级,恢复得就越快,蛙在脊髓离断后数分钟内即可恢复,犬需几天时间,而人类恢复最慢,需数周至数月。在恢复过程中,比较简单和原始的反射最先恢复,如屈肌反射和腱反射等;较复杂的反射则恢复较慢,如对侧伸肌反射等。血压可恢复到一定水平,排便、排尿反射也可恢复到一定程度,说明脊髓能完成这些简单的反射。脊休克后虽然这些脊髓反射可恢复过来,但横断面以下的感觉和随意运动则永久消失,因而不能很好地适应生活的需要。脊休克的产生并不是由脊髓切断的损伤刺激引起的,而是由于离断面以下的脊髓突然失去高位中枢的调控而兴奋性极度低下所致。脊休克恢复后,有些反射活动加强(如发汗反射、屈肌反射等),有些反射活动减弱(如伸肌反射),说明高位中枢对脊髓的反射活动既有易化作用,又有抑制作用。

二、脑干的调节功能

正常情况下,脊髓的功能是在脑干及以上各级高位中枢的调控下完成的。脑干对脊髓神经元活动所产生的肌紧张既有易化作用,也有抑制作用。

(一)脑干网状结构易化区和抑制区

脑干网状结构内,有加强肌紧张和肌运动的区域,称为易化区,也有抑制肌紧张和肌运动的区域,称为抑制区。易化区的范围较广,包括延髓网状结构的背外侧部分、脑桥被盖、中脑中央灰质及被盖,因为下丘脑和丘脑中线核群等部位对肌紧张也有易化作用,所以也包括在易化区的范围内(图 10-19)。易化区的活动比较强,并与延髓的前庭核、小脑前叶两侧部和后叶中间部等部位共同作用,加强伸肌的肌紧张和肌运动。其作用是通过网状脊髓束下传,易化 γ 运动神经元,使 γ 运动神经元传出冲动增加,提高肌梭敏感性。另外,易化区对 α 运动神经元也有一定的易化作用。

脑干网状结构抑制区较小,位于延髓网状结构的腹内侧部分(图 10-19),通过网状脊髓束抑制 γ 运动神经元,降低肌梭敏感性,从而降低肌紧张和肌运动。大脑皮层运动区、纹状体、小脑前叶蚓部等可通过其下行纤维加强抑制区的作用。与易化区相比,抑制区的活动较弱,两者在一定水平上保持相对平衡,以维持正常的肌紧张。

(二)去大脑僵直

在动物中脑上、下丘之间切断脑干,动物会出现四肢伸直、头尾昂起、脊柱挺硬等伸肌(抗重力肌)过度紧张的现象,称为去大脑僵直(decerebrate rigidity)。去大脑僵直是由于切断了大脑皮层和纹状体等部位与脑干网状结构抑制区的功能联系,使易化区和抑制区之间的活动失衡,导致易化区活动明显占优势。在人类,中脑疾病时也可以出现头后仰、上下肢均僵硬伸直、上臂内旋、手指屈曲等类似动物去大脑僵直的现象,这往往提示病变已严重侵犯脑干,是预后不良的信号。

三、小脑的调节功能

小脑在维持姿势、调节肌紧张、协调和形成随意运动等方面均有重要作用。在生理学

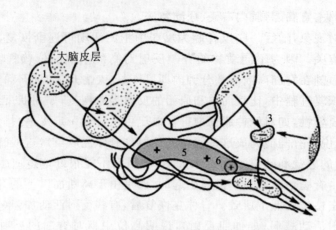

图 10-19　猫脑干网状结构易化区和抑制区示意图

1.大脑皮层运动区;2.纹状体;3.小脑;4.脑干网状结构抑制区;5.脑干网状结构易化区;6.小脑前叶两侧部。
"+"表示易化区;"-"表示抑制区

上,根据小脑的传入、传出纤维联系,将小脑分为前庭小脑、脊髓小脑和皮层小脑三个主要的功能部分(图 10-20)。

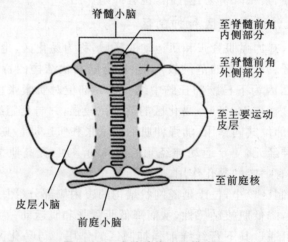

图 10-20　小脑功能分区模式图

(一) 前庭小脑

前庭小脑主要由绒球小结叶构成,其功能主要是维持身体平衡。该功能与前庭器官和前庭神经核有密切联系,其反射途径如下:前庭器官→前庭神经核→前庭小脑→前庭神经核→脊髓前角运动神经元→肌肉。因此,前庭小脑损伤时产生的运动障碍类似于前庭器官受损伤时的表现。实验证明,切除绒球小结叶的猴,由于平衡失调而站立不稳,但其他随意运动仍能协调,能很好地完成进食动作;第四脑室附近发生肿瘤的患者,由于肿瘤压迫绒球小结叶,患者站立不稳,头和躯干摇晃不定,步态不稳,容易跌倒。

(二) 脊髓小脑

脊髓小脑由小脑蚓部和半球中间部组成,主要接受来自脊髓和三叉神经的传入信息,也接受视觉和听觉的传入信息,其传出信息可抵达脑干网状结构、红核、丘脑和大脑皮层运动区。脊髓小脑的主要功能是调节肌紧张和协调随意运动。小脑对肌紧张的调节,包括易化和抑制双重作用。前叶蚓部有抑制肌紧张的作用,而小脑前叶两侧部则有易化肌紧张的作用。在进化过程中,抑制肌紧张的作用逐渐减弱,而易化肌紧张的作用逐渐加强。脊髓小脑损伤后,可出现肌紧张降低,即易化作用减弱,造成四肢乏力。此外,还可表现为随意运动的力量、方向及准确度发生紊乱。如:患者不能完成精巧动作,肢体在完成动作时抖动而把握不住方向,且越接近目标时抖动越厉害,称为意向性震颤;行走时跨步过大而躯干落后,以至于容易跌倒,或走路摇晃,步态蹒跚,沿直线行走时更不平稳;不能进行拮抗肌的快速重复轮替动作(如上臂不断交替进行内旋与外旋),且动作越快,协调障碍越明显。这些动作协调性障碍统称为小脑共济性失调。

(三)皮层小脑

皮层小脑指小脑半球的外侧部,它不接受外周感觉器的传入冲动,而主要与大脑皮层感觉区、运动区和联络区构成回路。皮层小脑的主要功能是参与随意运动计划的形成及运动程序的编制。一个随意运动的产生包括运动的设计和执行两个不同阶段,并需要脑在设计和执行之间进行反复的比较来协调动作。例如,在学习某种精巧运动的开始阶段,动作常常是粗糙而不协调的。在学习过程中,大脑皮层与小脑之间不断进行联合活动,同时小脑针对不断传入的运动信息,逐步纠正运动过程中出现的偏差,使运动逐步协调起来,从而在皮层小脑储存了一整套运动程序。当大脑皮层要发动某项精巧运动时,可通过大脑-小脑回路从皮层小脑提取储存的程序,并将它回输到运动皮层,再通过皮质脊髓束发动运动,使骨骼肌动作精巧、协调、快速。

四、基底神经节的调节功能

(一)基底神经节的组成及功能

基底神经节(basal ganglia)是指大脑皮层下一些核团的总称,包括尾核和壳核(新纹状体)、苍白球(旧纹状体)、丘脑底核以及中脑黑质。基底神经节内部存在黑质-纹状体环路联系,即由黑质向纹状体投射,其递质为多巴胺(dopamine,DA),能抑制纹状体内胆碱能神经元的活动;由纹状体向黑质投射,其递质为 γ-氨基丁酸(γ-aminobutyric acid,GABA),可抑制黑质内多巴胺能神经元的活动(图 10-21)。

基底神经节对躯体运动有重要的调节功能,主要涉及随意运动的产生和稳定、肌紧张的控制以及本体感觉传入信息的处理等,其机制十分复杂,迄今不完全清楚。

(二)与基底神经节损伤有关的疾病

基底神经节损伤的临床表现可分为两大类,一类表现为运动过少而肌紧张增强,如帕金森病(Parkinson disease),又称震颤麻痹(paralysis agitans);另一类表现为运动过多而肌紧张降低,如舞蹈病(chorea)和手足徐动症。

帕金森病的主要症状有全身肌紧张增强、肌肉强直、随意运动减少、动作迟缓、面部表情呆板,常伴有静止性震颤。这种震颤多见于手部,震颤节律为每秒 4~6 次,静止时出现,情绪激动时增加,入睡后停止。研究表明,帕金森病的产生机制与中脑黑质发生病变有关。由于黑质病变,多巴胺能神经元受损,使纹状体中多巴胺含量明显减少,造成纹状体中胆碱

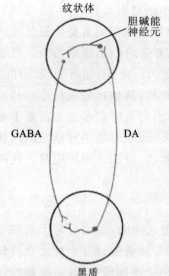

图 10-21 黑质-纹状体环路联系示意图

能神经元功能亢进,从而产生症状(图 10-21)。因此,给予多巴胺的前体物质左旋多巴以增加多巴胺的含量,或用 M 受体阻断剂东莨菪碱等阻断胆碱能神经元的作用,能明显改善肌肉强直和动作迟缓的症状。但上述药物对静止性震颤无明显疗效,后者可能与丘脑外侧腹核等的结构和功能异常有关。

舞蹈病患者主要表现为头部和上肢不自主的舞蹈样动作,伴有肌张力降低等症状。舞蹈病的主要病变部位在新纹状体,新纹状体内胆碱能和 γ-氨基丁酸能神经元的功能减退,对黑质多巴胺能神经元的抑制作用减弱,使多巴胺能神经元的功能活动相对亢进,从而出现症状。因此,临床上用利血平消耗掉多巴胺递质,可以缓解舞蹈病患者的症状。

五、大脑皮层的调节功能

大脑皮层是调节躯体运动的最高级中枢,其信息经下行通路最后抵达位于脊髓前角和脑干的运动神经元,从而控制躯体运动。

(一)大脑皮层运动区

大脑皮层的主要运动区在中央前回和运动前区,是控制躯体运动最重要的区域。大脑皮层运动区对躯体运动的控制具有下列特征。

1. 交叉性支配 交叉性支配即一侧大脑皮层运动区支配对侧躯体的骨骼肌。但在头面部,除下部面肌和舌肌主要受对侧大脑皮层支配外,其余部分均为双侧性支配。所以,当一侧内囊损伤时,头面部肌肉并不完全麻痹,只有对侧下部面肌、舌肌发生麻痹。

2. 功能定位精细 运动代表区的大小与运动的精细程度有关。运动越精细、越复杂的肌肉,其代表区面积越大。如手的运动灵巧,其大脑皮层运动区大,其中大拇指的代表区面积是大腿代表区面积的 10 倍。

3. 呈倒置安排 大脑皮层运动区总的安排为倒置的,即下肢的代表区在大脑皮层顶部,上肢的代表区在中间部,头面部肌肉的代表区在底部,但头面部代表区的内部安排是正立的(图 10-22)。

除中央前回和运动前区外,在大脑半球内侧面还有运动辅助区,位于两半球内侧面、扣带回沟以上、4 区之前的区域。动物实验中刺激该区域,可引起一定的肢体运动,反应一般为双侧性。破坏该区可使双手协调性动作难以完成,复杂动作变得笨拙。

(二)运动传出通路

大脑皮层运动区的运动传出通路主要包括皮层脊髓束和皮层脑干束。

1. 皮层脊髓束 其由皮层发出,经内囊、脑干下行,到达脊髓前角运动神经元的传导束,称为皮层脊髓束。其中,约 80% 的纤维在延髓锥体跨过中线到达对侧,沿脊髓外侧索下行达脊髓前角,形成皮层脊髓侧束,其功能是控制四肢远端肌肉,与精细的、技巧性的运动有关,约 20% 的纤维在延髓及脊髓同侧前索下行而形成皮层脊髓前束,此束一般只下行到胸部,其纤维大部分终止于对侧前角运动神经元,少数终止于同侧前角运动神经元。皮

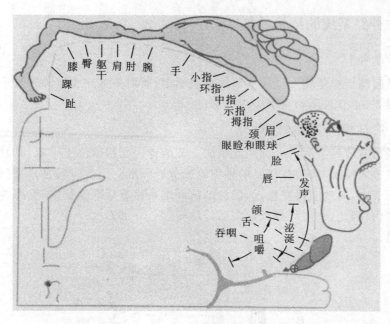

图 10-22　人大脑皮层运动区示意图

层脊髓前束的功能是控制躯干和四肢近端肌肉,与姿势的维持和粗略运动有关。

2. 皮层脑干束 其由皮层发出,经内囊到达脑干内各运动神经元的传导束,称为皮层脑干束,其功能是调节头面部肌肉的运动。

此外,上述通路发出的侧支和一些直接起源于运动皮层的纤维,经脑干某些核团接替后形成顶盖脊髓束、网状脊髓束、前庭脊髓束以及红核脊髓束。前三者的功能与皮层脊髓前束相似,参与对近端肌肉粗略运动和姿势的调节;而红核脊髓束的功能与皮层脊髓侧束相似,参与四肢远端肌肉精细运动的调节。

人类皮层脊髓侧束受损时将出现巴宾斯基征阳性体征,即以钝物划足跖外侧时,出现拇趾背屈、其他四趾外展呈扇形散开的体征。由于脊髓受高位中枢的控制,平时这一反射被抑制而不表现出来,为巴宾斯基征阴性,表现为所有足趾均发生跖屈。婴儿由于皮层脊髓束未发育完全以及成人在深睡或麻醉状态下,也可出现巴宾斯基征阳性。临床上可根据此体征来判断皮层脊髓侧束有无受损。

第四节　神经系统对内脏活动的调节

内脏活动受自主神经系统的调节。自主神经系统又称内脏神经系统,包括交感神经系统和副交感神经系统。和躯体神经系统一样,自主神经系统也包括传入神经和传出神经两部分,但习惯上仅指其传出神经部分,它们分布于内脏、心血管和腺体,调节这些器官的功能。

一、自主神经系统的结构特征

(一)起源部位

交感神经起源于脊髓胸1至腰3节段灰质侧角,而副交感神经起源于脑干的脑神经核和脊髓骶段第2～4节灰质相当于侧角的部位。

(二)节前纤维和节后纤维

自主神经由节前和节后两个神经元组成。节前神经元胞体位于中枢,其轴突组成节前纤维到达神经节内换元,节后神经元的轴突组成节后纤维支配效应器官。交感神经节位于椎旁节和椎前节中,离效应器官较远,因此节前纤维短而节后纤维长;副交感神经节通常位于效应器官壁内,因此,节前纤维长而节后纤维短(图10-23)。

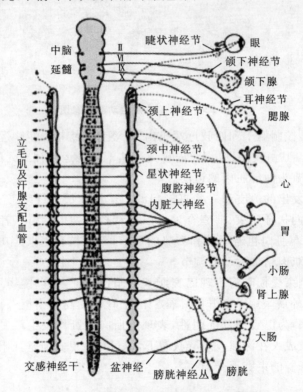

图10-23 人体自主神经系统分布示意图

"————"表示节前纤维;"- - - - - - -"表示节后纤维

(三)分布

交感神经分布广泛,几乎支配全身所有的内脏器官,而副交感神经分布相对较局限,某些内脏器官无副交感神经支配,如汗腺、竖毛肌、皮肤和肌肉内的血管、肾上腺髓质和肾等,只接受交感神经支配(图10-23)。

(四)引起的效应

交感神经节前纤维与节后纤维数量之比为1:(11～17),故刺激交感神经节前纤维,引起的效应比较弥散,而副交感神经节前纤维与节后纤维数量之比为1:(1～2),因此引起的反应比较局限。

二、自主神经系统的功能

自主神经系统对内脏器官的作用在各相关章节中已作介绍,现将自主神经系统的主要功能按人体组织器官的不同列表如下(表 10-3)。

表 10-3 自主神经系统的主要功能

器 官	交 感 神 经	副交感神经
循环器官	心率加快,心肌收缩力加强,冠状动脉收缩,腹腔内脏、皮肤、唾液腺、外生殖器的血管收缩,骨骼肌血管收缩(α_1 受体)或舒张(β_2、M 受体)	心率减慢,心房收缩力减弱,部分血管(如分布于外生殖器的血管)舒张
呼吸器官	支气管平滑肌舒张	支气管平滑肌收缩,呼吸道黏膜腺体分泌
消化器官	抑制胃肠运动,抑制胃液、胰液分泌,促进括约肌收缩,舒张胆囊和胆道,分泌黏稠唾液	促进胃肠运动及胆囊收缩,促进括约肌舒张,分泌稀薄唾液,使胃液、胰液、胆汁分泌增加
泌尿生殖器官	尿道内括约肌收缩,逼尿肌舒张,有孕子宫平滑肌收缩,无孕子宫平滑肌舒张	尿道内括约肌舒张,逼尿肌收缩
眼	瞳孔开大肌收缩,瞳孔扩大	瞳孔括约肌收缩,瞳孔缩小,睫状肌收缩,泪腺分泌
皮肤	汗腺分泌,竖毛肌收缩	—
内分泌和代谢	肾上腺髓质激素分泌,肝糖原分解	胰岛素分泌

三、自主神经系统的功能特征

(一)紧张性作用

自主神经经常发放一定频率的传出冲动,使效应器维持一定的活动状态,这种作用称为紧张性作用。如:切断心交感神经,心率便减慢;反之,切断心迷走神经,心率便加快。这说明两种神经对心脏都具有紧张性作用。

(二)双重支配

许多组织器官都受交感神经和副交感神经的双重支配,两者的作用往往相互拮抗。如:迷走神经抑制心脏活动,而交感神经兴奋心脏活动。这种正反两方面的调节可使受支配器官的活动能适应不同条件下的需要。但是也有例外,例如支配唾液腺的交感神经和副交感神经兴奋时均可引起唾液腺的分泌,不过交感神经兴奋时分泌的唾液较黏稠,副交感神经兴奋时分泌的唾液较稀薄。

(三)受效应器功能状态影响

自主神经对内脏活动的调节与效应器当时的功能状态有关。如:刺激交感神经可抑制未孕子宫的运动,而对有孕子宫却增强其运动;当幽门处于收缩状态时,刺激迷走神经使之舒张,而幽门处于舒张状态时,刺激迷走神经则使之收缩。

（四）对整体生理功能调节的意义

在环境急剧变化时,交感神经系统可以动员机体许多器官的潜在能力以迅速适应环境的变化。例如,在剧烈运动、失血、窒息、恐惧、寒冷等情况下,常表现为呼吸加快、心率加快、血压升高、内脏血管收缩、肌肉血流量增多、代谢活动加强等,并同时伴有肾上腺髓质激素的大量分泌,使上述反应更加强烈。副交感神经系统的活动相对比较局限,其在机体处于安静状态时活动增强,以促进机体的调整恢复、消化吸收、积蓄能量以及加强排泄和生殖功能等。

四、中枢对内脏活动的调节

（一）脊髓

脊髓对内脏活动的调节是初级的,基本的血管张力反射、排尿反射、排便反射、发汗和勃起反射等可在脊髓水平完成,但这些反射平时受高位中枢的控制,单靠脊髓本身的活动不能适应正常生活的需要。临床上观察到,脊髓高位离断的患者在脊休克期过后,可有一定的排尿能力,但由于失去了高位中枢的控制,可出现尿失禁,而且排尿常不完全。

（二）低位脑干

延髓是维持机体生命活动的基本中枢,如呼吸运动、心血管活动等的基本中枢都在延髓。若延髓被压迫或受损,可迅速引起呼吸、心跳等生命活动停止,导致死亡。因此,延髓有“生命中枢”之称。此外,中脑是瞳孔对光反射中枢,严重疾病时瞳孔对光反射消失,是病变侵害中脑的表现,也是生命垂危的标志。

（三）下丘脑

下丘脑大致可分为前区、内侧区、外侧区和后区,其上是边缘系统和丘脑-皮层系统,其下是脑干。下丘脑与边缘前脑及脑干网状结构有紧密的结构和功能联系,下丘脑还可通过垂体门脉系统和下丘脑-垂体束调节腺垂体和神经垂体的活动,因此,下丘脑被认为是较高级的内脏活动中枢。其主要功能如下。

1. 调节摄食行为 摄食行为是人和动物维持个体生存的基本活动。研究表明,在下丘脑存在着与摄食活动有关的两个中枢,一个是外侧区的摄食中枢,另一个是腹内侧核的饱中枢。如果毁坏动物的摄食中枢,动物拒绝摄食,而用电流刺激此区时,动物食量大增;如果刺激饱中枢,动物将停止摄食活动,而毁坏该区,则动物食量增大,逐渐肥胖。一般情况下,摄食中枢与饱中枢之间具有交互抑制的关系。

2. 调节水平衡 人体对水平衡的调节包括摄水与排水两个方面。实验证明,在下丘脑视前区的外侧部,与摄食中枢靠近,存在饮水中枢,也称为渴中枢。破坏该区域,动物除拒食外,饮水量也明显减少,而刺激该部位,动物出现渴感和饮水。下丘脑控制水的排出是通过调节视上核和室旁核合成和释放抗利尿激素而实现的。下丘脑内存在着渗透压感受器,可根据体内渗透压的变化来调节抗利尿激素的分泌(见第八章)。一般认为,下丘脑控制饮水的区域和控制抗利尿激素分泌的核团有功能上的联系,相互协同调节水平衡。

3. 调节体温 下丘脑不仅存在大量对温度变化敏感的神经元,而且体温调节的基本中枢也位于下丘脑。它们既能感受体温的变化，又能对温度信息进行整合处理，并通过调节散热和产热活动，使体温保持相对稳定（见第七章）。

4. 调节腺垂体和神经垂体激素的分泌 下丘脑内的小神经细胞能合成多种肽类物质以促进或抑制腺垂体激素的分泌。此外，下丘脑视上核和室旁核的大神经细胞能合成抗利尿激素和催产素，经下丘脑-垂体束运输到神经垂体储存，下丘脑也可控制其分泌（见第十一章）。

5. 参与情绪反应 下丘脑存在着与情绪反应密切相关的神经结构。在间脑水平以上切除大脑的猫，可出现毛发竖起、张牙舞爪、怒吼、心跳加速、呼吸加快、出汗、瞳孔扩大、血压升高等一系列交感神经活动亢进的现象，好似发怒一样，故称为假怒。在平时，下丘脑的这种活动，由于受到大脑皮层的抑制，不易表现出来。切除大脑的联系后，这种抑制被解除，轻微的刺激也可引发动物"发怒"。临床上，人类的下丘脑疾病，也常常出现不正常的情绪反应。

6. 控制生物节律 机体内的许多活动按一定的时间顺序发生周期性变化，这一现象称为生物节律。根据周期的长短可分为日节律、月节律、年节律等，其中日周期是最重要的生物节律，如动脉血压、体温、血细胞数和很多激素的分泌等都存在日周期变化。研究表明，下丘脑视交叉上核可能是控制日周期的关键部位。

（四）大脑皮层

1. 边缘系统 边缘系统包括边缘叶以及与其有密切关系的皮层和皮层下结构。边缘叶是指大脑半球内侧面皮层下围绕在脑干顶端周围的一些结构，如海马、穹隆、海马回、扣带回、胼胝体回等，它们与岛叶、颞极、眶回等皮层，以及杏仁核、隔区、下丘脑和丘脑前核等皮层下结构密切相关，统称为边缘系统。边缘系统是调节内脏活动的高级中枢，可调节血压、呼吸、胃肠、瞳孔、膀胱等的活动，还与情绪、食欲、性欲、生殖、防御以及学习、记忆等活动密切相关。

2. 新皮层 电刺激新皮层除能引起躯体运动外，还能引起内脏活动的变化。如：刺激皮层内侧面的一定部位，会产生直肠与膀胱运动的变化；刺激皮层外侧面的一定部位，会出现呼吸及血管运动的变化；刺激中央前回运动区的不同部位，可引起消化道运动及唾液腺分泌，还会产生竖毛与出汗。这些结果表明，新皮层与内脏活动有关系，而且区域分布和躯体运动代表区的分布有一致的地方。

第五节　脑电活动、觉醒与睡眠

一、脑电活动

应用电生理学方法，可在大脑皮层记录到两种不同形式的脑电活动，即自发脑电活动和皮层诱发电位。

（一）自发脑电活动

在无明显外来刺激的情况下，大脑皮层能经常自发地产生节律性的电位变化，这种电位变化称为自发脑电活动。临床上使用脑电图机在头皮表面记录到的自发脑电活动的波形,称为脑电图(electroencephalogram,EEG)(图10-24)。在颅骨打开时直接记录到的皮层表面电位变化,称为皮层电图。

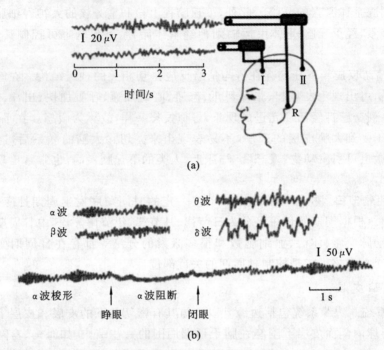

图10-24 正常脑电图的描记和几种基本波形

(a)脑电图的描记方法:参考电极放置在耳廓(R),由额叶(Ⅰ)电极导出的脑电波幅度低,由枕叶(Ⅱ)电极导出的脑电波幅度高;

(b)正常脑电图的基本波形

1. 正常脑电图的波形　正常脑电图的波形不规则,根据自发脑电活动的频率和幅度,可将脑电波分为α波、β波、θ波和δ波四种基本波形(表10-4)。

表10-4 正常脑电图的几种基本波形

脑电波	频率/Hz	幅度/μV	出现时状态
α波	8～13	20～100	成人安静、闭眼、清醒时,在枕叶明显
β波	14～30	5～20	成人活动时,在额叶、顶叶明显
θ波	4～7	100～150	成人困倦时,常见于颞叶、顶叶
δ波	0.5～3	20～200	成人熟睡时,常见于颞叶、枕叶

α波频率较慢,是大脑皮层处于安静状态时的主要电活动表现,在枕叶最为显著。β波频率较快,是大脑皮层处于紧张状态时的主要电活动表现,在额叶和顶叶较显著。α波的幅度常由小变大,再由大变小,接着又由小变大,如此反复,形成α波的梭形。每一梭形持续1～2 s。当睁开眼睛或接受其他刺激时,α波立即消失转而出现β波,这一现象称为α波阻断。如果受试者再安静闭眼,则α波又重新出现。θ波在成人困倦时出现,幼儿清醒时也常见到。δ波在成人清醒时并不出现,但在成人熟睡时、极度疲劳或麻醉状态下可以出现。在婴儿时期常可见到δ波。一般认为,θ波和δ波是大脑皮层处于抑制状态时的主要电活

动表现。

一般情况下，脑电波随大脑皮层不同的活动状态而变化。当许多皮层神经元的电活动趋于一致时，出现低频率高振幅的波形，这种现象称为同步化；当皮层神经元的电活动不一致时，就出现高频率低振幅的波形，称为去同步化。例如，将深睡者唤醒，脑电波由 δ 波转为 β 波，呈现去同步化。去同步化表示皮层兴奋过程的加强，而同步化则表示皮层抑制过程的加强。

临床上，癫痫患者或皮层有占位性病变（如脑肿瘤）的患者，脑电波会发生改变。例如，癫痫患者可出现异常的高频率高振幅脑电波或在高频率高振幅脑电波后跟随一个慢波的综合波形。因此，脑电图在临床上有一定的诊断价值。

2. 脑电波形成的机制 一般认为，皮层表面的电位变化是由大量神经元同步产生的突触后电位经总和后形成的。这种同步化活动依赖于皮层与丘脑之间的交互作用，一定的同步节律的非特异投射系统的活动，可促进皮层电活动的同步化。

（二）皮层诱发电位

皮层诱发电位是指感觉传入系统或脑的某一部位受刺激时，在皮层某一局限区域引出的电位变化。该电位有三种成分，即主反应、次反应和后发放。主反应为一先正后负的电位变化，出现在一定的潜伏期之后，波幅较大。一般认为，主反应是大锥体细胞的综合电位。次反应是跟随主反应之后的扩散性续发反应。后发放则为在主、次反应之后出现的一系列正相周期性电位波动，波幅较小，是皮层与丘脑接替核之间环路电活动的表现。

目前临床上常用的皮层诱发电位有躯体感觉诱发电位、视觉诱发电位、听觉诱发电位等几种，对研究大脑皮层功能定位、某些神经系统疾病、行为和心理活动等均有一定的价值。

二、觉醒与睡眠

觉醒与睡眠是人体生命活动中必不可少的两个生理过程，觉醒与睡眠的昼夜交替是人类生存的必要条件。觉醒时机体能迅速适应环境变化，从事各种体力和脑力活动。睡眠可促进体力和精力的恢复。成年人每天所需睡眠时间为 7～9 h，儿童需要睡眠时间为 10～12 h，新生儿需 18～20 h。

（一）觉醒

觉醒状态有行为觉醒状态与脑电觉醒状态之分。行为觉醒状态是指动物出现觉醒时的各种行为表现；脑电觉醒状态是指脑电波由睡眠时的同步化慢波转为觉醒时的去同步化快波，而行为上不一定呈觉醒状态。目前认为，黑质多巴胺能系统可能参与行为觉醒状态的维持，而脑干网状结构胆碱能系统和蓝斑上部去甲肾上腺素能系统可能参与脑电觉醒状态的维持。

（二）睡眠

1. 睡眠的时相 通过对睡眠过程的观察，发现睡眠由交替出现的两种时相组成，即慢波睡眠（slow wave sleep）和快波睡眠（fast wave sleep）。

（1）慢波睡眠：脑电图表现为同步化慢波，常变换体位，易唤醒。这时，人的视、听、嗅、触等感觉功能减退,骨骼肌反射和肌紧张减弱,伴有血压下降、心率减慢、瞳孔缩小、尿量减少、体温下降、代谢率下降、呼吸变慢、发汗功能增强等一系列自主神经功能的改变。慢波睡眠期间生长激素的分泌明显增多,有利于生长和体力的恢复。

(2)快波睡眠:脑电图表现为去同步化快波,与觉醒时相似,但在行为表现上却处于熟睡状态,因此又称为异相睡眠。在此期间,人体的各种感觉功能进一步减退,骨骼肌反射和肌紧张进一步减弱,肌肉几乎完全松弛,睡眠更深,较难唤醒。快波睡眠期间还可能有间断的阵发性表现,例如,部分肢体抽动、血压升高、心率加快、呼吸快而不规则,特别是可出现眼球的快速运动,所以此时相也称为快速眼球运动睡眠。此外,做梦是快波睡眠期间的特征之一。

快波睡眠期间,脑的耗氧量增加、脑血流量增多、脑内蛋白质合成加快,因此认为快波睡眠与幼儿神经系统的成熟有关,可能有利于建立新的突触联系,从而促进学习和记忆。快波睡眠期间会出现间断的阵发性表现,这可能与心绞痛、哮喘等疾病易于在夜间发作有关。

在整个睡眠过程中,慢波睡眠与快波睡眠互相交替进行。成年人睡眠时,一般先进入慢波睡眠,持续80~120 min后转入快波睡眠,持续20~30 min后,又转入慢波睡眠。在整个睡眠期间,如此反复交替4~5次,越接近睡眠的后期,快波睡眠持续时间越长。

2. 睡眠的产生机制　目前认为,睡眠是一个主动的抑制过程。慢波睡眠可能与间脑某些结构(可能是蓝斑和中缝核)、脑干尾端网状结构上行抑制系统和前脑基底部等脑区的活动有关。上行抑制系统可作用于大脑皮层,与脑干网状结构上行激动系统相对抗,从而调节睡眠与觉醒的相互转化;而快波睡眠则可能与脑桥被盖外侧区胆碱能神经元的活动有关。

第六节　脑的高级功能

人类的大脑除了在产生感觉、调节躯体运动和内脏活动中发挥重要作用以外,还涉及许多更为复杂的功能,如学习、记忆、思维、语言等,这些功能统称为脑的高级功能。

一、大脑皮层的语言活动功能

(一) 大脑皮层功能的一侧优势

人类两侧大脑半球的功能是不对称的,语言活动的中枢主要集中在一侧大脑半球,称为优势半球。这种一侧优势的现象仅出现于人类,它的出现虽与一定的遗传因素有关,但主要是在后天生活实践中逐渐形成的,与人类习惯使用右手有密切关系。习惯用右手的人(右利者),其优势半球在左侧。人类的左侧优势自10~12岁起逐步建立,若一侧半球在出生时严重损伤,语言中枢通常在功能完整的另一侧半球中发育,一般5岁前可以进行有效的转移,至15岁左右停止。左侧半球若在成年后受损,就很难在右侧半球再建语言中枢。

左侧半球在语言活动功能上占优势,而右侧半球则在非语词性认识功能上占优势,如对空间的辨认、对深度知觉和触觉的认识、图像视觉认识以及音乐欣赏等。但是这种优势也是相对的,左侧半球有一定的非语词性认识功能,右侧半球也有一定的简单语词活动功能。

(二)大脑皮层的语言中枢

人类大脑皮层的语言功能具有一定的分区(图10-25),不同区域的损伤可引起具有不同特点的语言功能障碍。①运动失语症:由中央前回底部前方的 Broca 区受损引起,患者能看懂文字,也能听懂别人讲话,但自己不会讲话,不能用词语来口头表达自己的思想(并非与发音有关的结构受损)。②失写症:因损伤额中回后部接近中央前回的手部代表区所致。患者能听懂别人讲话和看懂文字,自己也会说话,但不会书写,而手的其他功能正常。③感觉失语症:由颞上回后部损伤所致,患者能讲话、书写、看懂文字,也能听见别人的发音,但听不懂别人讲话的内容含义。④失读症:由角回损伤引起,患者能写、能说,也能听懂别人的谈话,视觉正常,但看不懂文字的含义。以上各区在语言功能上虽然有不同的侧重面,但各区的活动却是紧密联系的。正常情况下,它们协调活动,得以完成复杂的语言功能。

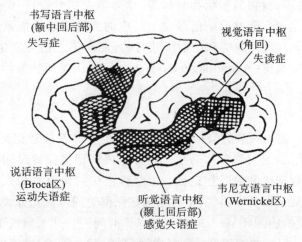

图 10-25　大脑皮层与语言功能有关的主要区域

二、学习与记忆

学习与记忆是两个有联系的神经活动过程。学习是指人和动物通过神经系统接受外界环境信息获得新的行为习惯的神经活动过程;记忆则是将学习到的信息在脑内储存和"读出"的神经活动过程。

(一)学习

1. 学习的分类　学习可分为非联合型学习和联合型学习两类。非联合型学习不需要在刺激与机体反应之间建立某种明确的联系,习惯化和敏感化即属于这种类型的学习。习惯化是指一种刺激反复出现,如果不引起某种奖赏或惩罚,机体对该刺激的反应将逐渐减弱以至消失。例如,人们对有规律出现的强噪声的反应会逐渐减弱,即为习惯化。敏感化则是指对刺激的反应增强,如在受到强的伤害性刺激之后,机体对弱刺激的反应会加强。联合型学习是指两种不同刺激在时间上很接近地重复发生,最后在脑内逐渐形成联系。经典的条件反射属于联合型学习。从这个意义上讲,学习的过程实际上就是建立条件反射的过程。

2. 条件反射的建立和消退　条件反射是在非条件反射的基础上建立起来的。有关条件反射建立的经典实验中,给狗喂食会引起唾液分泌,这是非条件反射,食物是非条件刺激。在平时,铃声不会使狗分泌唾液,因为铃声与唾液分泌无关,故称为无关刺激。但是,如果每次喂食前先出现铃声,然后再给食物,经多次重复后,当铃声一出现时,即使不给狗食物,狗也会分泌唾液,这种情况下铃声成为条件刺激,由此建立了条件反射。所以,条件反射建立的基本条件就是无关刺激与非条件刺激在时间上的多次结合,这个过程称为强化。

在上述经典的条件反射建立后,如果多次只给予条件刺激(铃声),而不用非条件刺激(食物)强化,则条件反射(唾液分泌)就会逐渐减弱,最后完全消失,这种现象称为条件反射的消退。条件反射的消退并非条件反射的丧失,而是大脑皮层内产生了抑制效应。

3. 人类条件反射的特征　引起条件反射的刺激信号可分为以下两类:一类是现实具体的信号,如灯光、铃声、食物的形状和气味等,称为第一信号;另一类是抽象的信号,如语言和文字,称为第二信号。能对第一信号发生反应的大脑皮层功能系统,称为第一信号系统(first signal system),这是人类和动物所共有的;能对第二信号发生反应的大脑皮层功能系统,称为第二信号系统(second signal system),这是人类所特有的,也是人类区别于动物的本质特征。

（二）记忆

1. 记忆的分类　进入人脑的信息量非常巨大,但并非都能被记忆,估计仅有 1% 的信息能被较长时间地记忆,绝大部分都会被遗忘掉。根据记忆保留时间的长短,可将记忆分为短时程记忆、中时程记忆和长时程记忆。短时程记忆的保留时间只有几秒到几分钟,如打电话时拨号,拨完后记忆随即消失;中时程记忆保留时间可由几分钟到几天,是短时程记忆向长时程记忆转化的中间环节;长时程记忆保留时间则自几天到数年,甚至终身保留。

2. 记忆的过程　记忆的过程可分为感觉性记忆、第一级记忆、第二级记忆和第三级记忆四个阶段(图 10-26)。

感觉性记忆是指人体通过感觉系统获得信息后在脑内感觉区储存的阶段,时间极短,一般不超过 1 s,若未经注意和处理便很快消失。如果把感觉性记忆得来的信息处理整合成新的连续印象,则转入第一级记忆。第一级记忆的时间也很短,平均约数秒钟。感觉性记忆和第一级记忆属于短时程记忆。第一级记忆中储存的信息经反复学习和运用,即在第一级记忆中多次循环,延长了它在第一级记忆中的停留时间,这样,信息就容易转入第二级记忆。第二级记忆是一个大而持久的储存系统,持续时间可由数分钟至数年。如电话号码,当人们刚看到它而不注意时,很快就会遗忘,但如注意,即可记住转入第一级记忆,如果不多次运用,还是容易忘掉。若这个电话号码对自己的工作和生活关系很大,经常运用,则可在较长的时间内都能将它记住,即进入了第二级记忆。有些记忆,如自己的名字或每天都在进行的操作手艺等,通过长年累月的反复运用,几乎是不会被遗忘的,这一类记忆储存在第三级记忆中。第二级记忆和第三级记忆属于长时程记忆。

学习和记忆在脑内有一定的功能定位,脑内与记忆功能密切相关的结构有大脑皮层联

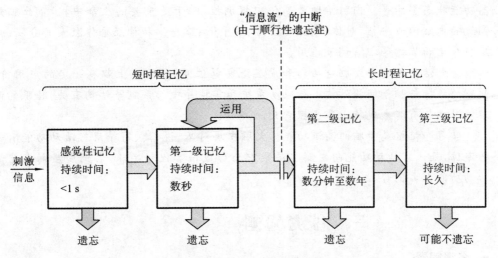

图 10-26 人类记忆过程示意图

络区、海马及其邻近结构、杏仁核、丘脑和脑干网状结构等。学习和记忆的机制目前仍不十分清楚,但大量的研究资料表明,它们与中枢神经元之间的环路联系、脑内有关蛋白质的合成以及新的突触联系的建立等有一定关系。

神经系统是机体最重要的功能调节系统,神经元是构成神经系统的结构和功能的基本单位。神经纤维传导兴奋具有生理完整性、绝缘性、双向性和相对不疲劳性等特征。神经元与神经元之间通过突触来传递信息。当突触前神经元兴奋而产生动作电位时,其轴突末梢释放神经递质,与突触后神经元上的相应受体结合,使突触后膜发生一定程度的去极化或超极化,形成兴奋性或抑制性突触后电位。神经递质是化学性突触传递的物质基础。在外周神经系统内主要的神经递质是乙酰胆碱和去甲肾上腺素,它们均通过与相应的受体结合而产生多样化效应。反射弧中枢部分的兴奋传递有单向传递、中枢延搁、总和、兴奋节律的改变、后发放、对内环境变化敏感和易疲劳等特征。除中枢兴奋外,尚有中枢抑制,分为突触后抑制和突触前抑制。

躯体感觉一般由三级神经元接替,经特异投射系统传到大脑皮层感觉区,其投射特点为左右交叉、上下倒置、投射面积大小与感觉分辨力有关等。内脏感觉主要是痛觉,经自主神经传入,内脏痛的主要特点是定位不准确,还常常引起牵涉痛。

脊髓和脑干运动神经元是运动信息传出的最后公路。中枢姿势调节系统分散于脊髓、脑干和大脑皮层各级水平。肌紧张是维持姿势最基本的反射活动。脑干网状结构及其他脑区内存在调节肌紧张的抑制区和易化区。躯体运动的发动主要受大脑皮层运动区及其传出通路的控制,大脑皮层运动区对躯体运动的调节具有交叉性支配、功能定位精细、呈倒置安排等特征。运动的产生与协调也与小脑和基底神经节的功能有关。

自主神经系统的功能是调节内脏活动,其特征包括紧张性作用、双重支配、受效应器功能状态影响等。内脏活动受高位中枢调控,脑干是重要的生命中枢,下丘脑是较高级的内脏调节中枢,对体温、摄食行为、水平衡、腺垂体和神经垂体激素的分泌、情绪反应和生物节律等都有调节作用。

脑电活动具有自发脑电活动和皮层诱发电位两种,临床上都有一定的应用价值。觉醒的维持与脑干网状结构上行激动系统和非特异投射系统等结构有关,睡眠的两个不同时相各有其表现特点和生理意义。

学习和记忆属于脑的高级功能。大脑皮层对听、说、读、写等语言活动功能有一定的定位,且语言活动功能向左侧皮层集中而形成语言优势半球,右侧皮层则在非语言活动功能上占优势。

能力检测

一、名词解释

递质、受体、兴奋性突触后电位、抑制性突触后电位、传入侧支性抑制、回返性抑制、特异投射系统、非特异投射系统、牵涉痛、运动单位、脊休克、牵张反射、去大脑僵直、后发放。

二、简答题

1. 简述神经纤维传导兴奋的特征。
2. 简述兴奋性突触后电位和抑制性突触后电位产生的过程及其机制。
3. 试述外周递质和受体的分类、分布和效应。
4. 简述中枢神经系统内神经元之间的联系方式。
5. 突触后抑制有几种形式?请举例说明。
6. 特异投射系统和非特异投射系统各有何特点和功能?
7. 简述骨骼肌牵张反射的类型及生理意义。
8. 脊休克有哪些表现?其机制如何?
9. 震颤麻痹患者和舞蹈病患者的主要症状、发病原因及药物治疗有何不同?
10. 试述自主神经系统的功能特征。
11. 下丘脑的功能有哪些?
12. 试述睡眠不同时相的特点及生理意义。

(张　量)

第十一章
内 分 泌

 学习目标

掌握:激素的概念及其作用的一般特征,甲状腺激素、糖皮质激素和胰岛素的生理作用及其分泌调节。

熟悉:激素的作用方式,腺垂体、神经垂体激素的种类及生理作用,甲状旁腺激素、降钙素的生理作用及分泌调节,胰高血糖素的生理作用及分泌调节。

了解:激素的分类和作用机制,下丘脑与垂体之间的功能联系,甲状腺激素的合成与代谢,肾上腺髓质激素的生理作用。

第一节 概 述

内分泌(endocrine)是指由内分泌细胞将所产生的化学物质不经导管而直接分泌到体液中,并经体液传递对靶细胞产生效应的一种分泌方式。内分泌细胞有的分布较集中,形成内分泌腺,人体内重要的内分泌腺有垂体、甲状腺、甲状旁腺、肾上腺、胰岛和性腺等;有的内分泌细胞则分散存在于某些器官组织中,如消化道黏膜、心、肾、肺、下丘脑和胎盘等。而内分泌系统是由经典的内分泌腺和散在分布于某些器官组织中的内分泌细胞所组成。内分泌系统与神经系统是人体内两大信息传递系统,两者密切联系,相互配合,共同调节机体的各种功能活动,维持内环境的稳态。

一、激素及其分类

(一)激素的概念和作用方式

神经系统是通过神经末梢释放神经递质实现其调节功能;而内分泌系统则是由内分泌腺或散在的内分泌细胞所分泌的高效生物活性物质,以体液为媒介传递信息而发挥其调节作用,将这些生物活性物质统称为激素(hormone)。激素发挥调节作用的器官、组织、腺体或细胞,分别称为激素的靶器官、靶组织、靶腺或靶细胞。

研究发现,激素主要通过以下几种方式发挥调节作用。①远距分泌:大多数激素分泌后经血液运送到远处的靶组织或靶细胞而发挥作用,这种作用方式称为远距分泌(telecrine),如生长激素、甲状腺激素等。②旁分泌:某些激素分泌后不经血液运输,而通过组织液扩散作用于邻近的靶细胞,这种方式称为旁分泌(paracrine),如胃肠黏膜 D 细胞分泌的生长抑素,可通过旁分泌方式抑制胃液分泌和胃运动。③自分泌:有的激素经局部扩散后又返回作用于该内分泌细胞,这种作用方式称为自分泌(autocrine),如下丘脑释放的生长激素释放激素可通过这种方式反馈调节自身的分泌,这是内分泌细胞的一种自身调控机制。④神经分泌:下丘脑内某些神经细胞既能产生和传导神经冲动,又能合成分泌激素,这些细胞称为神经内分泌细胞,它们所产生的激素称为神经激素(neurohormone)。神经激素可沿轴浆运送到神经末梢释放入血,这种作用方式称为神经分泌(neurocrine),如下丘脑视上核神经元合成的血管升压素(抗利尿激素)经轴浆运到神经垂体后释放入血(图 11-1)。

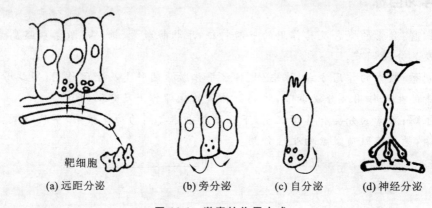

靶细胞

(a) 远距分泌　　(b) 旁分泌　　(c) 自分泌　　(d) 神经分泌

图 11-1　激素的作用方式

知识链接

激素的发现

1902 年,英国生理学家 Starling 和 Bayliss 在研究小肠局部运动反射时,对法国学者关于盐酸在狗小肠内引起胰液分泌机制的一篇论文产生了极大兴趣,法国学者认为这是一个局部神经反射。但 Starling 和 Bayliss 持怀疑态度,他们立即重复这个实验,发现用盐酸刺激去神经小肠时可引起胰液分泌,这与法国学者的结果一致,但他们确信自己切除局部神经是完全的。他们摆脱了"神经反射"传统观念的束缚,设想这可能是一种"化学反射",他们认为当盐酸作用于小肠时,可能引起小肠黏膜产生一种化学物质,该物质经血液循环到达胰腺,从而引起胰液分泌。进一步的实验证实了这个设想,他们从盐酸浸泡过的小肠黏膜中提取了一种能促进胰液分泌的化学物质,从而发现了人类历史上第一个激素——促胰液素,也证明了除神经调节外,机体还存在另一种化学信息的调节方式。

（二）激素的分类

体内激素来源复杂，种类繁多，按其化学结构不同主要分为以下三大类。

1. 蛋白质和肽类激素 这类激素的水溶性强，分子量大，所以主要与靶细胞的膜受体结合而发挥其调节作用。人体内的蛋白质类激素主要有胰岛素、甲状旁腺激素和腺垂体激素等。肽类激素有下丘脑调节肽、神经垂体激素、降钙素和胃肠激素等。这些激素易被消化酶分解失活，故临床上用该类激素时，不宜口服，一般需注射给药。

2. 胺类激素 胺类激素多为氨基酸的衍生物，主要有肾上腺素、去甲肾上腺素和甲状腺激素等。它们（甲状腺激素除外）也具有较强的亲水性，一般也由靶细胞的膜受体介导发挥其调节作用。

3. 类固醇类激素 类固醇类激素主要由肾上腺皮质和性腺合成分泌，主要有皮质醇、醛固酮、雌激素、孕激素及雄激素等。这类激素的脂溶性较强，分子量小，可直接穿越靶细胞膜，经靶细胞内受体介导发挥其调节效应。此类激素不易被消化酶破坏可以口服。

此外，胆固醇的衍生物——1,25-二羟维生素 D_3 和脂肪酸的衍生物——前列腺素也被作为激素看待。体内主要激素及其化学结构归纳于表 11-1。

表 11-1　体内主要激素及其化学结构

产生部位	激素名称	英文缩写	化学结构
下丘脑	促甲状腺激素释放激素	TRH	3 肽
	促性腺激素释放激素	GnRH	10 肽
	促肾上腺皮质激素释放激素	CRH	41 肽
	生长激素释放激素	GHRH	44 肽
	生长激素释放抑制激素（生长抑素）	GHRIH	14 肽
	促黑（素细胞）激素释放因子	MRF	肽类
	促黑（素细胞）激素释放抑制因子	MIF	肽类
	催乳素释放因子	PRF	31 肽
	催乳素释放抑制因子	PIF	多巴胺
	血管升压素（抗利尿激素）	VP（ADH）	9 肽
	缩宫素	OXT	9 肽
腺垂体	促肾上腺皮质激素	ACTH	39 肽
	促甲状腺激素	TSH	糖蛋白
	卵泡刺激素（促卵泡激素）	FSH	糖蛋白
	黄体生成素（间质细胞刺激素）	LH（ICSH）	糖蛋白
	促黑（素细胞）激素	MSH	13 肽
	生长激素	GH	蛋白质
	催乳素	PRL	蛋白质
甲状腺	甲状腺素（四碘甲腺原氨酸）	T_4	胺类
	三碘甲腺原氨酸	T_3	胺类
甲状腺 C 细胞	降钙素	CT	32 肽
甲状旁腺	甲状旁腺激素	PTH	84 肽

续表

产生部位	激素名称	英文缩写	化学结构
胰岛	胰岛素 胰高血糖素		蛋白质 29 肽
肾上腺皮质	糖皮质激素(如皮质醇) 盐皮质激素(如醛固酮)		类固醇 类固醇
肾上腺髓质	肾上腺素 去甲肾上腺素	E NE	胺类 胺类
睾丸	睾酮	T	类固醇
卵巢、胎盘	雌二醇 雌三醇 孕酮	E_2 E_3 P	类固醇 类固醇 类固醇
胎盘	绒毛膜促性腺激素	CG	糖蛋白
消化道	促胃液素 促胰液素 胆囊收缩素-促胰酶素	CCK-PZ	17 肽 27 肽 33 肽
心房	心房钠尿肽	ANP	肽类
各种组织	前列腺素	PG	脂肪酸衍生物
肾	1,25-二羟维生素 D_3		固醇类
脂肪组织	瘦素	LP	蛋白质

二、激素作用的一般特征

激素的主要作用如下:①调节机体的物质代谢和水盐代谢,维持内环境稳态;②促进细胞分裂和分化,调控机体的生长和发育、成熟和衰老过程;③参与中枢神经系统和自主神经系统的发育和活动,影响学习、记忆及行为等脑的高级功能;④与神经系统密切配合,提高机体对应激刺激的抵抗和适应能力;⑤促进生殖器官的发育和成熟,调控机体的生殖过程。激素在对靶组织发挥调节作用的过程中,具有以下共同特征。

(一)激素的信使作用

内分泌系统依靠激素在内分泌细胞与靶细胞之间进行信息传递。激素在参与机体功能调节过程中,只是将信息传递给靶细胞,对靶细胞的生理生化过程起加强或减弱作用,如生长激素的促生长作用、甲状腺激素增强代谢过程等。在这些作用中,激素并不提供任何营养成分和能量,只是起传递信息的"信使"作用。

(二)激素作用的特异性

由内分泌腺或内分泌细胞释放的激素,经血液运输可与全身各器官、组织和细胞广泛接触,但这些激素只选择性地作用于体内某些特定的器官、组织和细胞,这称为激素作用的特异性。激素作用的特异性与靶细胞上存在的能与该激素发生特异性结合的受体有关。有些激素作用的特异性很强,只专一地作用于某一靶腺,如促甲状腺激素作用于甲状腺、促肾上腺皮质激素作用于肾上腺皮质;而有些激素作用的特异性较弱,作用部位较广泛,如生长激素、甲状腺激素对全身组织细胞的功能几乎都有调节作用。

(三)激素的高效放大作用

生理状态下,激素在血中的含量很低,一般只有纳摩尔浓度(nmol/L),甚至只有皮摩尔浓度(pmol/L)数量级,但其生理效应却十分显著。其原因是激素与受体结合后,在细胞内发生一系列酶促放大作用,一个接一个逐级放大,形成一个高效能的生物放大系统。据估计,1 分子的胰高血糖素可激活 1 分子的腺苷酸环化酶,通过 cAMP-蛋白激酶途径逐级放大,最后可激活 10000 个分子的磷酸化酶,从而发挥激素强大的调节作用。所以体液中激素浓度维持相对稳定,对激素发挥正常的调节作用极为重要。如果某内分泌腺分泌的激素稍有过量或不足,便可引起相应的生理功能明显异常,临床上分别称为该内分泌腺的功能亢进或功能减退。

(四)激素间的相互作用

当多种激素共同参与调节某一生理功能时,各激素之间可相互联系、相互影响和相互作用。

1. 协同作用 如生长激素、肾上腺素、糖皮质激素和胰高血糖素,虽然各自调节物质代谢的环节和机制不同,但均能升高血糖,在升糖效应上表现为协同作用。

2. 拮抗作用 不同激素共同参与调节某一生理效应时作用相反,称为拮抗作用。如:胰岛素可降低血糖,与上述激素的升糖效应产生拮抗作用;甲状旁腺激素可升高血钙,与降钙素的降血钙效应相互拮抗。

3. 允许作用 允许作用指某些激素本身并不能直接对某器官、组织或细胞产生生物学效应,但它的存在可使另一种激素的作用明显增强,这种现象称为激素的允许作用。如糖皮质激素本身对血管平滑肌无收缩作用,但在糖皮质激素存在的条件下,儿茶酚胺才能充分发挥对血管功能的调节作用。

各激素之间表现的协同、拮抗或允许作用,对维持机体功能活动的稳态起重要作用。

三、激素的作用机制

(一)激素的受体

目前研究认为,激素作为化学信使必须首先和靶细胞中的相应受体相互识别并结合,继而启动靶细胞内一系列的信号转导过程,最终使该细胞产生固有的生物学效应。根据靶细胞中受体存在的部位不同,可将受体分为细胞膜受体和细胞内受体两种,而细胞内受体又可分为胞质受体和核受体。由于激素的化学结构和性质不同,其作用机制也不相同。

(二)细胞膜受体介导的激素作用机制

细胞膜受体是镶嵌在细胞膜上的一类蛋白质,主要有 G 蛋白偶联受体、酪氨酸激酶受体和鸟苷酸环化酶受体等。体内水溶性强或分子量大的激素,不易通过靶细胞膜,只能与细胞膜上特异受体结合而发挥其调节效应。1965 年 Sutherland 等提出第二信使学说,该学说认为:激素作为第一信使,与靶细胞膜上的特异受体结合后,激活细胞膜内的腺苷酸环化酶(adenylyl cyclase, AC);在 Mg^{2+} 的参与下,腺苷酸环化酶催化 ATP 转变为环磷酸腺苷(cAMP);作为第二信使的 cAMP 继而激活细胞内的蛋白激酶(PK)系统,活化后的 PK 再催化细胞内多种蛋白质发生磷酸化反应,最终引起靶细胞的各种生物学效应(图 11-2),如腺细胞分泌、肌细胞收缩等。信息由第一信使传递给第二信使,实现了细胞内的信号转导,而 cAMP 在磷酸二酯酶的催化下可降解为 $5'$-AMP 而失活。

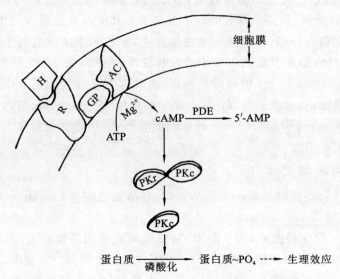

图 11-2　细胞膜受体介导的激素作用机制示意图

H. 激素;R. 受体;GP. G 蛋白;AC. 腺苷酸环化酶;PDE. 磷酸二酯酶;
PKr. 蛋白激酶调节亚单位;PKc. 蛋白激酶催化亚单位

研究表明,cAMP 并不是唯一的第二信使,作为激素第二信使的化学物质可能还有环磷酸鸟苷(cGMP)、三磷酸肌醇(IP_3)、二酰甘油(DG)和 Ca^{2+} 等。

(三)细胞内受体介导的激素作用机制

类固醇激素分子量小、脂溶性高,能自由通过细胞膜进入靶细胞内。1968 年 Jesen 和 Gorski 提出的基因表达学说认为:进入细胞内的类固醇激素可经过两个步骤,调节基因表达而发挥调节效应:第一步是激素与胞质受体结合,形成激素-胞质受体复合物,胞质受体与类固醇激素结合后导致受体蛋白变构,从而使激素-胞质受体复合物易透过核膜进入细胞核内;第二步是与核受体结合形成激素-核受体复合物,此复合物作用于染色质的特定位点,进而激发 DNA 的转录过程,生成新的 mRNA,诱导相应蛋白质的合成而产生特定的生物学效应(图 11-3)。此外,有的类固醇激素(如性激素)进入细胞后,可直接经胞质进入核内,与核受体结合而调节基因表达。

体内激素种类繁多,其作用机制也非常复杂,如甲状腺激素虽属胺类激素,但其作用机制却与类固醇激素相似,可直接进入细胞核内与核受体结合,通过调控基因表达而发挥作用。属于类固醇激素的糖皮质激素可不通过基因表达机制,而作用于细胞膜发挥调节效应。胰岛素除可以作用于细胞膜受体外,也能进入细胞内发挥作用。

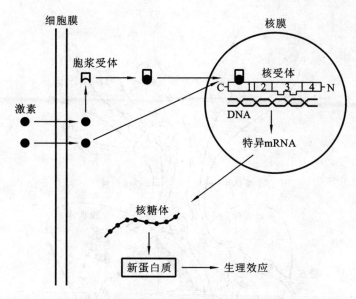

图 11-3　细胞内受体介导的激素作用机制示意图

第二节　下丘脑与垂体

一、下丘脑与垂体的功能联系

垂体位于颅底蝶鞍构成的垂体窝中,经垂体柄与下丘脑连接。在结构和功能上,下丘脑与垂体的联系极为密切,两者共同组成下丘脑-垂体功能单位(图 11-4)。垂体根据发育来源、形态和功能的不同,可分为腺垂体和神经垂体,因此,下丘脑-垂体功能单位包括下丘脑-腺垂体系统和下丘脑-神经垂体系统。

(一)下丘脑-腺垂体系统

下丘脑与腺垂体之间没有直接的神经纤维联系,但存在把两者联系起来的垂体门脉系统。在下丘脑内侧基底部的神经核团,包括正中隆起、弓状核、腹内侧核、视交叉上核及室周核等共同构成下丘脑促垂体区,主要由小神经细胞组成,它们能合成和分泌一些肽类激素,故又称肽能神经元。由下丘脑促垂体区肽能神经元分泌、能调节腺垂体活动的肽类激素,统称为下丘脑调节肽(hypothalamic regulatory peptides,HRP)。下丘脑肽能神经元轴突末梢释放的下丘脑调节肽,经垂体门脉系统作用于腺垂体的内分泌细胞,从而调节腺垂体激素的合成和分泌。

目前已发现九种下丘脑调节肽,其化学结构和生理作用有所不同(表 11-2)。下丘脑调节肽除调节腺垂体功能外,还具有垂体外调节作用,并且可以在中枢神经系统的其他部位及体内多种组织中生成。

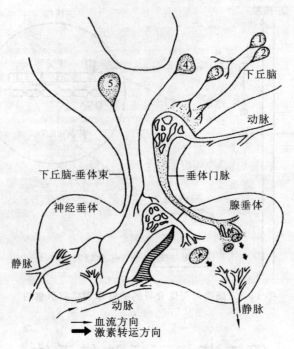

图 11-4 下丘脑-垂体功能单位模式图
1:单胺能神经元;2、3、4、5:下丘脑肽能神经元

表 11-2 下丘脑调节肽及其对腺垂体的作用

种　　类	英文缩写	主　要　作　用
促肾上腺皮质激素释放激素	CRH	促进 ACTH 释放
促甲状腺激素释放激素	TRH	促进 TSH、PRL 释放
促性腺激素释放激素	GnRH	促进 LH、FSH 释放
生长激素释放激素	GHRH	促进 GH 释放
生长抑素	GHRIH	抑制 GH 及其他激素分泌
促黑(素细胞)激素释放因子	MRF	促进 MSH 释放
促黑(素细胞)激素释放抑制因子	MIF	抑制 MSH 释放
催乳素释放因子	PRF	促进 PRL 释放
催乳素释放抑制因子	PIF	抑制 PRL 释放

(二) 下丘脑-神经垂体系统

下丘脑与神经垂体之间有直接的神经联系。下丘脑视上核和室旁核神经元的轴突延伸下行到神经垂体,形成下丘脑-垂体束。由视上核和室旁核神经元合成的抗利尿激素和缩宫素,经下丘脑-垂体束的轴浆运送到神经垂体储存。当机体需要时,这两种激素由神经垂体释放入血并发挥调节作用。

二、腺垂体激素

腺垂体是体内最重要的内分泌腺，可合成分泌七种腺垂体激素。包括生长激素、促甲状腺激素、促肾上腺皮质激素、卵泡刺激素、黄体生成素、催乳素和促黑（素细胞）激素。

（一）生长激素

生长激素（growth hormone,GH）是腺垂体中含量较多的一种激素。人生长激素是由191 个氨基酸残基组成的蛋白质激素，分子量为 22000，其化学结构与人催乳素相似，所以两者的作用有一定交叉。生长激素具有种属特异性，不同种属动物的生长激素，其化学结构与免疫性质有较大差别。除猴外，其他动物的 GH 对人类均无效。近年来利用 DNA 重组技术已能大量生产 GH 供临床使用。

正常成年男性血浆中 GH 的浓度为 $1\sim5$ $\mu g/L$，女性高于男性，但不超过 10 $\mu g/L$，且有自发性波动，即在基础分泌的水平上自发、间断地出现 GH 分泌高峰。正常情况下血浆GH 浓度还受运动、睡眠、血糖以及性激素水平等因素的影响。

1. 生长激素的生理作用 GH 作用广泛，没有特定的靶组织，其主要作用是促进机体生长发育和物质代谢。GH 对机体各器官组织均有影响，尤其对骨骼、肌肉及内脏器官的作用更为显著，所以又称为躯体刺激素。此外，GH 还是参与机体应激反应的重要激素之一。

（1）促生长作用：机体的生长发育受多种激素影响，而 GH 是调节机体生长的关键因素。实验发现，摘除垂体的幼年动物，生长停止，如及时补充 GH 则可恢复生长。GH 可通过促进体内软骨细胞、肌细胞、骨细胞及其他组织的蛋白质合成和细胞分裂增生而发挥促生长作用，但对脑的生长发育影响不大。GH 的作用机制较复杂，GH 与靶细胞特异性受体结合后，可直接促进机体的生长发育；也可通过诱导靶细胞（如肝细胞等）产生一种具有促进软骨细胞分裂增殖及骨化，使长骨增长的肽类物质，称为生长素介质，而间接促进器官组织的生长发育。若蛋白质缺乏时，生长激素不能刺激生长素介质的生成，故营养不良的儿童生长迟缓。

临床上若 GH 分泌异常可出现各种症状。如：垂体先天损害而缺乏 GH 的幼儿，则出现生长迟缓，身材矮小，但智力发育一般正常，称为侏儒症（dwarfism）；相反，若幼年时期GH 分泌过多，则身体各部位过度生长，身材高大，称为巨人症（gigantism），上述症状说明长骨发育异常。人成年后长骨骨骺已钙化闭合，长骨不再生长，如果此时 GH 分泌过多，只能促进软骨成分较多的手、足肢端的短骨、面骨及软组织生长，以致出现手足粗大、鼻大唇厚、下颌突出和内脏器官（如肝、肾等）增大等症状，称为肢端肥大症（acromegaly）。可见适量的 GH 对维持机体的正常生长发育具有重要作用。

（2）调节代谢作用：GH 广泛参与体内的物质和能量代谢过程。①蛋白质代谢：GH 可直接或通过生长素介质促进氨基酸进入细胞，加速 DNA 和 RNA 的合成，从而促进软骨、骨、肌肉、肝、肾、肺、脑及皮肤等组织的蛋白质合成，抑制其分解。②脂肪代谢：GH 促进脂肪分解，增强脂肪酸氧化，提供能量。所以 GH 可使机体脂肪减少而蛋白质含量增加。③糖代谢：抑制外周组织摄取与利用葡萄糖，减少葡萄糖的消耗，提高血糖水平，使机体的能量来源由糖代谢转向脂肪代谢。若生长激素分泌过量可因血糖升高而导致垂体性糖尿病。

2. 生长激素分泌的调节

(1) 下丘脑调节肽的调节：GH 的分泌受下丘脑释放的 GHRH 和 GHRIH 的双重调节。由下丘脑释放的 GHRH，经垂体门脉到达腺垂体，促进 GH 的分泌，而 GHRIH 则抑制 GH 的分泌。正常情况下 GHRH 的调节作用占优势，是 GH 分泌的经常性调节因素。而 GHRIH 则主要在应激刺激引起 GH 分泌过多时才发挥抑制作用。由于 GHRH 呈脉冲式释放，因此，生长激素的分泌也呈脉冲式。

(2) 激素的反馈调节：GH 和生长素介质可分别作用于下丘脑和腺垂体两个水平，负反馈调节 GH 的分泌。

(3) 其他因素的调节：①代谢因素：低血糖、血中氨基酸增多或脂肪酸含量减少均能刺激 GH 的分泌，以低血糖的刺激作用最强。②睡眠：人进入慢波睡眠后，GH 分泌较觉醒状态明显增加，转入异相睡眠后，GH 分泌又减少。慢波睡眠时 GH 分泌增多，可促进机体的生长发育和体力的恢复。③激素：甲状腺激素、雌激素和雄激素均能促进 GH 的分泌，性激素对 GH 分泌的刺激作用可能是青春期机体生长较快的原因。此外，运动、应激刺激也能引起 GH 分泌增多。

(二) 催乳素

催乳素(prolactin,PRL)是由 199 个氨基酸组成的蛋白质激素，成人血浆 PRL 浓度低于 20 μg/L，妊娠和哺乳期 PRL 浓度升高。

1. PRL 的生理作用　PRL 的作用极为广泛，其靶器官主要为乳腺和性腺，并参与机体的应激反应。

(1) 对乳腺的作用：PRL 可促进乳腺发育，引起并维持泌乳，故名催乳素。女性青春期乳腺的发育，主要依赖于雌激素、孕激素、生长激素、皮质醇、甲状腺激素及 PRL 的协同作用。在妊娠期，PRL、雌激素和孕激素分泌增多，促进乳腺组织进一步发育。此时，乳腺已具备泌乳能力却不泌乳，原因是此时血中雌激素和孕激素浓度过高，抑制了 PRL 的泌乳作用。分娩后，雌激素和孕激素分泌量迅速减少，PRL 得以发挥引起和维持泌乳的作用。

(2) 对性腺的作用：在女性，小剂量 PRL 可刺激卵巢黄体生成素受体的生成，与黄体生成素协同促进卵巢排卵和黄体生成，促进孕激素与雌激素的合成和分泌，大剂量时则有抑制作用；在男性，PRL 可促进前列腺和精囊的生长，加强黄体生成素对睾丸间质细胞的作用，促进睾酮的合成。

(3) 参与应激反应：当机体受到应激刺激(如创伤、缺氧、手术、饥饿、疼痛等)时，血中 PRL 浓度升高，并与 ACTH、GH 的浓度升高同时出现。所以 PRL 是机体应激反应中腺垂体分泌的三大激素之一。

此外，PRL 也参与机体免疫功能、生长发育和物质代谢的调节。

2. PRL 分泌的调节

(1) 下丘脑调节肽的调节：PRL 的分泌受下丘脑 PRF 和 PIF 的双重调节。前者促进 PRL 分泌，后者则抑制其分泌，正常情况下以 PIF 的抑制作用为主。

(2) 催乳素的反馈调节：PRL 对其自身分泌存在负反馈调节机制。血中 PRL 浓度增高可使下丘脑多巴胺能神经元兴奋，释放的多巴胺可通过下丘脑或直接抑制腺垂体 PRL

分泌。此外,吸吮乳头可反射性地引起 PRL 的大量分泌,乳头受刺激产生的神经冲动传至下丘脑使 PRF 释放增多,从而促进腺垂体 PRL 的分泌。

(三)促黑(素细胞)激素

人类的促黑(素细胞)激素(melanophore stimulating hormone,MSH)属肽类激素。其主要作用是促进皮肤黑素细胞合成黑色素,加深皮肤和毛发的颜色。但因病切除垂体的黑人,其皮肤颜色并不发生改变。可见,MSH 对正常人的皮肤色素沉着关系不大。

MSH 的分泌受下丘脑分泌的 MRF 和 MIF 的双重调节,MRF 促进其分泌,MIF 则抑制其分泌,平时以 MIF 的抑制为主。

(四)促激素

腺垂体分泌的促甲状腺激素(thyroid stimulating hormone,TSH)、促肾上腺皮质激素(adrenocorticotropic hormone,ACTH)、促性腺激素包括卵泡刺激素(follicle stimulating hormone,FSH)和黄体生成素(luteinizing hormone,LH),均有各自的靶腺。这些促激素具有促进相应靶腺增生和靶腺激素分泌的功能,分别形成下丘脑-腺垂体-甲状腺轴、下丘脑-腺垂体-肾上腺皮质轴和下丘脑-腺垂体-性腺轴的调节方式。现将腺垂体激素的种类及主要作用归纳于表 11-3。

表 11-3 腺垂体激素的种类及主要作用

腺垂体激素	英文缩写	主要作用
促肾上腺皮质激素	ACTH	促进肾上腺皮质激素合成释放和腺细胞增生
促甲状腺激素	TSH	促进甲状腺激素合成分泌和腺细胞增生
生长激素	GH	促进物质代谢和机体生长发育
催乳素	PRL	促进乳腺发育,引起并维持泌乳
促黑(素细胞)激素	MSH	调节黑素细胞活动
卵泡刺激素	FSH	调节性腺生殖和内分泌功能
黄体生成素	LH	调节性腺生殖和内分泌功能

三、神经垂体激素

神经垂体不含腺细胞,本身不能合成激素。神经垂体激素实际上是指由下丘脑视上核、室旁核神经元合成,经下丘脑-垂体束运送到神经垂体储存并释放入血的激素。包括血管升压素与缩宫素两种,前者主要在视上核产生,而后者主要在室旁核产生。当受到适宜刺激时,血管升压素与缩宫素由神经垂体释放入血。

(一)血管升压素

血管升压素(vasopressin,VP),也称抗利尿激素(antidiuretic hormone,ADH)。生理情况下,血浆中血管升压素含量为 1~4 ng/L,主要作用于肾脏,产生明显的抗利尿作用(见第八章)。当机体在失血、脱水等病理情况下,血管升压素释放明显增多,大量的血管升压素可使血管平滑肌收缩、血压升高(见第四章)。血管升压素的分泌主要受血浆晶体渗透压、循环血量和血压变化的调节。

（二）缩宫素

缩宫素（oxytocin，OXT），又称催产素，和血管升压素的分子结构相似，因此两者在生理作用上有一定交叉。

1. 缩宫素的生理作用 缩宫素没有经常性分泌，在分娩和哺乳时反射性分泌。其主要作用于乳腺和子宫两个靶器官，具有促进哺乳期乳汁排出和分娩时刺激子宫收缩的作用。

（1）对乳腺的作用：缩宫素可使哺乳期乳腺腺泡周围的肌上皮细胞收缩，使腺泡内压力增高，促进乳汁排出。

（2）对子宫的作用：缩宫素可促进子宫平滑肌收缩，但此效应取决于子宫的功能状态。缩宫素对非孕子宫的收缩作用较弱，而对妊娠子宫的作用较强。临床上可用缩宫素来加强子宫收缩，达到促进分娩和减少产后流血的作用。雌激素能增加子宫对缩宫素的敏感性，发挥允许作用，而孕激素的作用则相反。

2. 缩宫素分泌的调节 缩宫素分泌的有效刺激是吸吮乳头和扩张子宫颈，通过神经内分泌反射完成。吸吮乳头时，信息由传入神经到达下丘脑，兴奋室旁核分泌缩宫素的神经元，引起缩宫素释放增多，促进乳汁排出，称为射乳反射。射乳是一种典型的神经内分泌反射，在此基础上可建立条件反射。焦虑、疼痛和恐惧等情绪变化可抑制缩宫素的分泌而阻止排乳。此外，在临产或分娩时，子宫和阴道受到牵拉和压迫刺激，可反射性地引起缩宫素释放，有助于子宫的进一步收缩。

现将神经垂体激素的主要作用及分泌调节归纳于表 11-4。

表 11-4　神经垂体激素的主要作用及分泌调节

项　　目	血管升压素	缩宫素（催产素）
合成部位	视上核（为主）和室旁核	视上核和室旁核（为主）
主要作用	生理剂量：抗利尿作用。大剂量：缩血管、升血压作用	促进乳汁排出，促进子宫收缩（取决于子宫的功能状态）
分泌调节	血浆晶体渗透压、循环血量和动脉血压的变化	神经内分泌反射——射乳反射

第三节　甲　状　腺

甲状腺是人体内最大的内分泌腺，其功能是合成和释放甲状腺激素（thyroid hormones，TH）。正常成人甲状腺的重量为 $20\sim25$ g，女性略重于男性。甲状腺由许多大小不等的圆形或椭圆形的滤泡组成。滤泡是由单层的上皮细胞围成，滤泡上皮细胞是合成与释放甲状腺激素的部位。滤泡腔内充满胶质，其主要成分为含有甲状腺激素的甲状腺球蛋白，是甲状腺激素的储存库。

一、甲状腺激素的合成与代谢

（一）甲状腺激素的合成

甲状腺激素是酪氨酸的碘化物（图 11-5），主要包括四碘甲腺原氨酸（T_4，又称甲状腺素）和三碘甲腺原氨酸（T_3）两种。另外，甲状腺也可合成少量的逆三碘甲腺原氨酸（reverse T_3，rT_3），但它不具有甲状腺激素的生物活性。

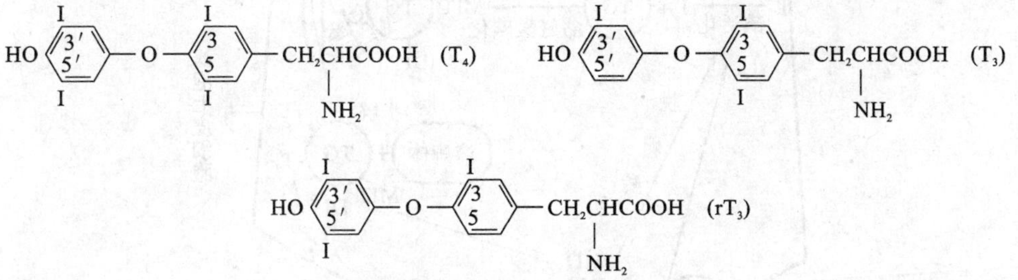

$$HO-\overset{I}{\underset{I}{\langle 3'/5' \rangle}}-O-\overset{I}{\underset{I}{\langle 3/5 \rangle}}-CH_2CHCOOH \quad (T_4) \qquad HO-\overset{I}{\underset{}{\langle 3'/5' \rangle}}-O-\overset{I}{\underset{I}{\langle 3/5 \rangle}}-CH_2CHCOOH \quad (T_3)$$

$$\underset{NH_2}{} \qquad\qquad \underset{NH_2}{}$$

$$HO-\overset{I}{\underset{I}{\langle 3'/5' \rangle}}-O-\overset{}{\underset{I}{\langle 3/5 \rangle}}-CH_2CHCOOH \quad (rT_3)$$

$$\underset{NH_2}{}$$

图 11-5　甲状腺激素的化学结构

1. 甲状腺激素的合成原料　碘和甲状腺球蛋白是合成甲状腺激素的主要原料。碘是生物体内必需的微量元素之一，主要来源于食物，人每天从食物中摄入的碘量为 $100\sim200$ μg，其中约 1/3 进入甲状腺用于甲状腺激素的合成；甲状腺球蛋白是一种分子量为 660000 的糖蛋白，由甲状腺滤泡上皮细胞内的核糖体合成，其上的酪氨酸残基碘化和耦联后合成甲状腺激素，再释放进入滤泡腔储存。

2. 甲状腺激素的合成过程

（1）滤泡聚碘：食物中的碘被小肠吸收，以 I^- 形式存在于血浆中，其浓度约为 250 $\mu g/L$，而甲状腺内的 I^- 浓度比血浆高 $20\sim25$ 倍，且甲状腺滤泡上皮细胞的静息电位为 -50 mV。因此，滤泡聚碘是一种逆电化学梯度进行的主动转运。目前已证明，聚碘是由滤泡上皮细胞膜上的钠-碘同向转运体介导完成的继发性主动转运过程，依赖钠泵提供能量。甲状腺功能亢进时，聚碘能力超过正常，聚碘量增加；甲状腺功能低下时聚碘量减少。临床上常采用测定甲状腺摄取放射性碘的能力来检查与判断甲状腺的功能。

（2）碘的活化：摄入滤泡上皮细胞的 I^-，在甲状腺过氧化物酶（TPO）的作用下，于滤泡上皮细胞顶端膜的微绒毛与滤泡腔交界处被活化成 I_2 或与酶结合（图 11-6）。I^- 的活化是碘取代酪氨酸残基上氢原子的先决条件，若先天缺乏过氧物化酶，I^- 的活化发生障碍，可引起甲状腺肿大或甲状腺功能减退。

（3）酪氨酸碘化与甲状腺激素的合成：碘化过程发生在甲状腺球蛋白的酪氨酸残基上，酪氨酸残基上的氢被活化碘取代的过程称为酪氨酸碘化。由活化的碘取代酪氨酸残基上的氢，先生成一碘酪氨酸（MIT）和二碘酪氨酸（DIT），然后 2 个分子的 DIT 耦联合成 T_4；1 个分子 MIT 与 1 个分子 DIT 耦联合成 T_3，此外还能合成极少量的 rT_3。

I^- 的活化、酪氨酸碘化及耦联过程都是在甲状腺过氧化物酶催化下完成的，因此能抑制过氧化物酶活性的硫尿类药物，可阻断 T_3、T_4 的合成，临床上用于治疗甲状腺功能亢进症。

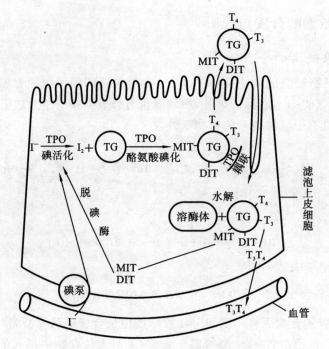

图 11-6 甲状腺激素合成和释放示意图
TPO.甲状腺过氧化物酶;TG.甲状腺球蛋白

(二) 甲状腺激素的储存、释放与运输

甲状腺球蛋白上合成的 T_3、T_4,以胶质的形式储存于滤泡腔内。甲状腺激素的储存有两个特点:一是储存于细胞外(滤泡腔内),甲状腺激素是体内唯一在内分泌细胞外储存的激素;二是储存量大,可供机体利用 $50\sim120$ 天。所以临床上应用抑制甲状腺激素合成的抗甲状腺药物时,需要较长时间才能奏效。

在 TSH 的作用下,甲状腺滤泡上皮细胞顶端膜的微绒毛伸出伪足,将滤泡腔内的甲状腺球蛋白吞入滤泡细胞内,与溶酶体融合形成吞噬小体。后者在蛋白质水解酶的作用下,T_3、T_4 从甲状腺球蛋白上水解下来,并迅速进入血液。甲状腺球蛋白分子上的 T_4 数量远远超过 T_3,所以释放入血的 T_4 约占甲状腺激素总量的 90% 以上,但 T_3 的生物活性大,约为 T_4 的 5 倍。

T_4 与 T_3 释放入血后,99% 以上与血浆蛋白结合而在血液中运输,其余呈游离状态。只有游离型的 T_4、T_3 才具有生物活性,能进入组织细胞发挥调节作用。结合型与游离型之间可以互相转化,以维持血液中激素浓度的相对恒定。临床上可通过测定血液中 T_4 与 T_3 的含量了解甲状腺的功能。

二、甲状腺激素的生理作用

甲状腺激素是调节人体生长发育和物质代谢的重要激素,其生理作用极为广泛,几乎对全身各组织细胞的功能都有影响。

(一) 促进生长发育

甲状腺激素具有促进组织分化、生长和发育成熟的作用,是维持机体正常生长和发育不可缺少的激素,特别是对婴儿期的中枢神经系统发育和长骨的生长尤为重要。若胚胎期缺碘造成甲状腺激素合成不足或出生后甲状腺功能低下的婴幼儿,在出生后 3 个月内如不能补足甲状腺激素,则因神经系统发育障碍和长骨生长停滞,出现严重的智力低下、身材矮小为特征的呆小症(又称克汀病)。所以,呆小症的防治应从妊娠期开始,在缺碘地区应在妊娠期补充碘。治疗呆小症必须抓住时机,最好在生后最初三个月内补给甲状腺激素,过迟难以奏效。

(二)调节能量和物质代谢

1. 调节能量代谢 甲状腺激素可提高机体的能量代谢水平,使机体绝大多数组织的耗氧量和产热量显著增加,基础代谢率增高,尤以心、肝、骨骼肌和肾等组织增加明显。因此,甲状腺功能亢进时,机体产热量增加,基础代谢率增高,患者表现为喜凉怕热、多汗、体温偏高;而甲状腺功能减退时,产热减少,基础代谢率降低,患者喜热畏寒、体温偏低。两种情况均不能很好地适应环境的变化。

2. 调节物质代谢 甲状腺激素对蛋白质、糖和脂肪代谢均有影响,可因血中激素浓度不同而产生不同的生理效应。

(1)蛋白质代谢:生理剂量的甲状腺激素,可刺激 DNA 转录过程,促进 mRNA 形成,加速蛋白质与各种酶的生成,表现为正氮平衡,这对机体的生长具有重要意义;甲状腺激素缺乏时,蛋白质合成减少,但组织细胞间隙中的黏液蛋白增多,可结合大量的离子和水分子,形成黏液性水肿;甲状腺激素过多时,可加速蛋白质分解,特别是骨骼肌蛋白质的大量分解,出现消瘦和肌肉无力。

(2)糖代谢:甲状腺激素一方面促进小肠黏膜吸收糖,促进肝糖原分解,抑制糖原合成而使血糖升高;同时又促进糖的分解代谢,加速脂肪和肌肉等外周组织对葡萄糖的摄取和利用,而降低血糖。甲状腺功能亢进时,若摄入的糖过多可升高血糖,甚至出现糖尿。

(3)脂肪代谢:甲状腺激素既促进脂肪酸氧化、加速胆固醇降解,又能促进胆固醇的合成,但总效应是分解大于合成。所以,甲状腺功能亢进时,血中胆固醇含量低于正常。

综上所述,当甲状腺激素分泌过多(如甲状腺功能亢进)时,可使蛋白质、糖和脂肪的分解代谢增强,所以患者常感饥饿,食欲旺盛,并有明显的消瘦。

(三)其他作用

1. 对神经系统的影响 甲状腺激素不但影响神经系统的发育成熟,而且可明显提高已分化成熟的中枢神经系统的兴奋性。甲状腺功能亢进的患者,多有注意力不集中、喜怒失常、烦躁不安、失眠多梦及肌肉颤动等中枢神经系统兴奋性增高的表现。相反,甲状腺功能减退时,可出现记忆力减退、说话和动作迟缓、表情淡漠及嗜睡等中枢神经系统兴奋性降低的表现。

2. 对心血管和消化系统的影响 甲状腺激素可直接作用于心肌,促进肌质网释放 Ca^{2+},引起心率增快,心肌收缩力增强,心输出量和心肌耗氧量增加;也可直接或间接地引起血管舒张,外周阻力降低,使脉压增大。甲状腺功能亢进时可出现心动过速,心脏因做功量增加出现心肌肥大,严重者导致心力衰竭。甲状腺激素还可加强消化管运动和消化腺分泌。甲状腺功能亢进时,胃肠蠕动加强,胃排空速度加快,肠吸收减少,甚至出现腹泻;而甲状腺功能减退时,可出现腹胀和便秘。

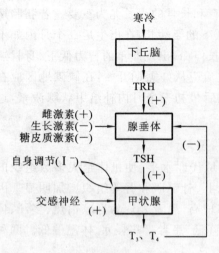

图 11-7 甲状腺激素分泌调节示意图
（＋）表示促进或刺激；（－）表示抑制

三、甲状腺功能的调节

甲状腺激素的分泌主要受下丘脑-腺垂体-甲状腺轴的调节。此外,甲状腺还存在一定程度的自身调节和自主神经调节机制(图 11-7)。

（一）下丘脑-腺垂体-甲状腺轴的调节

这包括下丘脑-腺垂体对甲状腺的调节和甲状腺激素的反馈调节。

1. 下丘脑-腺垂体的调节 下丘脑 TRH 神经元接受神经系统其他部位传来的信息,把环境因素与 TRH 神经元活动联系起来,从而调控下丘脑 TRH 的分泌量。如寒冷刺激的信息在传入下丘脑体温调节中枢的同时,还与该中枢附近的 TRH 神经元发生联系,从而促进 TRH 释放。TRH 经垂体门脉系统运送,作用于腺垂体 TSH 细胞膜上的特异性受体,使 TSH 的合成和释放增多。TSH 是机体调节甲状腺功能的主要激素,它与甲状腺滤泡细胞膜上的 TSH 受体结合后,一方面促进甲状腺激素的合成与释放,另一方面通过刺激甲状腺滤泡上皮细胞内核酸与蛋白质的合成,使甲状腺滤泡细胞增生、腺体增大。实验表明,切除垂体之后,血中 TSH 迅速消失,甲状腺发生萎缩,甲状腺激素的合成与分泌明显减少。

2. 甲状腺激素的反馈调节 当血中 T_3、T_4 浓度增高时,可刺激腺垂体促甲状腺激素细胞产生一种抑制性蛋白,继而使 TSH 的合成与释放减少,同时抑制 TRH 受体的合成,使细胞膜 TRH 受体数量减少,降低腺垂体对 TRH 的反应性,使 TRH 的作用减弱,TSH 的合成和释放减少,从而维持了血中 T_3、T_4 浓度的相对恒定,这是一种典型的负反馈调节机制。

知识链接

地方性甲状腺肿

地方性甲状腺肿的症状主要表现为甲状腺不同程度的肿大,重度肿大的甲状腺可引起压迫症状。若挤压气管时可引起咳嗽和呼吸困难,压迫食管引起进食下咽困难,挤压喉返神经引起说话声音嘶哑。引起地方性甲状腺肿的主要原因是饮食中长期缺碘,所以地方性甲状腺肿也称缺碘性甲状腺肿,俗称大脖子病。这种病在流行地区男女老幼中均很常见。饮食中长期缺碘,可造成甲状腺激素合成及分泌减少,使血中 T_3、T_4 浓度长期降低,从而对腺垂体的反馈性抑制作用减弱,引起腺垂体 TSH 分泌量增多,过多的 TSH 刺激甲状腺滤泡增生,导致甲状腺肿大。地方性甲状腺肿流行地区可采用碘盐进行防治。1996 年起我国实行全民食盐碘化,有效地控制了地方性甲状腺肿的发生。

（二）甲状腺功能的自身调节

在没有神经和体液因素参与的情况下，甲状腺根据碘供应量的变化调节聚碘及合成甲状腺激素的能力，称为甲状腺功能的自身调节，这是一种缓慢而有限度的调节机制。当碘供应量过多时，甲状腺聚碘能力下降，使甲状腺激素合成减少，血中 T_3、T_4 浓度不会因碘供应量过多而升高。这种过量的碘产生的抑制甲状腺激素合成的作用，称为 Wolff-Chaikoff 效应。相反，当碘供应量不足时，甲状腺聚碘能力增强，使甲状腺激素合成增多。临床上常用过量碘产生的抗甲状腺作用来处理甲状腺危象，以缓解病情。

（三）甲状腺功能的神经调节

甲状腺受自主神经支配，交感神经兴奋可促进甲状腺激素的合成与释放；副交感神经兴奋则抑制甲状腺激素的合成与释放。

此外，有些激素（如雌激素、生长激素和糖皮质激素等）可通过影响腺垂体 TSH 的分泌，进而调节甲状腺激素的合成和分泌。

第四节　甲状旁腺和甲状腺 C 细胞

甲状旁腺位于甲状腺左、右叶的背面，主要由主细胞、嗜酸性细胞和脂肪细胞组成，主细胞合成分泌甲状旁腺激素。甲状腺滤泡上皮细胞之间和滤泡之间存在一种滤泡旁细胞，又称 C 细胞，能合成、分泌降钙素。甲状旁腺激素和降钙素共同调节机体的钙、磷代谢，维持血钙浓度的相对稳定。

一、甲状旁腺激素

（一）甲状旁腺激素的生理作用

甲状旁腺激素（parathyroid hormone，PTH）是调节血钙和血磷水平的最重要激素，其主要作用是升高血钙，降低血磷。若将动物的甲状旁腺摘除后，该动物的血钙浓度逐渐降低，而血磷逐渐升高，直至死亡。如果人在外科手术时误将甲状旁腺切除，可发生低血钙性手足搐搦，严重时可引起呼吸肌痉挛，造成窒息死亡。PTH 作用的靶器官主要有骨、肾和小肠。

1. 对骨的作用　骨是体内最大的钙储存库，骨组织和血钙常常相互交换，保持动态平衡。PTH 可动员骨钙入血，使血钙浓度升高。其作用包括快速效应和延缓效应两个时相。快速效应在 PTH 作用后数分钟内即可发生，其机制是 PTH 迅速提高骨细胞膜对 Ca^{2+} 的通透性，使骨液中的 Ca^{2+} 进入细胞，继而增强钙泵活动，将 Ca^{2+} 转运到细胞外液中而快速升高血钙；延缓效应在 PTH 作用 $12\sim14$ h 后出现，几日或几周后达高峰，其机制是 PTH 可刺激破骨细胞的活动，加速骨组织溶解，使骨钙入血，从而引起血钙浓度长时间升高。上述两个效应相互配合，既能保证机体对血钙的急需，又能使血钙较长时间维持在一定水平。

2. 对肾的作用　PTH 促进肾远曲小管对钙的重吸收，使尿钙减少、血钙升高；同时还抑制近曲小管对磷的重吸收，使尿磷增多、血磷降低。此外，PTH 对肾的另一重要作用是激活肾内 1α-羟化酶,使 25-羟维生素 D_3 转变为有活性的 1,25-二羟维生素 D_3。

3. 对小肠的作用 PTH 可通过激活 1,25-二羟维生素 D_3,间接促进小肠对钙的吸收,对维持正常血钙浓度具有重要的作用。

维生素 D_3 是胆固醇的衍生物,又称胆钙化醇,可从食物中摄取,也可在体内合成。皮肤内的 7-脱氢胆固醇在紫外线照射下生成无活性的维生素 D_3,然后在肝脏转化为 25-羟维生素 D_3,后者再经肾内 1α-羟化酶的催化生成具有活性的 1,25-二羟维生素 D_3。

1,25-二羟维生素 D_3 的主要作用是升高血钙和血磷。它能促进小肠黏膜对钙、磷的吸收;对骨钙动员和骨钙沉积均有作用,但总效应是升高血钙;并且还能促进肾小管对钙、磷的重吸收。如果维生素 D_3 缺乏,在儿童可导致佝偻病,在成人则引起骨软化症。

(二)甲状旁腺激素分泌的调节

PTH 的分泌主要受血钙浓度变化的负反馈调节。当血钙浓度降低时,PTH 分泌增多;相反,血钙浓度升高时,PTH 分泌减少。长时间的高血钙,可使甲状旁腺发生萎缩,而长时间的低血钙,则可使甲状旁腺增生。此外,PTH 分泌还受其他因素的影响,如血磷升高可使血钙降低,进而刺激 PTH 的分泌。

二、降钙素

(一)降钙素的生理作用

降钙素(calcitonin,CT)的主要作用是降低血钙和血磷,其靶器官主要是骨和肾。

1. 对骨的作用 CT 可抑制破骨细胞的活动,减弱溶骨过程,同时增强成骨过程,使骨组织中的钙和磷沉积增加,因而降低血钙和血磷水平。

2. 对肾的作用 CT 可抑制肾小管对钙、磷等的重吸收,使尿钙、尿磷增加。

(二)降钙素分泌的调节

调节 CT 分泌的主要因素是血钙浓度的变化。当血钙浓度升高时,CT 的分泌增加;反之,分泌减少。CT 与 PTH 对血钙的调节作用相反,共同维持血钙浓度的相对稳定。

血中 Ca^{2+} 水平与机体许多生理功能的关系极为密切,血钙浓度的高低直接关系到可兴奋组织的兴奋性、腺细胞的分泌及骨代谢的平衡等生理过程。机体内主要参与调节钙、磷代谢的激素、作用及分泌调节归纳于表 11-5。

表 11-5 调节钙、磷代谢的激素、作用及分泌调节

激　素	分泌细胞	生理作用	分泌调节
PTH	甲状旁腺主细胞	升高血钙,降低血磷	血钙和血磷浓度
CT	甲状腺滤泡旁细胞	降低血钙和血磷	血钙浓度
1,25-二羟维生素 D_3	肝、肾内激活	升高血钙和血磷	血钙和血磷浓度

第五节 肾 上 腺

肾上腺位于两肾的内上方,包括周围部的皮质和中央部的髓质两部分,两者在发生、结

构及功能上均不相同,实际是两个独立的内分泌腺。

一、肾上腺皮质激素

根据肾上腺皮质细胞的形态结构和排列特征,自外向内分为球状带、束状带和网状带。球状带细胞分泌以醛固酮为代表的盐皮质激素;束状带细胞分泌以皮质醇为代表的糖皮质激素(glucocorticoids,GC);网状带细胞分泌以脱氢表雄酮为代表的性激素和少量的糖皮质激素。动物实验切除双侧肾上腺后,动物会很快死亡,如果及时补充肾上腺皮质激素,动物的生命可以维持。若只切除肾上腺髓质,则动物可以存活较长时间,可见肾上腺皮质激素是维持生命所必需的。而糖皮质激素在维持物质代谢平衡和全面调节、整合机体各功能过程中更为重要,故下面重点讨论糖皮质激素。

(一)糖皮质激素的生理作用

人血浆中的糖皮质激素主要为皮质醇,其次为皮质酮,皮质酮的含量为皮质醇的$1/20 \sim 1/10$。糖皮质激素的作用广泛而又复杂,主要在调节物质代谢和参与应激中起重要作用。

1. 对物质代谢的作用

(1)糖代谢:糖皮质激素是调节机体糖代谢的重要激素之一,可促进糖异生,降低外周组织对胰岛素的敏感性,减少葡萄糖的摄取和利用,升高血糖。如果糖皮质激素分泌过多可引起血糖升高,甚至出现糖尿;而肾上腺皮质功能低下患者(如艾迪生病),可出现低血糖。

(2)蛋白质代谢:糖皮质激素可促进肝外组织,特别是肌肉蛋白质分解,加速氨基酸转移至肝生成肝糖原。糖皮质激素分泌过多时,蛋白质分解增强,合成减少,出现肌肉消瘦、骨质疏松及皮肤变薄等表现。

(3)脂肪代谢:糖皮质激素能促进脂肪分解和脂肪酸在肝内氧化过程,有利于糖异生。糖皮质激素对身体不同部位的脂肪代谢调节效应不同。肾上腺皮质功能亢进或服用过量的糖皮质激素,可引起四肢脂肪分解增强,而腹、面、肩及背的脂肪合成增加,以致出现面圆、背厚、躯干部发胖而四肢消瘦的向心性肥胖。

2. 对水盐代谢的影响　糖皮质激素作用于肾远曲小管和集合管,有较弱的保钠排钾作用。此外,皮质醇还降低肾入球小动脉阻力,增加肾小球血浆流量而使肾小球滤过率增加,促进水的排出。肾上腺皮质功能低下时,排水能力明显降低,严重时可出现水中毒,此时若补充适量的糖皮质激素可缓解症状,而补充盐皮质激素则无效。

3. 对血细胞的作用　糖皮质激素能增强骨髓造血功能,使红细胞及血小板数量增多;还能增加血液中中性粒细胞数量,降低血液中嗜酸性粒细胞和淋巴细胞的数量。

4. 对循环系统的作用　糖皮质激素本身对血管平滑肌无收缩作用,但能增强血管平滑肌对儿茶酚胺的敏感性(允许作用),从而提高血管张力,维持血压。此外,糖皮质激素能降低毛细血管的通透性,有利于维持血容量。糖皮质激素还能增强离体心肌的收缩力,但对整体条件下的心脏作用并不明显。

5. 参与应激　当机体受到创伤、缺氧、手术、饥饿、疼痛、寒冷及精神紧张等伤害刺激时,血中 ACTH 浓度立即增加,糖皮质激素也相应增多,并随之产生的一系列反应称为应激反应(stress reaction)。能引起 ACTH 与糖皮质激素分泌增加的各种刺激称为应激刺激。在应激反应中,除下丘脑-腺垂体-肾上腺皮质系统活动增强外,交感-肾上腺髓质系统也参与,所以,血中儿茶酚胺含量也相应增加。此外,生长激素、催乳素、胰高血糖素、血管升压素等的分泌也增多。因此,应激反应是以 ACTH 及糖皮质激素分泌增多为主,多种激素共同参与的使机体抵抗力增强的非特异性反应。肾上腺皮质功能不全时,机体应激反应减弱,遇到伤害刺激时易导致死亡。

6. 其他作用 糖皮质激素能提高胃腺细胞对迷走神经及促胃液素的反应性,促进胃酸和胃蛋白酶原的分泌,故大剂量使用糖皮质激素或长时间应激状态可诱发胃溃疡。此外,糖皮质激素还能促进胎儿肺表面活性物质的合成、抑制骨的形成而促进其分解、增强骨骼肌的收缩力等。临床上大剂量使用糖皮质激素及其类似物,可有抗炎、抗过敏和抗休克等药理作用。

(二)糖皮质激素分泌的调节

糖皮质激素的分泌可分为"基础分泌"与应激状态下的"应激分泌"两种形式,两者均受下丘脑-腺垂体-肾上腺皮质轴的调控(图 11-8)。

1. 下丘脑-腺垂体的调节 下丘脑促垂体区肽能神经元合成和释放的 CRH 经垂体门脉系统运送,作用于腺垂体的 ACTH 细胞,促进 ACTH 的分泌,继而 ACTH 作用于肾上腺皮质,促进糖皮质激素的合成和分泌,并刺激束状带与网状带细胞增生。各种应激刺激经多种途径最后将信息汇集于下丘脑 CRH 神经元,使 CRH 分泌增多,引起下丘脑-腺垂体-肾上腺皮质轴的活动增强,从而提高机体对各种伤害刺激的耐受性和抵抗力。

ACTH 是由 39 个氨基酸组成的多肽,ACTH 与肾上腺皮质细胞膜上的特异性受体结合后,通过 cAMP-PKA 信号转导途径,促进糖皮质激素的合成和释放,同时也刺激肾上腺皮质束状带与网状带细胞增生。ACTH 的分泌呈现日周期节律,入睡后 ACTH 分泌逐渐减少,午夜最低,随后逐渐增多,至清晨觉醒起床前进入分泌高峰,白天维持在较低水平,入睡时再减少。由于 ACTH 分泌的日周期节律波动,糖皮质激素的分泌水平也随之出现相应的变化。ACTH 的这种日周期节律分泌受控于下丘脑 CRH 的节律性释放。

2. 激素的反馈调节 血中糖皮质激素浓度增高时,可反馈抑制下丘脑 CRH 和腺垂体 ACTH 的合成与释放,以维持糖皮质激素分泌的平衡,这种反馈称为长反馈。腺垂体分泌的 ACTH 也可反馈抑制下丘脑 CRH 的分泌,这种反馈称为短反馈(图 11-8)。

临床上长期大量应用糖皮质激素时,血中糖皮质激素浓度升高,通过长反馈抑制腺垂体 ACTH 细胞的活动,使 ACTH 的合成分泌减少,患者往往出现肾上腺皮质萎缩和功能减退而不能分泌糖皮质激素。如果此时突然停用糖皮质激素,患者会出现急性肾上腺皮质功能不足危象,甚至危及生命。故应采用逐步减量的停药方法,使肾上腺皮质功能逐渐恢复,或用药期间

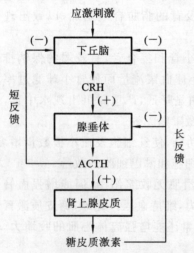

图 11-8 糖皮质激素分泌调节示意图
(十)表示促进或刺激;(一)表示抑制

间断给予 ACTH,以防止肾上腺皮质萎缩。

综上所述,下丘脑、腺垂体和肾上腺皮质组成一个联系密切、协调统一的功能活动轴,从而维持血中糖皮质激素浓度的相对稳定和在不同状态下的适应性变化。

二、肾上腺髓质激素

肾上腺髓质的腺细胞较大,细胞内含有细小颗粒,经铬盐处理后,一些颗粒与铬盐呈棕色反应,因而髓质细胞又称嗜铬细胞。嗜铬细胞分泌肾上腺髓质激素,包括肾上腺素(epinephrine,E)和去甲肾上腺素(norepinephrine,NE),两者均属儿茶酚胺类激素。血中的去甲肾上腺素除由髓质分泌外,主要来自肾上腺素能神经末梢释放,而肾上腺素则主要来自肾上腺髓质。

(一)肾上腺髓质激素的生理作用

肾上腺髓质激素的作用广泛,几乎对全身各系统均有作用。髓质激素对心血管、支气管平滑肌及代谢等的作用已在有关章节介绍,下面主要讨论其在应急反应中的作用。

当机体遇到恐惧、剧痛、失血、脱水、缺氧及剧烈运动等情况时,交感神经兴奋,引起肾上腺髓质分泌大量的肾上腺素和去甲肾上腺素,两者可提高中枢神经系统的兴奋性,使机体反应灵敏;呼吸频率和肺通气量增加;心率加快,心肌收缩力增强,心排血量增加;血压升高,内脏血管收缩,骨骼肌血管舒张,全身血液重新分配,保证了心、脑等重要器官的血液供应;肝糖原分解增强,血糖升高,葡萄糖与脂肪酸氧化过程加强,以适应机体在应急情况下对能量的需求。肾上腺髓质直接受交感神经节前纤维支配,肾上腺髓质激素的作用与交感神经兴奋时的效应相似,表明肾上腺髓质激素的作用与交感神经系统的活动联系紧密。因此,将交感神经和肾上腺髓质在结构、功能上的这种联系称为交感-肾上腺髓质系统。在上述紧急情况下,通过交感-肾上腺髓质系统活动增强所产生的一切适应性反应,称为应急反应。实际上,引起应急反应的各种刺激,也是引起应激反应的刺激。当机体受到伤害刺激时,可同时引起应急反应和应激反应,交感-肾上腺髓质系统和下丘脑-腺垂体-肾上腺皮质轴的活动均增强,两者相辅相成,共同提高机体对伤害刺激的抵抗力和适应能力。

(二)肾上腺髓质激素分泌的调节

1. 交感神经的调节 肾上腺髓质受交感胆碱能节前纤维支配。交感神经兴奋时,节前纤维末梢释放乙酰胆碱,作用于肾上腺髓质嗜铬细胞膜上的 N 受体,促进肾上腺素与去甲肾上腺素的合成与分泌。

2. ACTH 与糖皮质激素的调节 ACTH 可间接通过糖皮质激素或直接作用于肾上腺髓质,提高髓质中参与髓质激素合成过程的酶活性,促进髓质激素的合成。

3. 自身反馈调节 去甲肾上腺素在髓质细胞内合成增加到一定量时,可抑制酪氨酸羟化酶,使去甲肾上腺素的合成减少;肾上腺素合成过多时,能抑制苯乙醇胺氮位甲基移位酶,使肾上腺素的合成减少。反之,嗜铬细胞的胞浆内髓质激素含量减少时,可解除上述的负反馈抑制,使髓质激素的合成增加。

第六节 胰　岛

胰岛是指散在于胰腺腺泡之间的内分泌细胞群。胰岛细胞主要可分为 A 细胞、B 细胞、D 细胞及 PP 细胞。A 细胞约占胰岛细胞的 20%,分泌胰高血糖素(glucagon);B 细胞约占胰岛细胞的 75%,分泌胰岛素(insulin);D 细胞约占胰岛细胞的 5%,分泌生长抑素;PP 细胞数量很少,分泌胰多肽。本节主要讨论胰岛素和胰高血糖素。

一、胰岛素

胰岛素是由 51 个氨基酸组成的小分子蛋白质,分子量为 5808。正常人空腹状态下,血清中胰岛素浓度为 35~145 pmol/L。其半衰期约为 5 min,主要在肝内灭活。

(一) 胰岛素的生理作用

胰岛素是人体内促进物质合成代谢、维持血糖浓度稳定的重要激素。

1. 对糖代谢的作用　胰岛素通过调节机体糖代谢过程而降低血糖。①促进全身组织细胞对葡萄糖的摄取和利用,加速肝糖原和肌糖原的合成和储存;②促进葡萄糖转变为脂肪酸,储存于脂肪组织;③抑制糖异生和糖原分解。胰岛素是体内唯一降低血糖浓度的激素。如果胰岛素缺乏,可使血糖浓度升高,若超过肾糖阈,尿中可出现葡萄糖而引起糖尿病。

2. 对脂肪代谢的作用　胰岛素具有促进脂肪合成,抑制脂肪分解的作用。胰岛素缺乏时,糖的利用受阻,脂肪分解增强,产生大量脂肪酸,脂肪酸在肝内氧化加速,生成大量酮体,可引起酮血症和酸中毒。

3. 对蛋白质代谢的作用　胰岛素可通过下列环节促进蛋白质合成:①促进氨基酸通过膜转运进入细胞;②促进细胞核的复制和转录过程,增加 DNA 和 RNA 的生成;③加速核糖体的翻译过程。另外,胰岛素还能抑制蛋白质分解和肝脏糖异生。由于胰岛素能增强蛋白质的合成过程,所以对机体的生长具有促进作用,但胰岛素只有与 GH 协同作用时,才能发挥明显的促生长效应。

胰岛素对各种靶细胞的作用是通过细胞膜上的胰岛素受体实现的,若胰岛素受体有缺陷,也会影响胰岛素的作用。

(二) 胰岛素分泌的调节

调控胰岛素分泌的主要因素是血糖浓度的变化。此外,代谢、内分泌及神经等因素也能影响胰岛素的分泌。

1. 血糖浓度的调节　血糖浓度是调节胰岛素分泌的最重要因素。血糖浓度升高时,可直接刺激胰岛 B 细胞,使胰岛素的分泌增加 10~20 倍,从而降低血糖浓度;当血糖浓度下降至正常水平时,胰岛素分泌也迅速恢复到基础水平;当血糖浓度低于正常水平时,胰岛素分泌则减少,使血糖升高。

2. 氨基酸和脂肪酸的调节　血中氨基酸浓度增高可刺激胰岛素的分泌,其中以精氨酸和赖氨酸的刺激作用最强。氨基酸刺激胰岛素分泌与葡萄糖的刺激有协同作用。血中脂肪酸和酮体大量增加时,也可促进胰岛素的分泌。

3. 激素调节 促进胰岛素分泌的激素如下:①胃肠激素,如胃泌素、促胰液素、胆囊收缩素和抑胃肽等,尤以抑胃肽的作用最强;②生长激素、糖皮质激素、甲状腺激素以及胰高血糖素均可通过升高血糖而间接刺激胰岛素分泌。因此,长期大剂量应用这些激素,可使胰岛 B 细胞衰竭而导致糖尿病。抑制胰岛素分泌的激素有生长抑素和肾上腺素。

4. 神经调节 胰岛受自主神经支配。迷走神经兴奋可直接促进胰岛素分泌,也可通过刺激胃肠激素的分泌,间接促进胰岛素分泌。交感神经兴奋则抑制胰岛素的分泌。

知识链接

胰岛素与糖尿病

糖尿病是一种以慢性血糖升高为主要特征的全身代谢性疾病。慢性高血糖能引起多个器官系统的损害,可导致眼、肾、神经和心血管等组织的慢性进行性病变,引起其功能缺陷及衰竭。

1921 年,英国医师 Banting 和加拿大多伦多大学的 MacLeod 教授发现,从狗的胰腺中提取的一种物质,能降低患糖尿病狗的血糖,后来这种提取物被称为胰岛素。胰岛素的诞生,改变了糖尿病患者的命运,使许多糖尿病患者能像正常人一样生活、学习和工作。胰岛素可从猪、牛的胰腺中提取,应用 DNA 重组和酶转化技术已成功制成了与人体氨基酸序列相同的胰岛素,并已用于临床糖尿病的治疗。1923 年,Banting 医师和 MacLeod 教授因发现胰岛素的作用,获得了诺贝尔生理学医学奖。

二、胰高血糖素

胰高血糖素是含有 29 个氨基酸的直链多肽,分子量为 3485。胰高血糖素在血清中的浓度为 50~100 ng/L,主要在肝脏灭活,肾脏也有降解作用。

(一)胰高血糖素的生理作用

胰高血糖素是一种促进物质分解代谢的激素,可升高血糖。胰高血糖素具有很强的促进糖原分解和糖异生作用,使血糖明显升高。胰高血糖素产生上述代谢效应的靶器官主要是肝,通过激活肝细胞的磷酸化酶和与糖异生有关的酶系而加速糖原分解,促进糖异生。胰高血糖素还能激活脂肪酶,促进脂肪分解,同时又能加强脂肪酸氧化,使酮体生成增多。另外,胰高血糖素还可促进胰岛素和胰岛生长抑素的分泌。大剂量的胰高血糖素可使心肌收缩力增强。

(二)胰高血糖素分泌的调节

1. 血糖浓度的调节 血糖浓度是调节胰高血糖素分泌的最重要因素,当血糖浓度降低时,胰高血糖素的分泌增加;反之,胰高血糖素分泌则减少。饥饿可使胰高血糖素分泌增加,这对维持血糖浓度、保证脑组织代谢和能量供应具有重要的意义。

2. 氨基酸的调节 当血中氨基酸浓度升高时,能促进胰高血糖素的分泌。血中氨基酸增多一方面促进胰岛素释放,降低血糖;另一方面又刺激胰高血糖素的分泌而升高血糖,这对防止低血糖有一定的生理意义。

3. 激素调节 胰岛素可通过降低血糖间接促进胰高血糖素的分泌,但胰岛素和 D 细胞分泌的生长抑素也可直接作用于邻近的 A 细胞,抑制胰高血糖素的分泌。

4. 神经调节 交感神经兴奋可促进胰高血糖素的分泌,而迷走神经兴奋则抑制其分泌。

血糖浓度相对稳定是机体各器官组织活动获得能源物质的重要保证。胰岛素和胰高血糖素是一对作用相互拮抗的激素,它们与血糖水平之间构成负反馈调节,使血糖浓度稳定于正常水平。此外,糖皮质激素、肾上腺素和生长激素等也参与对血糖浓度的调节(表 11-6)。

表 11-6 体内参与血糖浓度调节的激素

激 素	血糖浓度	作 用 机 制
胰高血糖素	升高血糖	激活肝细胞磷酸化酶和与糖异生有关的酶系,加速糖原分解,促进糖异生
肾上腺素	升高血糖	加强肝糖原分解
糖皮质激素	升高血糖	增强肝内糖异生酶的活性,促进糖异生;降低组织对胰岛素的敏感性,抑制葡萄糖的摄取和利用
生长激素	升高血糖	对抗胰岛素,抑制外周组织对葡萄糖的摄取利用;促进肝糖原分解
胰岛素	降低血糖	促进全身组织对葡萄糖的摄取和利用,加速肝糖原和肌糖原的合成和储存;促进葡萄糖转变为脂肪酸,储存于脂肪组织;抑制糖异生和糖原分解

第七节 其 他 激 素

一、前列腺素

前列腺素(prostaglandin,PG)是一簇广泛存在于动物和人体内的重要激素,具有极高的生物活性,因其最先在精液中发现,误认为由前列腺分泌而得名。体内许多组织均可合成前列腺素。根据前列腺素分子结构的不同,可将其分为 A 到 I 等多种类型,每一类型又可分成多个亚型,除了其中的 PGA_2 和 PGI_2 等可入血经血液循环产生作用外,其余多作为组织激素在局部发挥调节作用。

前列腺素的作用极为广泛而复杂,几乎对机体各个系统的功能均有影响。各类型的 PG 通过作用于不同的 PG 受体而发挥不同的生物学作用。如:血管内膜产生的前列环素(PGI_2)有抑制血小板聚集和扩张血管作用;而血小板产生的血栓烷 A_2(TXA_2)能使血小板聚集和血管收缩;PGE_2 可使支气管平滑肌舒张而降低通气阻力,而 $PGF_{2\alpha}$ 却使支气管平滑肌收缩。此外,PG 对体温、消化系统、神经系统、内分泌系统及生殖系统功能均有调节作用。

二、瘦素

瘦素(leptin,LP)是由肥胖基因表达的蛋白质,主要由白色脂肪组织合成和分泌。瘦素的作用是通过瘦素受体介导,对骨骼、生长发育和生殖等功能均产生影响,并与心血管系统疾病关系密切。

瘦素的主要作用是调节体内脂肪的储存量并维持能量平衡,瘦素可抑制脂肪的合成,降低体内脂肪的储存量,并加强储存脂肪的动员,转变成热量释放,避免肥胖发生。瘦素也能作用于下丘脑的弓状核,抑制摄食。当外周脂肪增多及进食时,血中瘦素水平升高,引起食欲下降,机体能量消耗增加,体重减轻;而禁食时,血液中瘦素水平降低。此外,瘦素还可作用于外周组织器官,影响机体许多生理功能和代谢通路。

瘦素的分泌具有昼夜节律性,夜间分泌水平高。体内脂肪储量是影响瘦素分泌的主要因素。此外,胰岛素、性别、年龄和睡眠等多种因素均可影响瘦素的分泌。

小 结

内分泌是指由内分泌细胞将所产生的化学物质不经导管而直接分泌到体液中,并经体液传递对靶细胞产生效应的一种分泌方式。激素发挥调节作用的器官、组织、腺体或细胞,分别称为激素的靶器官、靶组织、靶腺或靶细胞。体内激素依其化学结构主要可分为蛋白质和肽类激素、胺类激素、类固醇类激素。激素在对靶细胞发挥调节作用时,表现出激素的信使、特异性、高效放大和相互作用等共同特征。这些激素首先要与靶细胞中的相应受体相互识别并结合,继而才能引起细胞功能的改变。

下丘脑促垂体区肽能神经元分泌九种下丘脑调节肽,调节腺垂体的功能活动。腺垂体合成和分泌的生长激素、促甲状腺激素、促肾上腺皮质激素、卵泡刺激素、黄体生成素、催乳素和促黑(素细胞)激素,参与机体生长等功能活动的调节。神经垂体激素即血管升压素和缩宫素,经下丘脑-垂体束运送至神经垂体储存并释放入血发挥调节作用。

甲状腺、肾上腺皮质是体内重要的内分泌腺,其分泌活动均受下丘脑-腺垂体-靶腺轴的调节。甲状腺激素的主要作用是促进生长发育、调节能量及物质代谢等。糖皮质激素在调节三大营养物质代谢和参与人体应激反应中具有重要作用,是维持生命活动的重要激素,临床上可用于治疗多种疾病。

血钙浓度的高低直接关系到可兴奋组织的兴奋性、腺细胞分泌和骨代谢平衡等生理过程。甲状旁腺激素、降钙素及 $1,25$-二羟维生素 D_3 三种激素直接参与钙、磷代谢的调节,对维持血钙浓度的稳定具有重要的作用。

血糖浓度相对稳定是机体各器官组织活动获得能源物质的重要保证。胰岛素是机体唯一能降低血糖的激素,胰岛素和胰高血糖素作用相互拮抗,它们与血糖水平之间构成负反馈调节,维持血糖浓度稳定于正常水平。

能力检测

一、名词解释
激素、允许作用、下丘脑调节肽、应激反应。

二、简答题

1. 生长激素的生理作用有哪些？其分泌异常会出现哪些表现？

2. 甲状腺激素的生理作用有哪些？简述甲状腺功能的调节机制。

3. 若饮食中长期缺碘，甲状腺有何变化？为什么？

4. 试述机体维持血钙浓度相对稳定的机制。

5. 影响血糖水平的激素有哪些？试述各自影响糖代谢的机制。

6. 临床上长期大量应用糖皮质激素的患者，会出现哪些表现？能否骤然停药？为什么？

（焦金菊　庄晓燕）

第十二章
生　殖

学习目标

掌握：睾酮的生理作用，雌激素和孕激素的生理作用。

熟悉：睾丸的功能及调节，卵巢的功能、月经周期。

了解：睾丸的生精过程，卵巢的生卵过程，妊娠和分娩。

生物体生长发育到一定阶段后，能够产生与自己相似的子代个体，这种功能称为生殖（reproduction）。生殖是机体生命活动的基本特征之一，对于种族的延续、遗传信息的传递具有重要的意义。人类和其他高等动物的生殖活动是两性生殖系统共同参与完成的。本章重点阐述男女两性的生殖功能及其调节。

第一节　男性生殖

睾丸是男性的主要生殖器官。附属性生殖器官包括附睾、输精管、前列腺、精囊腺、尿道球腺和阴茎等。男性的一生可以分为以下几个时期：胎儿期、新生儿期、儿童期、青春期、成年期、中年期和老年期。本节主要讨论青春期后的睾丸功能及其调节。

一、睾丸的功能

（一）睾丸的生精功能

睾丸由精曲小管和间质细胞组成。精子是在睾丸的精曲小管中生成的。精曲小管上皮由生精细胞和支持细胞构成。原始的生精细胞紧贴于精曲小管的基膜上，称为精原细胞。在青春期，精原细胞依次经历初级精母细胞、次级精母细胞和精子细胞等阶段，最终发育为成熟精子。精子发育成熟后脱离支持细胞，进入精曲小管的管腔（图12-1）。从精原细胞发育成为精子大约需要75天，一个精原细胞经过7次分裂可产生近百个精子，每天1 g成人睾丸组织可生成上千万个精子。新生成的精子不具有运动能力，需要运送到附睾进一步成熟,才能获得运动能力。在精子生成的过程中,支持细胞发挥着重要的支持和营养作用,为生精细胞的正常发育与成熟提供很多必要的物质。

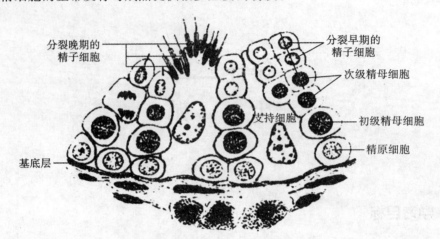

分裂晚期的精子细胞　分裂早期的精子细胞　次级精母细胞　支持细胞　初级精母细胞　精原细胞　基底层

图 12-1　睾丸的生精过程示意图

从青春期到老年期,睾丸均有生精能力,但在 45 岁以后生精能力逐渐减弱。精子的生成需要合适的温度,阴囊内温度比腹腔内温度低 2 ℃左右,有利于精子的生成。在胚胎发育期间,由于某些原因导致睾丸不能降入到阴囊内,称为隐睾症,是男性不育的原因之一。射精是一种反射活动,其基本中枢位于脊髓腰骶段,受高位中枢的调控。正常男性每次射出精液 3～6 mL,每毫升精液含 2 千万到 4 亿个精子,如每毫升少于 2 千万个精子,则不易使卵子受精。吸烟和酗酒可引起精子生成减少或不生成。

(二) 睾丸的内分泌功能

1. 雄激素(androgen)　由睾丸的间质细胞分泌的,主要有睾酮(testosterone,T)、雄烯二酮和脱氢表雄酮等。其中,生物活性最强的是睾酮。其主要生理作用如下。

(1) 促进精子的生成并维持生精:睾酮自间质细胞分泌后,可进入支持细胞并转变为双氢睾酮,然后再进入精曲小管,从而促进精子的生成。

(2) 影响胚胎性别的分化:在胚胎发育期,睾酮可诱导胚胎向男性分化,促进生殖器官的生长发育。

(3) 促进男性附属性器官的生长和发育:青春期后随着睾酮分泌增加,阴茎、阴囊开始长大,前列腺、附睾等其他附属性器官也开始发育。

(4) 促进男性第二性征的出现并维持正常的性欲:青春期后,在睾酮的作用下,男性开始出现第二性征(也称副性征),主要表现为声音低沉、喉结突出、胡须生长、长出腋毛和阴毛、骨骼粗壮、肌肉发达、汗腺和皮脂腺分泌增多、出现男性特有的气味等。其中 11～16 岁阴毛开始生长,15 岁左右上唇开始出现胡须,并出现变声。同时睾酮还可刺激和维持正常性欲。

(5) 对代谢的影响:睾酮能促进蛋白质合成,尤其是促进肌肉和生殖器官的蛋白质合成;睾酮能促进骨骼生长与钙、磷沉积,使男性在青春期出现一次显著的生长过程;睾酮有利于水和钠等电解质的适度潴留;此外,睾酮通过增加促红细胞生成素的生成,加强骨髓造血功能,使红细胞生成增多,导致男性红细胞数量高于女性。

2. 抑制素（inhibin） 抑制素是由睾丸支持细胞分泌的一种糖蛋白激素，其相对分子质量约为 32000，对腺垂体卵泡刺激素（follicle stimulating hormone，FSH）的合成和分泌具有很强的抑制作用。

知识链接

睾酮与体育运动

20 世纪 40 年代，人们就已经发现了睾酮能促进肌肉组织的生长，当时就有人设想用它来提高体育运动的竞技能力。20 世纪 50 年代初，美国西部的健身工作者开始用睾酮制品进行实验，希望能增强体力，提高训练成绩。由于睾酮能提高体能，因此在过去的几十年里，这种激素已被一些运动员应用到曲棍球、游泳、滑雪、足球等奥林匹克运动项目中，从而使运动员保持良好的体育状态，获得好成绩。自 20 世纪 70 年代起，国际奥林匹克运动委员会已将睾酮定为兴奋剂，禁止在竞技场合使用。

二、睾丸功能的调节

睾丸的功能受下丘脑-腺垂体的调节，而睾丸分泌的激素又能反馈调节下丘脑和腺垂体的分泌活动。下丘脑、腺垂体和睾丸在功能上联系密切，相互影响，构成下丘脑-腺垂体-睾丸轴（图 12-2）。此外，睾丸内各细胞之间还存在着复杂的局部调节机制。

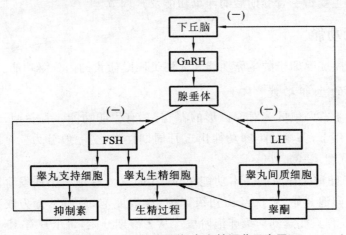

图 12-2 下丘脑-腺垂体-睾丸轴调节示意图

（一）下丘脑-腺垂体对睾丸功能的调节

从青春期开始，下丘脑分泌促性腺激素释放激素（gonadotropin-releasing hormone，GnRH），经垂体门脉系统到达腺垂体，促进腺垂体分泌 FSH 和黄体生成素（luteinizing hormone，LH）。男性的 FSH 主要作用于精曲小管，对生精过程具有始动作用；LH 主要作用于睾丸的间质细胞，促进睾酮的分泌，进而维持生精过程。

（二）睾丸激素对下丘脑-腺垂体的反馈调节

睾丸分泌的睾酮和抑制素入血后,血中的浓度变化可作用于下丘脑和腺垂体,对 GnRH、FSH 和 LH 的分泌产生负反馈调节。

1. 睾酮 实验表明,将动物的睾丸切除后,垂体门脉血中的 GnRH 含量增加;在去势大鼠垂体细胞培养系统中加入睾酮,可抑制 LH 的分泌。这说明当血中睾酮达到一定浓度后,可作用于下丘脑和腺垂体,通过负反馈调节抑制 GnRH 和 LH 的分泌。

2. 抑制素 当睾丸生精过程达到一定水平时,支持细胞在 FSH 的作用下分泌抑制素,抑制素对腺垂体分泌的 FSH 有负反馈调节作用。

（三）睾丸的局部调节

在睾丸局部,尤其是生精细胞、支持细胞和间质细胞之间存在着较为复杂的局部调节机制。睾丸局部可产生一些细胞因子或生长因子,通过旁分泌或自分泌方式参与睾丸功能的调节。

第二节 女 性 生 殖

卵巢是女性的主要生殖器官,附属性生殖器官包括输卵管、子宫、阴道及外阴等。女性的一生可以分为以下几个时期:胎儿期、新生儿期、儿童期、青春期、性成熟期、围绝经期和绝经后期。本节主要讨论青春期后的卵巢功能及其调节。

一、卵巢的功能

卵巢具有产生成熟卵子的生卵功能和分泌类固醇激素的内分泌功能。

（一）卵巢的生卵功能

卵巢是位于子宫两侧的一对卵圆形的器官,具有生卵功能。青春期开始后,在腺垂体促性腺激素的作用下,卵巢的生卵功能出现月周期性变化,一般分为三个阶段,即卵泡期、排卵期和黄体期(图 12-3)。

1. 卵泡期 卵泡是卵巢的基本功能单位,在卵巢内有许多不同发育阶段的卵泡。卵泡的发育从原始卵泡开始,依次经历初级卵泡、次级卵泡,最后发育为成熟卵泡。青春期前,原始卵泡的发育只能达到初级卵泡阶段。从青春期开始,每个月有 15～20 个卵泡继续生长发育,但通常只有一个发育成熟并排卵。在胎龄 5 个月时,两侧卵巢中原始卵泡的数量可达 600 万～700 万个,随后数量迅速减少,至新生儿期约 200 万个,到青春期已降到 30万～40 万个,正常女性一生中仅有 400～500 个卵泡发育成熟并排卵。而其余卵泡在发育的各个阶段自行退化萎缩,形成闭锁卵泡。

2. 排卵期 成熟卵泡在 LH 的作用下,向卵巢表面移近,卵泡壁破裂,卵细胞与透明带、放射冠和卵泡液一起从破裂的卵泡壁处被排出至腹腔的过程,称为排卵(ovulation)。排出的卵子被输卵管伞捕捉,送入输卵管中。

3. 黄体期 排卵后,残余的卵泡壁内陷,血管破裂,血液进入卵泡腔内凝固,形成血

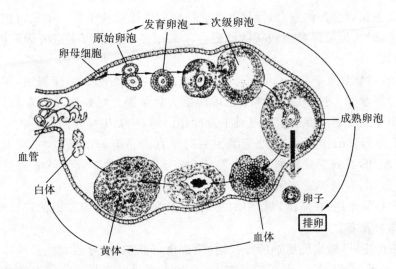

图 12-3 卵巢的生卵过程示意图

体。随着血液被吸收,血体转变为一个血管丰富的内分泌腺细胞团,在 LH 的作用下,这些颗粒细胞增生,外观呈黄色,故称为黄体(corpus luteum)。黄体的主要功能是分泌孕激素,同时也分泌雌激素。如排出的卵子和精子结合,则黄体继续发育成为妊娠黄体,为胚胎的着床和发育提供孕激素,直到妊娠 3~4 个月后自动退化为白体,由胎盘接替黄体的功能,如排出的卵子未能和精子结合,则黄体在排卵后 9~10 天开始退化,最后被结缔组织所替代,成为白体而萎缩溶解。

(二)卵巢的内分泌功能

卵巢主要分泌雌激素(estrogen,E)和孕激素,此外还分泌少量的雄激素和抑制素。

1. 雌激素 人类的雌激素包括雌二醇(estradiol,E_2)、雌酮(estrone)和雌三醇(estriol,E_3),其中雌二醇活性最强。雌激素的合成是以血液中的胆固醇为原料,以雄激素为前体,在卵泡的内膜细胞和颗粒细胞的共同参与下完成。雌激素的主要生理作用如下。

(1)促进女性生殖器官的生长和发育:①促进卵泡发育,诱导排卵前 LH 峰的出现而诱发排卵;②促进子宫发育,促进子宫内膜增生,主要是上皮、腺体及螺旋小动脉增生,增加子宫颈黏液的分泌,有利于精子与卵子的运行;③促进输卵管上皮增生、分泌和输卵管运动,有利于受精卵向子宫内运送;④刺激阴道黏膜上皮细胞的增生和角化,使细胞内糖原含量增加,糖原在乳酸杆菌作用下分解成乳酸等酸性物质,使阴道呈酸性,增强阴道的抗菌能力。

(2)促进女性第二性征的出现和性欲的产生:雌激素可促进乳房的发育,刺激乳腺导管和结缔组织增生,产生乳晕,同时使骨盆变大、臀部肥厚、音调变高、腋毛和阴毛相继长出,呈现女性特有的气味等。

(3)对代谢的影响:①加速蛋白质合成,促进生长发育。②降低血浆低密度脂蛋白而增加高密度脂蛋白含量,可防止动脉粥样硬化。这可能是绝经前女性冠心病发病率比男性低而绝经后女性冠心病发病率比男性高的原因;③增强成骨细胞的活动,加速骨的生长,促进骨骺愈合,促进骨中钙和磷的沉积。因此,女性进入青春期,身高增长速度加快,但同时又因雌激素促进长骨骨骺的愈合,导致女性往往比男性提前几年停止生长。这也是青春期女孩生长比男孩快,但最终身高较矮的原因。④高浓度雌激素可促进醛固酮的分泌,进而导致水、钠潴留。

2. 孕激素 孕激素中孕酮(progesterone,P)的生物活性最强。排卵前,颗粒细胞和卵泡膜可分泌少量孕酮。排卵后,黄体细胞可产生大量孕酮。妊娠两个月左右,胎盘开始合成孕酮。孕激素通常是在雌激素的基础上发挥作用的,主要生理作用如下。

(1) 对生殖器官的作用:①使处于增生期的子宫内膜进一步增厚,并发生分泌期的变化,黏液分泌增加,有利于受精卵在子宫腔的生存和着床;②降低子宫平滑肌细胞的兴奋性,抑制子宫收缩,有利于安宫保胎。

(2) 对乳腺的作用:在雌激素作用的基础上,孕酮可促进乳腺腺泡的发育和成熟,并为分娩后泌乳做好准备。

(3) 产热作用:孕激素能增加能量代谢,使机体产热增加,导致女性基础体温在排卵前较低,排卵日最低。排卵后升高 0.5 ℃左右,直到下次月经来临。临床上常将基础体温的双相变化,作为判断排卵的标志之一。

(4) 调节腺垂体激素的分泌:排卵前,孕酮协同雌激素诱发 LH 分泌并出现高峰,而排卵后则对腺垂体激素的分泌起负反馈调节作用。

3. 雄激素 女子体内有少量雄激素,主要由肾上腺皮质网状带细胞和卵泡内膜细胞产生。其主要作用是促进阴毛和腋毛的生长以及维持女性的性欲。雄激素分泌过多时,可引起女性男性化的表现。

4. 抑制素 抑制素是最早发现的一种卵巢糖蛋白激素,主要抑制 FSH 的合成和释放。

二、月经周期

女性在青春期前,下丘脑 GnRH 神经元尚未发育成熟,GnRH 的分泌很少,腺垂体FSH 与 LH 分泌以及卵巢激素也相应处于低水平状态。至青春期,下丘脑 GnRH 神经元发育成熟,GnRH 的分泌增加,FSH 和 LH 分泌也随之增加,卵巢开始呈现周期性变化,表现为卵泡的生长发育、排卵与黄体形成,周而复始,称为卵巢周期(ovarian cycle)。在卵巢激素周期性分泌的影响下,子宫内膜发生周期性剥脱,产生阴道流血的现象,称为月经(menstruation)。因此,女性卵巢周期又可称为月经周期(menstrual cycle)。

人类的月经周期一般为 28 天左右。通常我国女性成长到 12~14 岁出现第一次月经,称为初潮,初潮后的一段时间,月经周期通常不规律,一年左右逐渐规律。月经初潮是青春期到来的标志之一,意味着性成熟的开始。

(一) 月经周期中子宫内膜的变化

月经周期中,子宫内膜在卵巢分泌的雌激素和孕激素的作用下,它的形态和功能将发生周期性变化,根据子宫内膜的变化,可将月经周期分为以下三期。

1. 月经期 一般为月经周期的第 1~4 天,子宫内膜变化的主要特点是缺血、变性、坏死、剥脱和流血。这是由于排出的卵子未和精子结合,黄体发生萎缩溶解,导致血中雌、孕激素水平突然降低,使子宫内膜由于突然失去雌、孕激素的支持而发生膜缺血、坏死,随后出现子宫内膜剥落和出血,从阴道流出,进入月经期。此期持续 3~5 天,出血量平均 50 mL。经血呈暗红色,内含血液、子宫颈黏液、子宫内膜的碎片及脱落的阴道上皮细胞。因子宫内膜中含有纤溶酶原激活物,使经血中的纤溶酶原转变为纤溶酶,可防止血液凝固,因此正常情况下月经血不凝固。

2. 增生期 一般为月经周期的第 5~14 天,又称为卵泡期或排卵前期。子宫内膜变化的主要特点是迅速增生变厚。这是由于卵泡处于发育和成熟阶段,雌激素分泌逐渐增多,在雌激素的作用下,月经期损伤的子宫内膜修复并增生,其中的腺体和血管也随之增生。卵泡在此期末发育成熟并排卵。

3. 分泌期 一般为月经周期的第 15~28 天,此期黄体形成,又称黄体期或排卵后期。子宫内膜变化的主要特点是腺体出现分泌现象。这是由于排卵后形成黄体,可分泌大量的雌激素和孕激素。孕激素使内膜细胞体积增大,腺管和血管由直变弯,分泌大量含糖原的黏液,有利于受精卵的植入。若卵子未受精,黄体将萎缩、溶解,血中雌、孕激素水平明显降低,而进入月经期,开始下一个月经周期;若卵子受精,黄体不萎缩而转变为妊娠黄体,继续分泌雌、孕激素,卵巢和子宫的周期性变化不再出现,月经停止直至分娩以后逐渐恢复。

（二）月经周期的形成机制

正常月经周期的形成受下丘脑-腺垂体-卵巢轴的调控(图 12-4)。

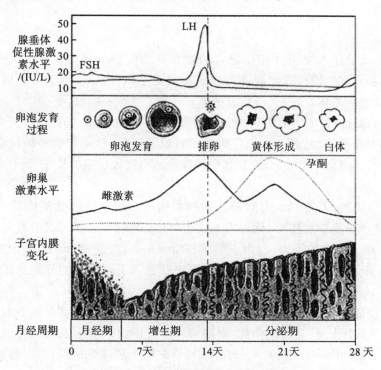

图 12-4 月经周期形成机制示意图

1. 增生期的形成 女性自青春期开始,下丘脑分泌的 GnRH 使腺垂体分泌 FSH 与 LH 增多,两者作用于卵巢使卵泡开始生长、发育成熟并分泌雌激素入血,使子宫内膜呈增生期变化。排卵前一日,血中雌激素浓度达高峰,通过正反馈作用使 GnRH 分泌增加,进而使腺垂体 FSH 与 LH 分泌增加,其中以 LH 分泌增加更为明显,形成 LH 峰,引起排卵。

2. 分泌期和月经期的形成 排卵后,残余的卵泡形成血体并转变为黄体,继续分泌雌、孕激素,这两种激素,尤其是孕激素,使子宫内膜呈分泌期变化。随着黄体长大,雌激素和孕激素分泌不断增加,形成月经周期中雌激素的第二次高峰和孕激素的第一次高峰,对下丘脑和腺垂体发挥负反馈作用,导致 FSH、LH、雌激素和孕激素分泌减少,黄体开始萎缩溶解,血中雌、孕激素浓度迅速下降到最低水平,子宫内膜突然失去雌、孕激素的支持,发生剥脱出血,进入月经期。

随着雌、孕激素浓度的降低,对下丘脑和腺垂体的抑制作用解除,FSH 与 LH 分泌逐渐增多,卵泡开始发育,下一个月经周期又开始。

第三节　妊娠与分娩

一、妊娠

妊娠(pregnancy)是指子代新个体的产生和孕育的过程,包括受精、着床、妊娠的维持和胎儿的生长。

(一)受精与着床

1. 受精 精子穿入卵子并相互融合的过程称为受精(fertilization)。精子经过子宫颈、子宫腔、输卵管到达输卵管壶腹部与卵子相遇而受精,精子与卵子融合后称为受精卵。受精卵含有 23 对染色体,携带父母双方的遗传特征。

(1)精子的运行:射入阴道的精子进入输卵管与卵子相遇的过程比较复杂。精子的运行一方面依靠自身的运动,另一方面还需要子宫颈、子宫体和输卵管等的配合。射精时进入阴道的精子可达 2 亿～5 亿个,但到达受精部位的只有极少数的精子,而往往只有 1 个精子可受精。

(2)精子的获能:人类和大多数哺乳动物的精子必须在子宫或输卵管内停留几个小时,才能获得使卵子受精的能力,称为精子获能(capacitation)。精子经过在附睾中的发育,已经具备了使卵子受精的能力,但由于附睾与精液中存在去获能因子,从而抑制了精子的受精能力。当精子进入女性生殖道后,能解除去获能因子对精子的抑制作用,从而使其恢复受精能力。

(3)顶体反应:精子与卵子相遇后,精子的顶体外膜与精子头部的细胞膜首先融合,继之破裂,形成许多小孔,释放出顶体酶,以溶解卵子外围的放射冠及透明带,这一过程称为顶体反应(reaction of acrosome)。同时进入卵子的精子尾部迅速退化,细胞核膨大形成雄性原核,随即与雌性原核融合,形成一个具有 23 对染色体的受精卵。

受精卵在输卵管的蠕动和纤毛的作用下,边移动边分裂,在受精后第 4～5 天,桑葚胚或早期胚泡进入子宫腔,继续分裂变为胚泡。胚泡在子宫内停留 3 天。

2. 着床 胚泡植入子宫内膜的过程称为着床(implantation),包括定位、黏着和穿透三个阶段。胚泡约在排卵后第 8 日左右,被子宫内膜吸附,并逐渐进入子宫内膜。于排卵后第 10～13 天胚泡完全被埋入子宫内膜中(图 12-5)。成功着床的关键在于胚泡发育与母体子宫内膜变化的同步。

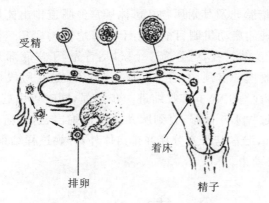

图 12-5 排卵、受精与着床示意图

（二）妊娠的维持与激素调节

正常妊娠的维持有赖于垂体、卵巢和胎盘分泌的各种激素相互配合,在受精与着床之前,在腺垂体促性腺激素的作用下,卵巢黄体分泌大量的孕激素与雌激素,导致子宫内膜呈分泌期变化,以适应妊娠的需要。着床一旦发生,来自囊胚的滋养层细胞和母体的蜕膜迅速增生形成胎盘,胎盘形成后可以分泌多种激素,对妊娠的维持和胎儿的生长发挥着重要的作用。

1. 人绒毛膜促性腺激素(human chorionic gonadotropin,hCG) 其是由胎盘绒毛组织的合体滋养层细胞分泌的一种糖蛋白激素,与 LH 在结构和功能上极其相似。其主要作用如下。①促进妊娠早期黄体发育为妊娠黄体,继续分泌大量雌激素和孕激素,以维持妊娠;②抑制母体对胎儿产生排斥反应,具有安胎作用。

hCG 在受精后第 8～10 天即可在母体血中检出。至妊娠 8～10 周时分泌达到高峰,随后下降,到妊娠 20 周左右降至较低水平,并一直维持至妊娠末期。因为 hCG 在妊娠早期即可出现,所以检测母体血或尿中的 hCG 浓度,可作为诊断早期妊娠的一个指标。

2. 人绒毛膜生长素(human chorionic somatomammotropin,hCS) 其是由合体滋养层细胞分泌的单链多肽,含 191 个氨基酸残基,其中 96％与人生长激素相同,因此具有生长激素作用,可调节母体与胎儿的糖、脂肪与蛋白质代谢,促进胎儿生长。

3. 类固醇激素 胎盘能分泌大量孕激素和雌激素。

（1）孕激素:由胎盘合体滋养层细胞分泌,胎盘能将自母体进入胎盘的胆固醇变为孕烯醇酮,再转变为孕酮。在妊娠期间,母体血中孕酮浓度随着孕期的增加而逐步上升,至妊娠足月时达高峰。妊娠期孕激素的主要作用如下:①抑制子宫收缩,防止流产;②刺激子宫内膜蜕膜化,为早期胚胎提供营养物质;③促进乳腺的发育,为授乳做准备。

（2）雌激素:胎盘分泌的雌激素有雌酮、雌二醇和雌三醇。主要为雌三醇,它的生成是胎儿和胎盘共同参与完成的。因此检测孕妇血或尿中雌三醇的含量,可用来判断胎儿在子宫内的存活情况。妊娠期雌激素的主要作用如下:①进一步促进子宫和乳腺的生长和发育;②松弛盆腔韧带和关节,有利于分娩时胎儿的娩出;③参与母体与胎儿代谢的调节。

二、分娩

分娩(parturition)指胎儿及其附属物从母体子宫经阴道排出体外的过程。一般发生在妊娠的 40 周左右。分娩的启动机制目前尚不十分清楚。

自然分娩是一个正反馈过程,可分为三个阶段:首先,子宫底部开始收缩并逐渐向子宫颈扩布,推动胎儿头部紧抵子宫颈,然后子宫颈扩大变薄,这一阶段可长达几小时。然后胎儿对子宫颈的牵张反射性地引起子宫收缩进一步增强,同时可引起神经垂体释放缩宫素,使子宫收缩更强,这一过程不断增强,直到胎儿从阴道娩出,这一阶段需要 1～2 h。最后,在胎儿娩出后约 10 min,胎盘与子宫分离并排出体外,分娩过程结束。在此过程中,子宫节律性收缩是分娩的主要动力。

小 结

生殖是指生物体生长发育到一定阶段后,能够产生与自己相似的子代个体,是机体生命活动的基本特征之一。男性的主要生殖器官是睾丸,其主要功能是生成精子和分泌雄激素,分泌的雄激素以睾酮为主。睾酮具有促进精子的生成并维持生精、影响胚胎性别的分化、促进男性附属性器官的生长和发育、促进男性第二性征的出现并维持正常的性欲以及影响代谢等功能。这些功能主要受下丘脑-腺垂体-睾丸轴的调节。

女性的主要生殖器官是卵巢,其主要功能是生成卵子和分泌雌激素、孕激素,雌激素和孕激素在生殖活动中发挥着重要的作用。女性从青春期开始,在卵巢激素周期性分泌的影响下,子宫内膜发生周期性剥脱,产生阴道流血的现象,称为月经。因此女性卵巢周期又称为月经周期,月经周期可分为月经期、增生期和分泌期。其形成主要受下丘脑-腺垂体-卵巢轴的调控。

妊娠是指子代新个体的产生和孕育过程,包括受精、着床、妊娠的维持和胎儿的生长。分娩指胎儿及其附属物从母体子宫经阴道排出体外的过程。自然分娩属于正反馈过程。

能力检测

一、名词解释

生殖、月经、排卵、妊娠、分娩。

二、简答题

1. 试述睾丸的功能及其调节。
2. 简述睾酮的生理作用。
3. 简述雌激素和孕激素的生理作用。

(李伟红　庄晓燕)

中英文名词对照

A

γ-氨基丁酸	γ-aminobutyric acid，GABA
暗适应	dark adaptation

B

白蛋白	albumin
白细胞	leukocyte，或 white blood cell，WBC
白细胞趋化性	leukocyte chemotaxis
半规管	semicircular canal
爆式促进因子	burst promoting activity，BPA
被动转运	passive transport
编码作用	coding
标准血清	standard serum
表面张力	surface tension
不感蒸发	insensible perspiration
补呼气量	expiratory reserve volume，ERV
补吸气量	inspiratory reserve volume，IRV

C

超常期	supranormal period
超极化	hyperpolarization
超射	overshoot
成分输血	transfusion of blood components
潮气量	tidal volume，TV
重吸收	reabsorption
出胞	exocytosis
出血时间	bleeding time，BT

传出神经	efferent nerve
传导	conduction
传入神经	afferent nerve
刺激	stimulus
雌二醇	estradiol, E_2
雌激素	estrogen
雌三醇	estriol, E_3
雌酮	estrone
促黑(素细胞)激素	melanophore stimulating hormone, MSH
促黑(素细胞)激素释放因子	
	melanophore-stimulating hormone releasing factor, MRF
促红细胞生成素	erythropoietin, EPO
促卵泡激素	follicle-stimulating hormone, FSH
促甲状腺激素	thyroid stimulating hormone, TSH
促甲状腺激素释放激素	thyrotropin-releasing hormone, TRH
促肾上腺皮质激素	adrenocorticotropin, ACTH
促肾上腺皮质激素释放激素	corticotropin releasing hormone, CRH
促胃液素	gastrin
促性腺激素释放激素	gonadotropin-releasing hormone, GnRH
促胰液素	secretin
催乳素	prolactin, PRL
催乳素释放因子	prolactin releasing factor, PRF
催乳素释放抑制因子	prolactin release-inhibiting factor, PIF

D

单纯扩散	simple diffusion
单核细胞	monocyte
单收缩	single twitch
蛋白质 C	protein C, PC
胆碱能受体	cholinergic receptor
胆碱能纤维	cholinergic fiber
等长收缩	isometric contraction
等容收缩期	isovolumic contraction period
等容舒张期	isovolumic relaxation period
等渗溶液	iso-osmotic solution
等张溶液	isotonic solution
等张收缩	isotonic contraction
低常期	subnormal period

第一信号系统	first signal system
第二信号系统	second signal system
动脉脉搏	arterial pulse
动脉血压	arterial blood pressure
动作电位	action potential
毒蕈碱型受体	muscarinic receptor
对侧伸肌反射	crossed extensor reflex
对流	convection
多巴胺	dopamine, DA

E

耳蜗	cochlea
耳蜗内电位	endocochlear potential
耳蜗微音器电位	cochlear microphonic potential, CM
二酰甘油	diacylglyceral, DG

F

发汗	sweating
发生器电位	generator potential
反馈	feedback
反射	reflex
反射弧	reflex arc
反应	reaction
非蛋白呼吸商	non-protein respiratory quotient, NPRQ
非寒战产热	non-shivering thermogenesis
非特异投射系统	non-specific projection system
非条件反射	unconditioned reflex
肺活量	vital capacity, VC
肺内压	intrapulmonary pressure
肺泡通气量	alveolar ventilation
肺牵张反射	pulmonary stretch reflex
肺容积	pulmonary volume
肺容量	pulmonary capacity
肺通气	pulmonary ventilation
肺通气量	pulmonary ventilation volume
肺总量	total lung capacity, TLC
分节运动	segmental motility
分泌	secretion

J

机械性消化	mechanical digestion
肌动蛋白(肌纤蛋白)	actin
肌钙蛋白	troponin
肌节	sarcomere
肌紧张	muscle tonus
肌球蛋白(肌凝蛋白)	myosin
肌肉收缩能力	contractility
基本电节律	basal electric rhythm
基础代谢	basal metabolism
基础代谢率	basal metabolism rate,BMR
基底神经节	basal ganglia
基础体温	basal body temperature
继发性主动转运	secondary active transport
极化	polarization
激素	hormone
脊休克	spinal shock
甲状旁腺激素	parathyroid hormone,PTH
甲状腺激素	thyroid hormones,TH
简化眼	reduced eye
腱反射	tendon reflex
间接测热法	indirect calorimetry
减慢充盈期	reduced filling period
减慢射血期	reduced ejection period
降钙素	calcitonin,CT
交叉配血试验	cross-match test
近点	near point
近视	myopia
晶状体	lens
静息电位	resting potential
精子	sperm
精子发生	spermatogenesis
精子细胞	spermatid
局部电流	local current
局部电位	local potential
咀嚼	mastication
巨噬细胞	macrophage

巨幼红细胞性贫血   megaloblast anemia, MA
绝对不应期   absolute refractory period

K

抗利尿激素   antidiuretic hormone, ADH
抗凝血酶   antithrombin, AT
可感蒸发   sensible evaporation
可塑变形性   plastic deformation
可兴奋组织   excitable tissue
柯蒂氏器   organ of Corti
快波睡眠   fast wave sleep
快速充盈期   rapid filling period
快速射血期   rapid ejection period

L

老视   presbyopia
冷敏神经元   cold-sensitive neuron
离子泵   ion pump
离子通道   ion channel
立体视觉   stereoscopic vision
粒细胞   granulocyte
淋巴细胞   lymphocyte
滤过分数   filtration fraction, FF
卵泡刺激素   follicle stimulating hormone, FSH

M

毛细胞   hair cell
迷路   labyrinth
脉压   pulse pressure
慢波   slow wave
慢波睡眠   slow wave sleep
盲点   blind spot
每搏输出量   stroke volume
糜蛋白酶   chymotrypsin
明适应   light adaptation
膜电位   membrane potential

N

钠泵	sodium pump
脑-肠肽	brain-gut peptides
脑电图	electroencephalogram,EEG
内分泌	endocrine
内环境	internal environment
内淋巴	endolymph
内淋巴电位	endolymphatic potential
内因子	intrinsic factor
内源性凝血途径	intrinsic pathway
能量代谢	energy metabolism
黏度	viscosity
凝集素	agglutinin
凝集原	agglutinogen
凝血酶	thrombin
凝血酶原	prothrombin
凝血酶原酶复合物	prothrombinase complex
凝血时间	clotting time,CT
凝血因子	blood coagulation factor

P

帕金森病	Parkinson disease
排卵	ovulation
排泄	excretion
旁分泌	paracrine
平静呼吸	eupnea

Q

气传导	air conduction
前负荷	preload
前馈	feed-forward
前列腺素	prostaglandin,PG
前庭器官	vestibular apparatus
前庭自主神经反应	vestibular autonomic reaction
牵涉痛	referred pain
牵张反射	stretch reflex
强直收缩	tetanus

渗透性利尿	osmotic diuresis
生理学	physiology
生物电	bioelectricity
生长激素	growth hormone,GH
生长激素释放激素	growth hormone releasing hormone,GHRH
生殖	reproduction
生长素介质	somatomedin,SM
生理性止血	hemostasis
生物钟	biological clock
视敏度	visual acuity
视觉	vision
视前区-下丘脑前部	preoptic anterior hypothalamus area,PO/AH
视野	visual field
视紫红质	rhodopsin
食物的热价	thermal equivalent of food
食物的特殊动力效应	specific dynamic action of food
食物的氧热价	thermal equivalent of oxygen
适宜刺激	adequate stimulus
适应	adaptation
视杆细胞	rod cell
视网膜	retina
视锥细胞	cone cell
适应现象	adaptation
收缩压	systolic pressure
受精	fertilization
瘦素	leptin,LP
舒张压	diastolic pressure
水利尿	water diuresis
深吸气量	inspiratory capacity,IC
色觉	color vision
色盲	color blindness
四碘甲腺原氨酸(甲状腺素)	$3,5,3',5'$-tetraiodothyronine,T_4
缩胆囊素	cholecystokinin

T

糖皮质激素	glucocorticoids,GC
特异投射系统	specific projection system
体温	body temperature

体液	body fluid
体液调节	humoral regulation
调定点	set point
条件反射	conditioned reflex
听觉	hearing
听阈	hearing threshold
通道	channel
通气/血流	ventilation/perfusion
瞳孔	pupil
瞳孔对光反射	pupillary light reflex
瞳孔调节反射	pupillary accommodation reflex
瞳孔近反射	near reflex of the pupil
突触	synapse
突触后电位	postsynaptic potential
突触后抑制	postsynaptic inhibition
突触前抑制	presynaptic inhibition
唾液	saliva
椭圆囊	utricle

W

外淋巴	perilymph
微音器电位	microphonic potential
味觉	gustation
味蕾	taste bud
胃的排空	gastric emptying
胃肠激素	gut hormone
微循环	microcirculation
稳态	homeostasis
舞蹈病	chorea

X

细胞内液	intracellular fluid, ICF
细胞外液	extracellular fluid, ECF
吸收	absorption
下丘脑调节肽	hypothalamus regulatory peptides, HRP
下丘脑-腺垂体-睾丸轴	hypothalamus-adenohypophysis-testis axis
下丘脑-腺垂体-卵巢轴	hypothalamus-adenohypophysis-ovaries axis
纤溶酶	plasmin, PL

纤维蛋白降解产物	fibrin degradation products, FDP
纤维蛋白溶解系统	fibrinolytic system
纤维蛋白原	fibrinogen, fg
纤维蛋白溶解	fibrinolysis
相对不应期	relative refractory period
效应器	effecter
消化	digestion
新陈代谢	metabolism
心电图	electrocardiogram, ECG
心动周期	cardiac cycle
心房钠尿肽	atrial natriuretic peptide, ANP
心力储备	cardiac reserve
心率	heart rate
心输出量	cardiac output
心血管中枢	cardiovascular center
心音	heart sound
心指数	cardiac index
行波	travelling wave
行为性体温调节	behavioral thermoregulation
兴奋	excitation
兴奋性	excitability
兴奋性突触后电位	excitatory postsynaptic potential, EPSP
兴奋-收缩耦联	excitation-contraction coupling
胸膜腔内压	intrapleural pressure
胸式呼吸	thoracic breathing
雄激素	androgen
嗅觉	olfaction
嗅上皮	olfactory epithelium
悬浮稳定性	suspension stability
血管升压素	vasopressin, VP
血红蛋白	hemoglobin, Hb
血浆	plasma
血浆蛋白	plasma protein
血浆胶体渗透压	colloid osmotic pressure
血浆晶体渗透压	crystal osmotic pressure
血浆清除率	plasma clearance, C
血浆渗透压	plasma osmotic pressure
血量	blood volume

血流量	blood flow
血清	serum
血细胞比容	hematocrit
血小板	platelet 或 thrombocyte
血小板聚集	platelet aggregation
血小板黏附	platelet adhesion
血压	blood pressure,BP
血液凝固	blood coagulation
血液循环	blood circulation
血型	blood group

Y

眼震颤	nystagmus
夜盲症	nyctalopia
烟碱型受体	nicotinic receptor
氧合血红蛋白	oxyhaemoglobin,HbO_2
氧解离曲线	oxygen dissociation curve
液态镶嵌模型	fluid mosaic model
胰蛋白酶	trypsin
胰岛素	insulin
胰淀粉酶	pancreatic amylase
胰高血糖素	glucagons
胰脂肪酶	pancreatic lipase
抑胃肽	gastric inhibitory peptide
抑制	inhibition
抑制素	inhibin
抑制性突触后电位	inhibitory postsynaptic potential,IPSP
应激反应	stress reaction
乙酰胆碱	acetylcholine,Ach
用力呼吸	labored breathing
有效不应期	effective refractory period,ERP
有效滤过压	effective filtration pressure
阈刺激	threshold stimulus
阈电位	threshold potential
阈值	threshold
余气量	residual volume,RV
原肌球蛋白(原肌凝蛋白)	tropomyosin
月经	menstruation

月经周期	menstrual cycle
远距分泌	telecrine
远视	hyperopia
运动单位	motor unit
孕酮	progesterone,P
允许作用	permissive action

Z

载体	carrier
造血	hemopoiesis
造血干细胞	hemopoietic stem cell
自分泌	autocrine
自动节律性	autorhythmicity
自身调节	autoregulation
着床	implantation
震颤麻痹	paralysis agitans
正常起搏点	normal pacemaker
蒸发	evaporation
正反馈	positive feedback
直接测热法	direct calorimetry
致热原	pyrogen
中心静脉压	central venous pressure,CVP
中枢	center
自主性体温调节	autonomic thermoregulation
轴浆运输	axoplasmic transport

参考文献

[1] 朱大年.生理学[M].7版.北京:人民卫生出版社,2008.

[2] 白波,高明灿.生理学[M].6版.北京:人民卫生出版社,2009.

[3] 冯志强.生理学[M].北京:科学出版社,2007.

[4] 王爱梅,丁玉琴,周裔春.生理学[M].武汉:华中科技大学出版社,2010.

[5] 姚泰.生理学[M].2版.北京:人民卫生出版社,2010.

[6] 王光亮,乔建卫,周裔春.正常人体功能[M].武汉:华中科技大学出版社,2011.

[7] 王庭槐.生理学[M].2版.北京:高等教育出版社,2009.

[8] 吴博威.生理学[M].2版.北京:人民卫生出版社,2007.

[9] 田仁.生理学[M].西安:第四军医大学出版社,2009.

[10] 张敏,严秀辉.正常人体功能[M].北京:高等教育出版社,2009.

[11] 唐四元.生理学[M].2版.北京:人民卫生出版社,2006.

[12] 田仁.生理学[M].北京:人民军医出版社,2012.

[13] 朱启文,高东明.生理学[M].2版.北京:科学出版社,2012.

[14] 杜友爱.生理学[M].2版.北京:人民卫生出版社,2008.

[15] 马恒东.生理学[M].北京:科学出版社,2010.

[16] 王光亮.生理学[M].北京:教育科学出版社,2012.

[17] Ganong WF. Review of Medical Physiology[M]. 22th edition. New York:McGraw-Hill,2005.

[18] 吴博威,刘慧荣.生理学[M].吴博威,刘慧荣,译.北京:人民卫生出版社,2007.